De la maltraitance à la bientraitance

De la maltraitance à la bientraitance

Françoise Boissières-Dubourg

SÉRIE : Relation soignant-soigné

Éditions Lamarre
1, rue Eugène-et-Armand-Peugeot
92500 Rueil-Malmaison

EDITIONS
LAMARRE

Directrice d'ouvrage : Pascale Thibault

Retrouvez toutes nos publications sur :
www.espaceinfirmier.com

Lamarre, une marque Wolters Kluwer France

Wolters Kluwer France
1, rue Eugène-et-Armand-Peugeot
92500 Rueil-Malmaison

ISBN : 978-2-7573-0451-8

Sommaire

Partie III Cheminer vers la bientraitance

Préface

Il est urgent de repérer tout ce qui pourrait relever de la maltraitance, de manière flagrante ou de façon subtile. Plus difficile mais très stimulant, il revient aux professionnels de rechercher pas à pas comment rendre « bientraitantes » les pratiques dans l'accueil, l'accompagnement, l'écoute, les traitements et les soins des malades, la place faite aux proches. La bientraitance des personnes est à la fois une urgence pratique et un défi risqué.

Le recours à la bientraitance comme principe unique aurait quelque chose de rassurant et de simplifiant. Les professionnels sont très souvent débordés par la multiplicité des principes auxquels ils sont confrontés : dignité, autonomie, non-malfaisance, bienfaisance, justice, mais aussi responsabilité, confiance, respect de la vie, etc. Mais à y regarder de plus près, la notion, le concept, le principe de bientraitance se révèle beaucoup plus complexe qu'une première approche avait pu le suggérer. Comme tous les principes, il est plurivoque et compris différemment par les uns et les autres, puisque construit pour réunir plusieurs principes trop souvent distingués, voire opposés. Bien évidemment, il convoque le respect de la personne dans sa singularité, au nom de sa dignité. Il valorise l'expression des usagers, au nom de leur autonomie. Il veut prendre soin de la personne dans toutes ses dimensions, au nom de la bienfaisance et de la non-malfaisance. Il mobilise la responsabilité professionnelle, juridique et morale des soignants au nom de leur compétence, de leur éthique et de leur déontologie. Autant d'objectifs dont on ne peut que se réjouir. Mais cette simple énumération oblige à penser qu'inévitablement chaque professionnel valorisera un aspect plus que les autres. Selon les situations, des dimensions du principe de bientraitance entreront en tension, sinon en conflit, avec d'autres. Il serait donc illusoire de penser remplacer la réflexion éthique du soignant dans sa complexité, mais aussi dans sa simplicité, en ne recourant qu'à un seul principe, même aussi positif que celui de bientraitance.

En cela, l'ouvrage de Françoise Boissières-Dubourg est bienvenu. D'abord, parce qu'elle applique autant le principe de bientraitance aux patients qu'aux soignants. Son expérience de formatrice l'a rendue très attentive à la souffrance des soignants. Ils étaient au centre de ses préoccupations dans son précédent ouvrage *Les Soignants face au stress*, dans la série « Prendre soin de soi » de la collection « Soigner et accompagner » (éditions Lamarre, 2002) : tout un programme ! Ils sont toujours ses interlocuteurs privilégiés dans ce nouvel ouvrage *De la maltraitance à la bientraitance*. « Prendre soin des autres » et « prendre soin de soi » sont indissociables.

Pour « devenir acteur du changement » (*cf.* Partie I), il est bon de partir des pratiques. Cela demande humilité et humour. Ces deux mots, qui ont la même racine que le beau nom ou qualificatif « humain », nous renvoient à l'humus dont nous sommes issus. Il faut autant d'humour pour oser raconter des situations de dysfonctionnements patents que d'humilité pour s'y reconnaître un peu. La maltraitance, ce n'est pas que les autres… Mais il est heureux de passer « une journée Au Beau Soleil » (*cf.* chapitre 2) pour se redire, avec humilité, humour et fierté, que parfois, malgré les difficultés, les manques de personnel et les restrictions budgétaires, ce que l'on fait, invente, bricole, n'est pas si mal.

Il est bon de partir des pratiques avant de nommer les différents types de maltraitance des patients mais aussi des soignants (*cf.* Partie II). Le philosophe Paul Ricœur (1913-2005) définit[1] la « visée éthique » comme « la visée de la “vie bonne” avec et pour autrui dans des institutions justes ». « La visée de la vie bonne » a quelque chose à voir avec la bientraitance. Mais c'est à la fois une visée souhaitable et un idéal jamais pleinement atteint. « Avec et pour autrui », insiste le philosophe. Donc il est indispensable de demander à la personne ce qu'elle en pense. Et ce que pense une personne est tellement différent d'une personne à l'autre, qu'il sera toujours difficile de se servir de la bientraitance comme d'un critère évaluable, objectif, hors de la relation avec la personne. « Dans des institutions justes », ose affirmer Paul Ricœur. Entendons-le, il ne s'agit pas de renvoyer tous les honneurs, ni tous les torts aux institutions, mais il est des conditions de travail en équipe, dans une institution donnée, qui peuvent rendre impossible de travailler correctement. Le comble, pour un directeur

1. P. Ricœur, *Soi-même comme un autre*, Le Seuil, 1990, p. 202.

ou un cadre, serait d'accuser les professionnels de santé, au risque de les démobiliser. Le *nec plus ultra* pour les soignants serait d'avoir assez de ressources (et d'humour) pour accompagner et prendre soin de leurs cadres, de leurs médecins référents et même de leur directeur, en percevant qu'à travers leurs mots d'ordre contradictoires se dit beaucoup de leur désarroi et de leur souffrance.

Dans la troisième partie de l'ouvrage, le lecteur est invité à « cheminer vers la bientraitance », ce qui nous replace dans cette visée de la vie bonne dans la relation avec le patient, par un travail en équipe et un travail sur soi, sans esquiver le rôle de l'institution. Parfois, la souffrance au travail nous conduit à accuser les autres et l'institution. Il est bon de rechercher, avec d'autres et avec humour, les marges de liberté dans nos institutions de soin. Il y a plus de place pour la rencontre de l'autre dans nos systèmes contraints que nous le croyons. Poussons le paradoxe. D'une certaine manière, plus nos systèmes sont contradictoires (sauf situation totalitaire, quoique…) et plus il y a de la place pour l'éthique, c'est-à-dire de place pour la parole. En effet, quand les mots d'ordre se contredisent, à moins de se démobiliser complètement, il faut se parler pour se mettre d'accord sur les priorités, sur une hiérarchie des actions à mener et des objectifs à viser. L'éthique, c'est simple et exigeant. Simple, car il s'agit de parler, d'écouter, de se parler, de s'écouter, d'ouvrir et maintenir ouverts des temps et des espaces de parole. Exigeant, car l'éthique n'est pas un conflit de convictions. Il n'y a d'éthique que par la prise au sérieux de la position de l'autre avec lequel je ne suis pas d'accord. L'éthique relève du pari que l'autre avec lequel je suis en conflit tente, peut-être maladroitement ou de manière insupportable, de me dire quelque chose d'important que, pour ma part, j'aurais tendance à minimiser. Expérience d'altérité m'obligeant à interroger les conformismes d'une culture ou d'une équipe pour viser chez l'autre, patient ou professionnel, l'émergence d'un sujet dans sa parole et dans ses actes. Sans bientraitance, l'autre se taira, se révoltera, ou fuira. Il en va de ma responsabilité de prendre soin ou non de la parole de l'autre.

Ainsi, le principe de bientraitance, bien compris, devrait permettre de ne pas remplacer la réflexion éthique par un seul mot d'ordre, transformé en recommandation indicative avant de servir, trop vite, de critère opposable pour évaluer les pratiques, les professionnels, les services ou les établissements. Les bonnes pratiques de soin, loin de n'être que l'application immédiate de principes isolés ou de protocoles généralisés, pourront alors redécouvrir l'intérêt de l'éthique comme confrontation de principes jamais complètement conciliables. Le principe de justice ou celui d'équité, la prise en compte du bien commun, ou du bien du plus grand nombre de personnes dans une société donnée, et dans une institution particulière, seront toujours quelque peu en tension avec le prendre soin de cette personne singulière. La bientraitance comme le respect d'une personne se traduira en pratiques différentes selon que cette personne est autonome ou vulnérable. C'est parce qu'il y a écart, qu'il y a éthique. Les professionnels ont souvent l'impression qu'ils bricolent sans pouvoir jamais atteindre l'idéal qu'ils souhaiteraient. Qu'ils ne se satisfassent jamais de cet écart, mais surtout qu'ils ne se découragent jamais en le constatant. En essayant, pas à pas, les uns avec les autres, d'améliorer les pratiques, de les évaluer, de les réajuster, ils sont dans une démarche professionnelle qui tente d'être éthique car compétente et attentive aux personnes, dans la situation donnée, avec les personnes concrètes présentes.

Trop souvent on oppose les éthiques des principes (souvent appelées éthiques déontologiques), les éthiques utilitaristes (attentives aux conséquences pour le plus grand nombre), les éthiques de la vertu (soucieuses des capacités et des limites des différents acteurs), et les éthiques du prendre soin (de la sollicitude ou du *care*). Une mise en œuvre réflexive et attentive aux pratiques suscitées par un principe aussi complexe que la bientraitance devrait permettre aux acteurs de redécouvrir l'importance et l'urgence du dialogue entre ces éthiques. Chacune apporte des éléments originaux pour éclairer une situation donnée. Mais chacune peut avoir des angles morts que viendra éclairer une autre approche éthique. À condition que chacun accepte d'écouter avant de parler, en faisant le pari que la parole de l'autre différent est peut-être le chemin privilégié de l'éthique et de la bientraitance les uns par les autres.

Jacques FAUCHER
Directeur de l'Espace Bioéthique aquitain

Avant-propos

Nous avons souhaité citer, au début de cet ouvrage, des témoignages extraits de la pièce de théâtre *La chambre 100*[1] de Vincent Écrepont. Ces paroles de patients nous ont beaucoup touchés et nous avons à cœur de vous les faire découvrir.

- Séquence 1 (extrait). La femme :

  « Le cisplatine VP16 coule dans mes veines. Mon corps est à présent une masse d'eau mêlée de sang que l'on remplit puis que l'on vide, une masse d'organes que l'on coupe puis que l'on remplace. Je ne sais plus à qui il est, ce corps.

  « Depuis 5 ans, avec des gants, on le déshabille, on le palpe à nouveau, on le badigeonne, on l'endort, on le découpe, on l'ouvre, on le fouille, on le recoud, on le réveille parfois. Ce corps ne m'appartient plus.

  « J'habite un corps de vieille que je déplace avec difficulté d'un endroit à un autre. J'habite un corps que l'on a mis en ménopause chimique et qui a troqué ses règles contre des bouffées de chaleur. Il est en cessation de fonction, ce corps. Il a perdu l'habitude d'être vu, d'être vécu, je le cache… »

- Séquence 12 (extrait). L'homme :

  « Bonne nouvelle, je suis encore jeune. C'est la nouvelle interne qui me l'a dit : "vous avez ce qu'on appelle le cancer du jeune homme" m'a-t-elle dit. J'étais plutôt flatté d'apprendre que, à mon âge, j'avais encore quelque chose de jeune… Pas un petit cancer banal, sans risque ganglionnaire ou métastasique, non un vrai cancer de "djeuns" ! »

- Séquence 15 (extrait). L'homme :

  « Je vais vous dire ce qui m'énerve, ce qui m'énerve vraiment avec ces médecins qui n'osent vous répondre et qui préfèrent hocher la tête en détournant le regard, ce qui m'énerve vraiment avec ces professeurs qui camouflent derrière une terminologie façon "tumorectomie avec anatomopathologie extemporanée", ce qui m'énerve vraiment avec ces

---

1. Reproduits avec l'aimable autorisation d'Alna éditeur, 2006.

commandos de blouses blanches qui envahissent votre chambre comme un zoo et qui soulèvent le drap pour exhiber vos organes génitaux, c'est que, encore aujourd'hui, il y a des malades à qui on n'adresse pas la parole. On leur dit “on”.

« On s'est rasé ce qu'il fallait ? On va montrer tout ça, hein ? Allez, on va garder le haut et enlever le bas. On va être gentil et y aller tout de suite, hein ?

« “On” n'a pas 4 ans. “On” a 34 ans. L'homme qui entend cela, il n'est même plus humilié ou bafoué, encore moins soigné, il est juste nié. Cela fait des années que l'on parle à ma place. C'est pour cela que maintenant, je parle et je le prouve, je dis ce que je veux, je parle, mieux, je vous parle ET j'écoute. TOI, en ce moment, j'écoute ton écoute… »

Extraits de La chambre 100, *Vincent Écrepont, Alna éditeur, 2006.*

Au fur et à mesure des témoignages, vous comprenez la souffrance de ces personnes malades, la souffrance physique mais aussi cette souffrance morale. Et pourtant, elles semblent entourées de professionnels, tous très érudits dans leur savoir, tous très consciencieux dans leurs techniques, dans la volonté de les guérir mais…, derrière tous ces critères, un seul oubli : l'être humain derrière le malade, un homme ou une femme, avec sa singularité !

La bientraitance reste pour nous le cœur du dialogue du prendre soin.

Nous vous invitons donc à tourner les pages de ce livre, selon votre gré et selon votre rythme, afin de vous permettre de comprendre l'état de malade (ce qui reste difficile à comprendre quand on ne l'a pas été), de comprendre sans être obligé d'être malade, pour être bientraitant.

Et c'est aussi pour cela que nous avons écrit l'ouvrage que vous tenez actuellement dans vos mains : pour éclairer les différentes étapes qui jalonnent le chemin qui permet d'aller « de la maltraitance à la bientraitance ».

Bon voyage !

Introduction

Le concept de bientraitance naît dans le champ de l'enfance autour des années 1980, il vient concrétiser un accompagnement de la personne, centré sur la continuité du développement. Il introduit ou, plutôt, il réintroduit des notions corollaires que sont la sécurité affective, l'épanouissement et l'autonomie de la personne humaine.

À l'inverse, la maltraitance, sous ses différentes formes, doit être dénoncée et combattue, afin de protéger tous ceux qui sont tributaires d'autrui, en particulier pour les soins médicaux, et qui sont, la plupart du temps, fragiles et sans défense.

Au-delà du constat, du signalement de la maltraitance et des sanctions éventuelles, il apparaît urgent et nécessaire de développer la prévention sous toutes ses formes face à l'installation ponctuelle ou durable de pratiques inadaptées. Lutter efficacement contre la maltraitance demande d'accompagner les institutions de soin ainsi que leur personnel dans une instauration de bonnes pratiques, terreau fertile d'une nouvelle bientraitance.

À l'origine de cet ouvrage, nous avons souhaité faire preuve d'idéalisme et de pragmatisme à la fois, persuadés que le concept de bientraitance impliquait chacun de nous. Chacun à sa place, chacun à sa mesure peut et doit agir dans le sens d'une amélioration des pratiques, laissant le côté obscur de la maltraitance pour aller vers la lumière de la bientraitance.

Une profonde réflexion a précédé la rédaction de cet ouvrage et nous devons faire preuve d'humilité devant les réalités contemporaines. L'investigation au cœur du monde soignant déborde rapidement sur les entrelacs du politique.

Et le politique, les choix et les orientations afférentes pointent immédiatement nos limites. En effet, nous ne pouvons pas intervenir sur les décisions politiques, nous n'avons pas la possibilité de faire venir des cohortes de soignants supplémentaires pour renforcer les structures. Les gestionnaires de centres de soins sont eux-mêmes sous le joug des pressions financières, les névroses s'installent et tout le monde paraît prêt à craquer. Avec ce décor en toile de fond, pourquoi soulever le problème de la maltraitance alors qu'il semble que chacun fait déjà de son mieux ? Pourquoi dénoncer une situation qui semble irrémédiable ? Comment croire à une chose qui semble, pour la plupart des personnes, impossible ? Pourquoi encore croire à un changement possible ? Comment initier le changement ? En bref, pourquoi cet ouvrage ?

Peut-être par refus de la fatalité… Ou, plus concrètement, parce qu'au cours de nos sessions de formation dans les établissements, dans toutes les régions de France, nous avons pu voir, de nos yeux, des situations bientraitantes, reconnues comme telles, qui ne demandent pas forcément des moyens financiers supplémentaires.

Puis, nous avons rencontré des personnes ordinaires, acteurs d'une bientraitance au quotidien, des personnes qui croient en ce qu'elles font, qui gardent l'espoir et ont compris leur position : humains parmi d'autres humains, sujets parmi d'autres sujets. Et c'est bien là que se dessinent les contours harmonieux et heureux de ce que nous voulons désigner par le terme de « bientraitance ».

Les rencontres sont une richesse et, dans l'exercice de nos missions au contact des soignants, nous avons été sensibles à un signe : celui de la main tendue ! Nous avons rencontré de telles personnes, côtoyé de telles richesses relationnelles et nous savons aujourd'hui que c'est possible ; la bientraitance a un sens, elle revêt de multiples formes et possède le pouvoir d'améliorer les ressentis des patients. Alors nous y croyons !

Tout au long de cet ouvrage, nous espérons vous sensibiliser par des témoignages risquant de vous indigner, mais il conviendra de ne pas s'y enfermer afin de passer au stade de réflexion, de mettre en place des moyens d'actions et d'éviter tout discours moralisateur !

Malgré les difficultés rencontrées, le manque de personnel, les problèmes d'organisation, les carences en formation, les relations parfois déstabilisantes – la liste n'est pas exhaustive –, nous souhaitons mettre en évidence la volonté de la plupart des soignants d'être de « bons » professionnels et le désir des institutions de mener à bien et le mieux possible leur mission.

Page après page, nous espérons clarifier ce que sont la maltraitance et la bientraitance, en vous donnant des repères pour mieux comprendre de tels concepts.

La première partie va vous transporter dans deux mondes bien différents, reflets d'une certaine réalité vous permettant ensuite d'aborder le concept de la maltraitance puis celui de la bientraitance.

La lecture de cet ouvrage va vous aider à faire le point sur votre pratique, vous permettre de mieux comprendre la complexité de la relation d'aide, par l'intermédiaire de nombreux témoignages de patients, de soignants, de familles. De plus, tout au long de votre lecture, vous trouverez des situations concrètes, des apports théoriques amenant des réponses à votre réflexion.

En partant de la maltraitance et de ses conséquences, nous allons ensuite vous inviter à faire un travail de développement personnel, à optimiser vos compétences relationnelles, en abordant la relation soignant-soigné, la réorganisation des institutions, la prévention de l'épuisement professionnel… afin d'être bientraitant envers l'autre et envers soi !

Tout au long de ces pages, nous espérons susciter votre curiosité, vous sensibiliser, vous émouvoir et vous toucher, pour enfin vous faire réagir et vous donner les moyens nécessaires pour reconquérir et garder le bientraitant présent en chacun de vous !

Cet ouvrage se veut le reflet de notre expérience sur le terrain essentiellement dans les hôpitaux et cliniques, les services de soins de suite et les établissements d'hébergement pour les personnes âgées dépendantes. Il est l'aboutissement de nombreuses recherches, la preuve de l'implication de nombreux professionnels, le témoin de nos interrogations et de nos réflexions, le résultat d'un travail commun de toutes les personnes soucieuses de lutter contre la maltraitance et de promouvoir la bientraitance.

Partie I

Devenir acteur du changement

Introduction

Tout au long de cette partie, nous espérons vous rendre acteur.

Certains professionnels peuvent éprouver des difficultés dans l'analyse des situations rencontrées et dans la prise de distance. D'autant plus que certains directeurs d'établissements menacent leurs salariés de les sanctionner s'ils estiment qu'ils sont maltraitants, de leur point de vue. C'est pourquoi le personnel nous pose régulièrement diverses questions.

- Est-il maltraitant de hausser la voix envers un patient insolent ?
- Est-il maltraitant de forcer un patient à se lever pour lui éviter des escarres ?
- Est-il maltraitant de réveiller un résident pour lui changer sa protection ?
- Est-il maltraitant de dire à une personne âgée que sa fille va venir (alors qu'elle ne viendra pas), pour l'apaiser ?
- Serait-il bientraitant de ne plus appeler, alors que je le fais depuis des années, une résidente par son prénom ?
- Serait-il bientraitant de ne plus embrasser les résidents au coucher dans leur chambre, alors qu'ils me le demandent ?

D'éventuelles réponses à ces questions doivent, bien sûr, être étudiées au cas par cas et prendre en compte le contexte précis. Car bien des situations, sorties de leur contexte, peuvent être mal interprétées. Pour être clair, nous vous donnons cet exemple.

> Une aide-soignante est en train de donner une douche à une résidente atteinte de surdité et elle parle très fort. Si quelqu'un passe à ce moment dans le couloir, il pourrait penser que la personne âgée est maltraitée. Or, tout simplement, elle commente à la résidente ce qu'elle est en train de faire, ce qui est, en soi, bientraitant.

Il nous semble fondamental de re-préciser que le bon sens, la générosité, le respect restent les clés de la bientraitance ou, en tout cas, préviennent, voire évitent la maltraitance !

Le bien-fondé de l'écriture de ce livre nous questionne encore à l'heure où nous écrivons tant la complexité des événements et des situations est protéiforme et irrémédiablement non généralisable. De la même façon, l'individu, ici le soignant, peut passer d'un état de sujet à un état « agentique » (c'est-à-dire un état d'agent de l'institution, laquelle comme vous le savez, cherche à se préserver elle-même au détriment des usagers et des personnels qui la constituent).

Ainsi, il n'existe pas de réelles recettes ni véritablement de conduite à tenir que l'on puisse trouver dans un livre, mais il est important pour nous, au travers de ces pages, d'initier les soignants, de nous inviter tous à rester vigilants, à penser, à élaborer, à se remettre en question, pour ne pas laisser de place à la maltraitance… pour rester et même devenir de plus en plus humain, c'est-à-dire vivant !

Si ce livre peut vous accompagner sur ce chemin malgré les obstacles, alors nous aurons réussi notre mission.

Tous les actes de maltraitance ne sont pas forcément conscients, comme nous l'avons vu. Ainsi, les habitudes individuelles et institutionnelles génèrent des niveaux de tolérance surprenants. Bon nombre de personnes disent qu'elles ont toujours parlé ou fait comme ça et qu'elles ne voient pas comment ni pourquoi cela serait autrement ! Ainsi, on peut entendre :

> « J'ai toujours fait comme ça, et aucun patient ne m'a dit que cela n'allait pas ou que je lui faisais mal. Personne n'a déposé de plaintes contre moi, alors c'est que ça va ! »

> « Mes collègues m'appellent la "naine" car je suis petite et je leur demande souvent de l'aide pour attraper des objets en hauteur. Au début, cela m'était difficile d'autant plus que mon frère me surnomme aussi comme cela. Je me suis fait une raison car je ne souhaite pas me fâcher avec les personnes qui me côtoient. »

Plutôt que de continuer à vous donner des exemples de situations ou propos que nous avons rencontrés lors de formations dans les structures, nous avons choisi de vous faire voyager dans un monde imaginaire afin de vous offrir un portrait caricatural de situations de terrain sans chercher dans cette partie à transmettre un message ou proposer des solutions.

Nous souhaitons, par le biais de « fictions », vous soutenir dans la compréhension de la maltraitance et de la bientraitance.

Pour cela, nous allons vous plonger dans deux mondes différents. Nous analyserons le premier en référence à notre deuxième partie sur « la maltraitance » et nous vous laisserons savourer le deuxième, concernant « la bientraitance », en lien avec notre troisième partie.

1

Le service de soins de suite « Le Bon Repos »

Dans ce chapitre, nous allons vous présenter une structure que nous avons imaginée pour vous plonger dans le contexte de la maltraitance. Celle-ci est romancée sous forme d'une fiction inspirée de faits réels malheureusement rencontrés, que nous avons condensés pour un même établissement. Ni cette institution, ni aucun des personnages évoqués n'existent dans la réalité, même si d'éventuelles ressemblances risquent de vous interpeller.

Nous écouterons ensuite les personnes concernées et comprendrons facilement l'impact des actes de certains professionnels sur eux.

Puis nous vous présenterons une deuxième structure qui, pour nous, serait une structure proche de la bientraitance.

Une journée au « Bon repos »

Le service de soins de suite « Le Bon Repos » se situe en pleine campagne. C'est une maison bourgeoise, veille bâtisse sur deux étages, anciennement maison de repos. Les vestiaires du personnel sont à l'extérieur, dans un mobil-home, non chauffé. Le nombre de patients qu'il accueille est de 65 personnes, dont 11 chambres particulières. Les motifs d'hospitalisation sont principalement la rééducation orthopédique suite à des interventions chirurgicales comme des prothèses, des convalescences cardiaques suite à des infarctus et des postcures suite à des sevrages alcooliques.

Marie-Noëlle arrête l'alarme de son réveil. Il est 5 h 30. Elle n'a pas bien dormi cette nuit encore ou, plutôt, elle a eu du mal à s'endormir hier au soir et, maintenant, elle aimerait profiter de son lit. Seulement, il faut qu'elle aille travailler car elle est seule, avec une fille adolescente de 15 ans, Charlotte, et ce n'est pas toujours facile pour elle !

Toilette vite faite, en voiture pour 30 minutes, direction « Le Bon Repos », où elle travaille depuis plus de 15 ans maintenant. Cela fait seulement 2 ans qu'elle travaille de jour en tant qu'aide-soignante diplômée. Auparavant, elle était veilleuse dans cette structure. Elle pouvait dormir du moment que les patients ne criaient pas trop. Seulement, la direction lui a proposé soit de faire une VAE soit de démissionner, puisque la structure devait se mettre « aux normes ». Elle est donc, actuellement, aide-soignante de jour.

Il est 6 h 45. Elle arrive près du « Bon repos » où elle gare sa voiture, sur un chemin, qui ne gênera pas le stationnement des médecins, de la direction et des familles. Elle croise José, son collègue aide-soignant, dans le vestiaire où elle se déshabille, complètement frigorifiée, dans ce mobil-home où le chauffage n'existe pas. Elle a laissé son sac à main dans sa voiture, les vestiaires ne fermant plus, suite à des effractions.

« Oh, tu as des petits yeux, ce matin ! » lui dit José.

« Je fais le rez-de-chaussée, tu n'as qu'à faire le premier. Allez, à tout à l'heure, pour les repas ! » continue José.

Marie-Noëlle se dirige vers le bâtiment, croise Roger, un des deux veilleurs de nuit, qui lui signale que M. R. a été agité toute la nuit et qu'il a dû l'attacher, puis part à toute vitesse vers sa voiture, sans attendre que Marie-Noëlle lui pose des questions. Elle aurait voulu lui demander si M. S. est décédé, mais il est déjà sorti. Elle arrive au premier étage, prend le chariot où le petit-déjeuner est déjà installé par le veilleur et commence son tour. Elle se rend compte que les boissons, qui devraient être chaudes, sont tièdes mais elle se résigne, afin de ne pas prendre de retard sur son travail.

Elle entre dans la chambre de Mme Marguerite F., sans frapper, en allumant les néons qui illuminent toute la pièce : « Ça va, il est l'heure de vous réveiller, Marguerite. C'est le jour de votre douche et je commence par vous. Je reviens très vite. Je vous mets votre bavoir. Je vous pose votre bol sur l'adaptable. Quoi ? Qu'est-ce que vous me dites ? Vous n'avez pas dormi à cause des bruits dans le couloir. Je croyais que vous entendiez mal ! Roger vous a réveillé, cette nuit, en allumant les néons, pour s'occuper de votre voisine. Qu'est ce que je peux y faire ? ».

Elle poursuit son parcours, sans jeter un œil sur la voisine puisque c'est l'infirmière qui l'a en charge. Elle entre dans la chambre suivante : « Allez secouez-vous, ce n'est pas moment de dormir, M. Robert H., je vous ai posé votre bol de café au lait sur votre table. Si vous ne vous levez pas, ça va être froid. Ne vous plaignez pas alors de manger froid. Tiens, je vous détache... » dit-elle, en ouvrant les volets grinçants et les tapant contre le mur, ce qui fait trembler toute la chambre.

Elle arrive chez Mme Denise D. : « Oh là, ça pue, ici ! J'ouvre la fenêtre. Il fait froid dehors, mais cela va aérer ! Je vous pose votre petit-déjeuner sur la table. J'ai mis les biscottes dans le café au lait, je n'ai pas le temps de vous donner votre dentier. À tout à l'heure, je vous changerai votre couche quand je viendrai faire votre toilette. Bon appétit ! ».

Pendant ce service, on entend des sonnettes, des cris, le bruit des chariots, des portes qui claquent... le téléphone qui sonne.

« J'en ai marre, pas moyen d'être tranquille. Comme s'ils ne comprenaient pas que j'ai autre chose à faire que de répondre aux sonnettes. Si ça continue, je n'aurai pas fini à l'heure ! » dit-elle.

À ce moment là, elle aperçoit José en train de hurler sur Sophie, la stagiaire AMP, car elle ne veut pas faire de toilettes toute seule : « C'est pas compliqué de faire une toilette. Tu fais bien ta toilette tous les jours. Alors, tu sais. Si tu ne veux rien faire, tu n'as qu'à le dire, mais tu vas voir ta note à la fin de ton stage. Décidément, les jeunes sont des bons à rien ! » vocifère José.

Marie-Noëlle fait comme si de rien n'était et part du côté opposé.

C'est alors qu'elle aperçoit une dame par terre dans le couloir : « Vous n'avez pas honte ! Vous avez fait exprès de tomber, comme si je n'avais rien d'autre à faire. Pourquoi, vous êtes-vous levée toute seule ? Vous auriez dû sonner. Cela ne fait qu'une journée que vous pouvez prendre appui sur votre jambe. Allez, oh hisse, faites un effort pour vous relever, vous êtes trop lourde pour moi ! » hurle Marie-Noëlle.

C'est à ce moment que Catherine, ASH, passe pour débarrasser les plateaux du petit-déjeuner et demande à Marie Noëlle : « Tu n'as pas besoin de moi, hein ? Je n'ai pas le temps de toute façon. Je dois nettoyer toutes les tables dans la salle à manger car Roger ne l'a pas fait cette nuit et, demain, la DASS passe... ».

« Non, ce n'est pas la peine, j'ai presque fini. Tout va bien » rétorque Marie Noëlle.

Elle s'aperçoit qu'elle est un peu en retard sur son planning. Elle sort fumer sa première cigarette de la journée. Elle croise Martine, l'infirmière, en train de fumer, en plein courant d'air, ayant bloqué l'issue de secours pour pouvoir entrer à nouveau. Toutes les deux, tirent à fond sur leurs cigarettes, debout, contre le mur, en cachette d'éventuels membres du personnel qui pourraient passer. Martine rentre et Marie-Noëlle téléphone à sa fille Charlotte pour la réveiller, afin qu'elle aille au lycée : « Allo Charlotte, c'est moi. Tu en mets un temps pour répondre. Tu n'es pas encore levée ! Dépêche-toi, tu vas être en retard ! Pense à sortir le chien et les poubelles ! Ne te maquille pas trop ! Ne mange pas tout le pain, il n'y en aura pas ce soir ! Et ne traîne pas ce soir. Allez, je dois travailler, à ce soir. » et Marie-Noëlle raccroche le téléphone.

À 7 h 45, c'est le moment de commencer les toilettes. Elle prend son chariot, recroise Martine dans l'escalier.

« Au fait, Marie-Noëlle, as-tu des choses à me signaler ? » demande Martine.

« Non, je n'ai pas le temps. Je dois faire les toilettes » rétorque Marie-Noëlle, déjà partie au fond du couloir, en poussant péniblement son chariot qui roule de travers.

Elle retourne voir Mme M. F. et énumère successivement ces propos, d'une voix très aiguë : « Allez à la douche, pas le temps de terminer votre petit-déjeuner. Il faut y aller. J'ai choisi vos affaires, cela ira plus vite. De toutes les façons, vous n'en avez pas beaucoup ! Allez, hop, c'est parti. Vous pourriez m'aider en marchant un peu plus vite. Vous savez, dans une semaine, il faudra vous débrouiller toute seule. Allez, je vous mets aux toilettes. Faites pipi, c'est le moment. Bon, vous ne faites rien. Ce n'est pas la peine de me demander plus tard d'aller aux toilettes. Allez, tenez-vous à la rampe. Je vous douche. Je ne mets pas trop d'eau chaude, car il en faut pour tout le monde, vous n'êtes pas la seule. Oh, allez, ne râlez pas, je ne fais pas mal. Allez, essuyez-vous, je reviens… ».

Puis, elle part dans une autre chambre : « Je vous donne la bassine Mme Viviane D., vous pouvez commencer toute seule, vous n'avez qu'à m'appeler quand vous aurez fini ! ».

Elle repart vers la chambre de M. H. et lui hurle en mettant des gants à usage unique : « Allez, on y va. Aujourd'hui, vous allez être gentil, Robert, vous n'allez pas me taper. On va aux toilettes. Voilà, vous êtes sur les WC, vous pouvez faire vos besoins… ».

M. H. se retrouve propulsé sur les toilettes, tenant à peine en équilibre, ne touchant pas par terre et n'ayant que la poignée de la porte pour s'accrocher. Il murmure des mots et Marie-Noëlle répond : « Je ne comprends pas ce que vous dites. Vous me direz ça tout à l'heure, quand je vous mettrai votre dentier… ».

À plusieurs reprises, le bip de Marie-Noëlle sonne dans sa poche. Elle ne le regarde pas.

Elle déshabille M. H. entièrement et commence à le raser. Surpris et inquiet, il fait un geste brusque.

« Ah, non, je vous l'ai dit, vous n'allez pas me taper, cette fois-ci ! Je m'occupe de vous, quand même. C'est quand même incroyable, on fait le maximum et il n'est pas content, le Robert. C'est un comble ! Tiens, je viens de vous couper, c'est de votre faute, vous m'avez énervée ! » rétorque-t-elle.

Elle lui essuie le visage, lui met son dentier et commence sa toilette intime, sans le prévenir et toujours avec les mêmes gants. Elle est accroupie devant lui, penchée en avant. Il essaie de lui attraper son collier pour se tenir, comme il peut. Elle le repousse sèchement.

« Ne vous inquiétez pas, je ne vais pas vous violer » murmure M. H.

« Il manquerait plus que cela, vous vous prenez pour qui ? Et puis, vu votre âge, ça risque plus rien ! » dit-elle offusquée.

Elle termine vite fait et l'habille. Elle l'installe dans son fauteuil et lui dit : « À tout à l'heure, M. Robert, le kiné va venir vous faire marcher. Ne bougez plus ! ».

Alors qu'elle quitte la chambre, elle voit une lumière annonçant qu'un des patients a sonné. Elle entre donc dans la chambre de M. J. qui est sur le bassin.

« Ah quand même, il y a quelqu'un qui vient. C'est votre collègue José qui m'a donné le bassin, il y a plus de 30 minutes. Il m'a dit qu'il revenait. J'attends encore. Ce n'est pas la première fois en plus que cela arrive ! » dit M. J., très agacé.

« Ne vous énervez pas. Ce n'est pas à moi qu'il faut le dire. Si, en plus, quand je viens vous aider, vous n'êtes pas content, je ne viendrai plus. Allez, levez les fesses. Vous croyez que c'est facile pour moi… » dit-elle, tout en le réinstallant. Elle éteint la sonnette et retourne dans la chambre de Mme V. D. : « Oh là, que se passe t-il ? Vous avez renversé la bassine. Il y a de l'eau partout ! Vous croyez que je n'ai que ça à faire ! Pourquoi vous ne m'avez pas sonné ? » s'exclame Marie-Noëlle.

Elle prend une serviette, frotte la dame, la retourne une fois à droite, une fois à gauche, une autre fois à droite… Elle l'habille, lui met les bas de contention et la porte au fauteuil. À ce moment, l'infirmière rentre avec son chariot pour faire le pansement au sacrum de la dame.

« C'est maintenant que tu arrives, je viens juste de finir. Tu ne pourrais pas faire le pansement demain ? » proteste Marie-Noëlle.

« Non, je dois faire les pansements les jours pairs et en plus je ne les ai pas faits l'autre jour à cause de la visite d'un représentant. Il faut recoucher la dame. Tu n'avais qu'à m'appeler pour me dire que tu t'occupais de cette dame. Allez, on la recouche ! » répond Martine.

Elles recouchent donc la dame et Martine commence le pansement.

« Dis moi, tu es au courant, il paraît qu'il n'y a plus assez de personnel et que, la nuit, il n'y aura plus qu'un veilleur pour toute la structure. Il ne pourra donc plus entendre toutes les sonnettes s'il n'est pas au bon étage. Tu te rends compte ! » continue Marie-Noëlle.

« Oui, je sais, mais là je fais le pansement de Mme V. D. Elle n'aime pas que je sois longue et cela me demande de la concentration, alors on verra plus tard. Surtout que la plaie n'est pas belle, ça ne s'arrange pas… » rétorque Martine.

« Bon, tu as encore besoin de moi, car je dois porter les poubelles et commencer à préparer les repas. En plus, il y a Robert de la chambre 5 à faire manger car sinon sa famille va encore gueuler ! » poursuit Marie-Noëlle.

Elle part en claquant la porte, fonce fumer une cigarette et croise la directrice, Mme Karine M. dans le couloir.

« Oh, bonjour Marie-Noëlle. Je vous cherchais. Je sais que je peux compter sur vous pour remplacer votre collègue ce dimanche » affirme Karine M.

« Euh, cela va me faire mon troisième dimanche de suite, j'avais promis à ma fille… » dit Marie-Noëlle.

« Mais, Marie-Noëlle, voyons, vous savez bien comme il est important d'être au moins quatre le dimanche. Pensez à vos collègues, quand même ! Je peux compter sur vous. Bon, merci. Au fait, la famille de M. H. vient me voir cet après-midi. Tout va bien, j'espère ! » ajoute Karine M.

Marie-Noëlle repart dans sa course infernale en râlant. Elle regarde l'heure. Il est midi. Elle court à la cuisine. Elle croise ses collègues José et Catherine qui rigolent et qui reviennent d'avoir fumé une cigarette. Ils ont fini les toilettes et attendent l'heure des repas.

« J'en ai marre, vous ne vous rendez pas compte, j'ai même pas le temps d'aller faire pipi, alors que vous êtes là à ne rien faire. Allez, poussez-vous ! Il faut que je fasse manger M. H. » crie Marie-Noëlle.

« Mais si tu veux, je fais manger Mme T. et, ensuite, j'irai faire manger M. H. » annonce José.

« Non, ce sera trop tard. C'est bon, j'y vais » interrompt Marie-Noëlle en fonçant à toute vitesse vers la chambre.

« Au fait, n'oublie pas de mettre deux bavoirs à Robert, il mange très salement et, après, on ne le changera pas. Tu m'entends ? » hurle José dans le couloir alors que des personnes passent.

Alors qu'elle fait manger M. R. H., son téléphone portable sonne. Elle voit qu'elle a un message de sa fille. Pour aller plus vite, elle mélange la vache qui rit avec le mixé et la compote. M. H. refuse en bougeant la tête. Elle s'énerve et lui tient les mains et lui pousse la cuillère remplie dans la bouche. Elle répète ces gestes plusieurs fois : « Vous croyez que je n'ai que cela à faire, j'ai d'autres personnes à m'occuper que vous ! Tant pis pour vous, si vous ne mangez pas, vous ne pourrez pas retourner chez vos enfants… » insinue-t-elle du haut de ses 1,75 m, alors que M. H. est enfoncé dans son fauteuil.

Elle quitte la chambre et croise la fille de M. H. : « Votre père est très difficile, il n'est pas prêt de rentrer chez vous. Vous pourriez faire quelque chose, quand même ! » dit Marie-Noëlle.

Elle regarde son SMS : « Je suis retenue 2 heures ce soir au lycée, je t'expliquerai. Charlotte ».

Elle va répondre à la sonnette de Mme V. D.

« Vous pourriez me descendre mes volets ? Je souhaiterais me reposer » demande Mme D.

« C'est pour ça que vous m'appelez ? Mais vous pourriez le faire vous-même. Je ne suis pas votre boniche ! » proteste Marie-Noëlle.

« Mais vous êtes payée pour ça, je suis dans une maison de repos et je suis là pour me reposer, tout de même ! » rétorque Mme V. D.

« Non, ici vous êtes en SSR » certifie Marie-Noëlle.

« En quoi ? » questionne Mme V. D.

« En service de soins de suite et réadaptation, ne me dites pas qu'on ne vous l'a pas dit quand vous êtes arrivée, quand même ! » rétorque Marie-Noëlle en fermant les volets, les claquant très fort. Elle quitte la chambre en bougonnant.

Il est 13 heures.

« Encore 2 heures à tenir ! Ca va être dur ! Je dois changer deux patients, m'occuper des poubelles, vider les sacs de linge, recoucher la chambre 10, 11 et 15, et je n'ai pas mangé. Je n'en peux plus… » murmure-t-elle.

À cet instant, Martine l'interpelle : « Je ne fais pas les transmissions, je n'ai rien à dire et toi non plus… ».

« C'est Ok. De toutes façons, ça ne sert à rien ! » rétorque Marie-Noëlle.

Finalement, elle grignote un morceau de pain avec du fromage, recouche la chambre 10, 11 et 15 et oublie les deux changes à faire.

Pendant ce temps, Karine reçoit la famille de M. S., décédé dans la nuit. Elle ne connaît pas les circonstances exactes puisque Roger n'a pas fait de transmissions. Elle a essayé de lui téléphoner, sans résultat.

« Je cherche partout le porte-feuille de mon père. Il avait plus de 100 € et avait son alliance en or quand les ambulanciers sont venus le chercher l'autre jour. Qu'en avez-vous fait ? Vous devez mettre un avertissement à votre personnel et me rembourser » rouspète la fille. « Vous croyez que cela est facile pour moi. Je n'ai pas eu le temps d'aller le voir depuis qu'il est chez vous. Je me demande comment vous vous en êtes occupé ! Et d'ailleurs, il est mort de quoi, mon pauvre papa, moi qui l'aimais tant. J'ai téléphoné avant-hier, et on m'a dit que tout allait bien. Je ne pensais pas que cela allait arriver, je suis tellement prise avec mon travail. Vous ne m'aviez pas dit que sa chambre n'avait pas de fenêtre... » continue-t-elle, d'un ton très méchant.

« Mais calmez-vous, madame. Vous croyez que c'est de ma faute ? Vous n'aviez qu'à vous occuper de votre père ! » insinue Karine.

« Que dois-je faire ? Quels sont les papiers que je dois vous donner ? Vous n'êtes même pas capable de m'aider... » ajoute la fille.

Karine appelle l'infirmière pour qu'elle règle les problèmes avec cette dame, n'étant pas au courant des démarches à faire.

Il est maintenant 15 heures.

Marie-Noëlle quitte le « Bon Repos », prend sa voiture et va s'occuper de sa mère, qui habite à côté. Elle rentre chez elle, après avoir fait les courses, vers 19 heures. Sa fille n'est pas arrivée. Elle s'écroule sur le canapé.

Suite à la lecture de cette histoire, nous espérons vous faire réagir. En effet, la maltraitance perturbe, indigne, bouscule... épuise et peut même tuer ! Nous le verrons dans le prochain chapitre.

Analyse de la journée « Le Bon Repos »

Commentaires des patients, de la famille, de la stagiaire

Nous souhaitons vous faire part du vécu des personnes suivantes : M. Robert H., Mme Marguerite F., Mme Denise D., la stagiaire AMP Sophie, Mme Viviane D., M. J., la fille de M. S.

Nous allons donc les écouter, c'est la moindre des choses. Commençons par ordre chronologique d'entrée des personnages.

M. Robert H., âgé de 65 ans, hospitalisé suite à un accident vasculaire cérébral, qui en a long à nous dire :

« Vous ne pouvez pas savoir comme cela m'est difficile d'être dans cette structure. Tenez, je vais vous raconter quelques péripéties qui me sont arrivées avec le personnel.

« L'autre nuit, vers 1 heure du matin, n'ayant pas la sonnette à portée de main et ayant fortement envie de faire pipi, j'ai appelé pour que l'on m'entende. Sans résultat, je me suis mis à crier. Roger est arrivé avec des sangles et m'a attaché en menaçant de me faire une piqûre si je continuais. J'étais couché depuis la veille vers 18 heures alors que, chez moi, je ne me couche pas avant 21 heures. Je perds mes rythmes avec leurs horaires. Il m'a mis une "couche", comme si j'étais un bébé, alors que je ne suis pas incontinent et il est reparti.

« Le matin, je n'ai même pas le temps de me réveiller que je dois me précipiter pour boire mon café au lait, qui est de toute façon déjà froid.

« En plus, Marie-Noëlle me parle alors que j'ai des barrières et que je suis attaché. J'ai vraiment l'impression d'être en cage.

« Vous ne pouvez pas savoir comme je n'aime pas que l'on me touche avec ces gants en plastique. J'ai l'impression que je suis trop vieux ou dégoûtant ou parfois, quand je vois Marie-Noëlle mettre ses gants, je me crois au bloc opératoire. En plus, elle me donne mon dentier sans l'avoir brossé, une fois la toilette presque terminée. C'est à croire que ça l'arrange que je ne puisse pas parler !

« J'attends avec impatience le moment où je peux aller aux toilettes le matin. Mais, de la façon que je suis propulsé sur les WC et déshabillé en même temps, je ne peux plus faire. En plus, le bip de Marie-Noëlle sonne en permanence et je pense aux personnes qui attendent une réponse comme il m'arrive trop souvent. Mais je ne peux rien dire puisque Marie Noëlle ne me met mon dentier qu'à la fin de ma toilette.

« Jamais, à part ma femme et mes proches, on ne m'a appelé Robert. J'ai toujours été respectueux envers mes employés et, là, je me fais humilier par une aide-soignante vous savez, c'est très dur !

« J'ai vraiment l'impression d'être une poupée qu'on débarbouille, qu'on rase, qu'on manipule, je n'ai qu'une chose à faire, c'est de subir. D'autant plus que, si cela ne se passe pas comme Marie-Noëlle veut, elle me le reproche. Je ne croyais pas qu'un jour j'en arriverai là !

« L'autre jour, alors qu'elle me faisait ma toilette intime, voulant faire diversion, j'ai voulu m'intéresser à son pendentif. Elle est tellement à cran qu'elle a cru que je voulais la violer. Vous vous rendez compte de l'ambiance ! Plutôt que d'y mettre une note d'humour, elle m'a rabaissé une nouvelle fois à mon handicap et à mon âge. Cela devient pour moi insupportable. Vivement que je quitte cet établissement !

« Je déteste quand Marie-Noëlle me frictionne avec de l'eau de Cologne qu'elle prend sur son chariot. Cela me glace ! De plus, je ne me suis jamais parfumé de ma vie. Et ce n'est pas maintenant que je vais commencer !

« Quand Marie-Noëlle me fait manger, elle met la télévision à fond. Pas moyen de parler avec elle ! Elle reste debout en tapant du pied d'impatience et me surplombe. Déjà que le repas n'est pas bon, cela me coupe l'appétit. De plus, quand je n'en veux plus, elle me pince le nez et me tient les mains pour que j'avale.

« Je l'ai même entendu parler à ma fille comme si j'étais responsable de mon état et que ma fille devrait me faire la leçon. C'est le monde à l'envers, non ! »

Mme Marguerite F., âgée de 55 ans, hospitalisée pour une prothèse de hanche droite nous raconte :

« Tout le monde rentre dans ma chambre sans frapper, comme dans un moulin à vent. Je n'ai aucune intimité.

« Je n'en peux plus. Que ce soit le jour ou la nuit, j'ai les néons en pleine face. De plus, étant près de l'infirmerie, j'entends en permanence les chariots, les conversations des soignants. Quand je souhaite en parler, je ne suis pas entendue et on me renvoie toujours à quelqu'un d'autre. En tout cas, ils disent qu'ils n'ont pas le temps et, pourtant, je peux vous dire que ça bavarde beaucoup !

« Le temps que j'arrive péniblement à l'adaptable pour manger, Marie-Noëlle revient pour me doucher. Je ne choisis pas le jour, c'est comme ça ! Pourtant, il y a des jours où j'ai envie et d'autres où je préfèrerais faire ma toilette au lavabo comme j'ai l'habitude de faire chez moi.

« Marie-Noëlle m'ordonne, quand je suis sur les toilettes, de faire mes besoins "faites pipi" dit-elle ! Comme si j'étais un automate et que je pouvais faire sur commande. J'aimerais bien la voir à ma place pour qu'elle comprenne quand même ce qu'elle me fait ! »

Mme Denise D., âgée de 69 ans, hospitalisée pour intervention au côlon exprime des doléances :

« L'autre matin, Marie-Noëlle m'a humiliée. Elle a hurlé au pas de ma porte "ça pue !". J'ai eu honte, ayant l'impression que tout l'établissement allait être au courant. En plus, j'avais sonné pour que l'on vienne me changer et personne n'était venu. De ce fait, je n'ai pas osé lui demander de me donner mon dentier. J'ai pris mon petit-déjeuner, comme si je prenais de la bouillie, comme mes petits-enfants. Elle a le culot de me dire "bon appétit". De plus, je pense que j'ai attrapé froid avec les courants d'air.

« J'aurais aimé lui demander si cette odeur était normale. Car je me suis rappelé que c'était la même odeur quand j'ai fait mon hémorragie intestinale. J'espère que Martine, l'infirmière, va venir me voir vite. Je n'ose pas la déranger, elle n'aime pas ça. »

Écoutons cette stagiaire AMP, Sophie, arrivée depuis hier dans le service :

« Je pense que je ne vais pas rester dans cette structure. Je suis venue pour apprendre et non pas pour me faire maltraiter. De toutes façons, si je dois travailler comme José, ce n'est même pas la peine. Il débarbouille seulement les personnes, remet la protection directement sur des fesses souillées, fait des blagues grivoises, passe son temps à fumer… Je préfère ne pas cautionner cela. J'ai honte. Je ne sais pas comment je vais le dire à mon école.

« En plus, il risque de me donner une mauvaise note si j'ose dire ce que je pense. J'ai remarqué qu'il se comporte de la même façon avec tout le monde, sauf avec sa chef. »

Mme Viviane D., âgée de 45 ans, opérée d'un ulcère à la jambe droite, partage son vécu :

« Mercredi, j'ai attendu plus de 2 heures, avec la bassine, sur l'adaptable. J'avais envie d'aller aux toilettes, j'ai cherché la sonnette et je ne l'ai pas trouvée. J'ai vu ensuite qu'elle était sur le rebord de la fenêtre, inaccessible d'où j'étais. Alors, j'ai poussé l'adaptable qui a basculé. Quand Marie-Noëlle est arrivée, j'ai eu l'impression d'être une poupée gonflable qu'on remue dans tous les sens.

« Je n'ai même pas pu lui dire que Martine devait faire mon pansement, tellement elle était exaspérée. Elles ont donc dû me recoucher et j'ai été à nouveau ballottée de tous les côtés. C'est vraiment éprouvant !

« Elles ont parlé devant moi des problèmes du service, en m'oubliant. D'après leurs dires, s'il m'arrive quelque chose la nuit, personne ne viendra. Je suis inquiète d'autant plus que la fois dernière, j'ai été sauvée d'une embolie pulmonaire qui s'est déclarée la nuit.

« Le comble de tout, c'est quand Martine a fait des commentaires sur ma plaie, sans tenir compte de ma douleur et de ce que je pouvais vivre, vu le diagnostic.

« On ne peut rien leur demander. Si je suis dans une maison de repos, c'est pour me reposer quand même. Voilà qu'il paraît que je dois faire moi-même, car je suis dans un service de soins de suite et réadaptation m'a dit Marie-Noëlle en me disant qu'elle n'était pas ma boniche. Personne ne m'a dit cela. Le docteur m'a dit qu'il fallait que je ne me fatigue pas. C'est pour cela que je suis là. »

M. J., âgé de 25 ans, opérée d'une fracture du fémur raconte :

« Je n'aurais jamais cru que j'allais vivre de telles situations. Ne pouvant pas encore aller aux toilettes tout seul, j'ai demandé le bassin. Installé, non sans difficultés, j'ai dû attendre malgré de nombreux coups de sonnettes. J'avais très mal aux fesses, à ma jambe et, en plus, je ne suis même pas arrivé à faire mes besoins tellement ma position était inconfortable. Marie-Noëlle ne s'en est même pas aperçue, préoccupée plus à critiquer son collègue qu'à s'intéresser à mon cas. Ce n'est pas la première fois que je suis pris en otage par les désaccords du personnel. Je ne suis pas rassuré. Je pense que je vais demander à ma mère de venir.

« J'ai même entendu José qui hurlait à Marie-Noëlle qu'il fallait mettre deux bavoirs à Robert car il mange très salement. Je ne savais pas qu'il y avait des enfants dans ce service.

« La plupart du temps, on me pose des questions. Je n'ai pas le temps d'y répondre, on me repose une autre question ou la personne est partie sans attendre ma réponse. À quoi cela sert alors si mes réponses ne comptent pas ? »

Enfin, la fille de M. S. nous confie :

> « Ils n'ont même pas été capables de me prévenir que mon père allait mourir. Et maintenant, ils me laissent me débrouiller. En plus, ils ont volé mon père. Si j'avais su, je serai venue le voir plus tôt. Au téléphone, d'après eux, papa était heureux. J'ai du mal à y croire maintenant. Je m'en veux vraiment. J'aurais aimé partager ma tristesse avec cette directrice, plutôt que d'exprimer ma colère. Mais je ne me suis pas sentie écoutée. J'ai même eu l'impression qu'elle me faisait la morale, alors qu'elle ne sait même pas les formalités dont j'ai besoin. »

Nos commentaires

Dans cette histoire, nous constatons plusieurs formes de maltraitance. Tout de suite, nous vous proposons de vous en citer quelques-unes que nous rencontrons trop souvent lors de nos visites en structures et que nous développerons, bien sûr, tout au long du deuxième chapitre.

Reprenons les comportements de Marie-Noëlle, José et Martine qui sont de réelles caricatures quant aux causes et aux conséquences de leurs actes.

Voici quelques thèmes qui nous tiennent à cœur.

→ La sonnette

Dans cette structure, les sonnettes sont peu prises en compte par les soignants.

Beaucoup de soignants ne répondent pas au patient immédiatement, du fait de leur occupation à une autre tâche, mais aussi avec l'idée que le patient est un « casse-pied » qui sonne sans réel besoin. La non-réponse peut être aussi l'aboutissement de la fatigue accumulée par le soignant : les longueurs de couloirs s'ajoutent, les usures psychologiques se font plus sensibles et le soignant se met alors en situation d'évitement de nouvelles demandes.

De plus, le fait de ne pas mettre à disposition la sonnette est un acte de maltraitance, bien sûr !

→ La protection, le change

Mme D. est restée souillée pendant son repas. Il est fréquent, dans certains services, de mettre des protections à des personnes qui n'en ont pas besoin, pour éviter de les amener aux toilettes. Le manque de personnel ou l'épuisement du soignant peut être une des causes de ces actes. Cependant, certains soignants vont mettre des protections à tous les patients, quel que soit leur état, pour gagner du temps, pour éviter la surveillance, afin de ne pas être dérangé… c'est du temps de gagné !

Malheureusement, ces comportements vont favoriser la déshumanisation de la personne : le malade ne fera plus d'efforts pour aller aux toilettes et le soignant risque de ne plus voir l'être humain derrière le malade.

→ L'infantilisation

Rappelons-nous que les personnes soignées sont appelées et clairement respectées dans leur identité : ils sont « M. Robert D. », « Mme Marguerite F. » dans leur vie courante. Ainsi, les désigner par leur prénom peut être protecteur parfois, mais c'est aussi une façon de priver les patients de repères en étant familier et, malheureusement, de les infantiliser.

Utiliser des termes que l'on utilise pour des enfants renforce la maltraitance. À la place de dire bavoir ou couche, on doit parler de serviette et de protection.

→ La juste distance

Attendre d'une façon insistante devant la personne qui est sur les toilettes est inadmissible.

Être debout pour faire manger une personne assise n'établit pas une bonne relation, d'autant plus que l'on peut lui faire mal avec les couverts.

Ne pas respecter la juste distance est la meilleure façon de fausser la communication, de risquer de ne pas être entendu et de ne pas écouter. Dans ce cas, la personne soignée va ressentir une frustration et se trouver diminuée.

La toilette faite entièrement par Marie-Noëlle pour accélérer la cadence, bien que certaines personnes soient en mesure de conserver une certaine autonomie si elles sont simplement sollicitées, correspond à un acte de maltraitance (d'autant plus qu'il s'agit d'un service de soins de suite et de réadaptation).

→ Les transmissions

Dans cette histoire, aucune transmission orale n'est faite.

Les soignants se croisent, s'aperçoivent, se disputent mais n'échangent pas sur leur travail et l'état de santé des malades. Cela génère des conflits et un manque de respect du travail de l'autre. C'est le cas de Martine pour le pansement de Mme V. D., de Roger pour le décès de M. S. …

Nous pourrions continuer à repérer ce qui paraît être maltraitant dans cette fiction et à faire nos commentaires.

Vous constaterez très vite qu'il est difficile de parler d'un événement puisqu'il dépend de différents critères environnementaux et contextuels.

Alors, passons à notre deuxième fiction où les personnes sont reconnues et entendues, le plus souvent.

2

L'établissement et l'hébergement de personnes âgées dépendantes « Au Beau Soleil »

Une journée « Au beau soleil »

L'EHPAD « Au Beau soleil » est une structure de 80 lits. Situé dans une grande ville de province, il a été construit il y a 5 ans.

Il est 6 h 30. Florence prend un café avec son mari tout en discutant de l'organisation de leur voyage de noces. Elle embrasse tendrement son mari, sort de chez elle, puis marche environ une dizaine de minutes pour arriver « Au beau soleil ». Elle est aide-soignante diplômée depuis 2 ans, date à laquelle elle a intégré cette structure.

Elle arrive aux vestiaires du personnel qui se trouvent à l'étage de son service et trouve son autre collègue, Jean.

Ils arrivent ensemble à l'infirmerie où l'équipe de nuit et l'infirmière de jour, Régine, les attendent pour les transmissions.

Ils décident ensemble de la planification de la journée.

« Pourriez-vous doucher Mme U. avant 8 heures car elle part à un examen ensuite ? Tu me diras, Jean, quand tu t'occuperas de Mme S. Je viendrai avec toi car je dois lui faire son pansement au sacrum et à la hanche. Je t'aiderai en même temps pour son transfert. Au fait, M. D. doit partir avant déjeuner dans sa famille. Pourriez-vous l'aider à préparer ses affaires ? » explique Régine. « À tout à l'heure, à 11 h 30 pour les transmissions » continue-t-elle.

Jean et Florence partent ensemble pour réveiller les patients et leur donner le petit-déjeuner.

Florence arrive à la chambre de Mme U. Elle frappe à la porte : « Bonjour Madame » dit-elle en s'approchant et en lui tendant la main. « C'est moi, Florence qui m'occupe de vous aujourd'hui. Comment avez-vous dormi ? ».

« Très bien, merci. » répond Mme U.

« Je vais ouvrir vos volets. Attention à la lumière. J'allume » continue Florence. « Que prendrez-vous pour votre petit-déjeuner ? »

« Serait-il possible, ce matin, d'avoir du café au lait, j'ai envie de changer du chocolat ? » avoue Mme U.

« Pas de problème. Tenez du café au lait. Voulez-vous que je vous aide à vous lever ? » poursuit Florence.

« Non, merci, je vais me lever tout doucement » répond Mme U.

« Vous avez votre examen ce matin. Avez-vous des questions concernant celui-ci ? Je suis à votre disposition » demande Florence.

« Merci, Régine a déjà répondu à mes questions hier » explique Mme U.

« Oh si, juste une question. Savez-vous quelle compagnie d'ambulance va venir me chercher. J'aime bien "Ambulances Horizon". Ils sont très gentils et me racontent souvent des blagues pendant le trajet. De plus, ils font attention à mon confort » dévoile Mme U.

« C'est eux que nous avons contactés. Je viendrai vous aider si vous le souhaitez pour prendre votre douche car ils viennent vous chercher à 8 heures. Bon appétit ! » poursuit Florence.

Elle frappe très doucement devant la chambre de M. T. Elle entrouvre la porte et pose délicatement le plateau avec une bouteille thermos dessus. Ce monsieur aime faire la grasse matinée et pourra prendre sa boisson chaude plus tard.

Elle croise Jean qui lui propose : « Il ne reste plus que M. D. à servir. Si tu veux, j'y vais, pendant ce temps tu pourras aider Mme U. Ensuite, on fait comme d'habitude, je fais les aides au lavabo des chambres 3, 5 et 7 et toi celles des chambres 4, 6 et 8. Est-ce que cela te convient ? ».

Florence hoche la tête pour dire oui. « Rendez-vous, devant la chambre 9 à 10 h 30 pour les trois toilettes complètes au lit » dit Jean.

Florence acquiesce de bon cœur.

À ce moment, elle croise le cadre de soin du service, Christine : « Bonjour Florence, comment allez-vous ? Où en êtes-vous dans vos toilettes ? Avez-vous besoin de quelque chose ? J'envisage de faire une réunion la semaine prochaine pour parler des congés. Je ferai une note de service. À tout à l'heure aux transmissions... «.

Florence se dirige vers la chambre 4, celle de M. Z. : « Re-bonjour M. Z. Vous avez fini de déjeuner ? ».

M. Z. fait signe « oui » avec sa tête.

« Je vais vous accompagner aux WC » déclare Florence. Elle lui prend la main puis, délicatement, l'entoure avec ses bras, le fait pivoter et l'assoie délicatement au bord de son lit.

« Ça va, la tête ne tourne pas ? » s'inquiète t-elle, tout en lui frottant le dos et en le tenant pour ne pas qu'il tombe. Elle attend un petit instant.

« Je baisse votre lit et je vous mets vos chaussons » commente-elle. « Voilà, vous pouvez poser vos pieds par terre et pousser sur vos jambes. Je suis là pour vous accompagner. »

Entre-temps, elle lui a délicatement posé son chandail sur les épaules. Ils arrivent aux WC de sa chambre : « Voilà, vous pouvez reculer un peu ! ».

M. Z. recule à petits pas. Il touche les toilettes avec ses jambes. « Je baisse votre pyjama. Vous pouvez vous asseoir. Vous êtes maintenant sur les WC. Je vous laisse tranquille. Vous pouvez vous tenir à cette barre » dit Florence en prenant sa main droite et lui faisant toucher la barre posée au mur.

« Je vais faire votre lit, je suis à côté » chuchote-t-elle avec pudeur.

Après avoir fait le lit, elle revient vers lui. Elle lui lave les fesses, lui remet une protection et l'aide à s'asseoir sur une chaise, en face du lavabo. Elle laisse couler l'eau pour qu'il se lave les mains et lui donne le gant de toilette et le savon. Elle reste à son côté pour pallier ses imprécisions, mais le laisse faire ce qu'il peut. Au fur et à mesure, elle l'aide aussi à s'habiller avec les habits qu'il a choisis précédemment.

« Ca va, vous n'avez pas froid ? » demande-t-elle. « Vous voulez que je vous aide ? » poursuit-elle. Il agrée. « Je vous rince avec de l'eau chaude ou tiède ? » demande Florence.

« Je préfère de l'eau bien chaude, s'il vous plaît » répond-il.

Tout cela se passe avec de la légèreté, malgré le peu d'autonomie de M. Z.

La toilette terminée, elle accompagne M. Z. à son fauteuil.

« Je vous donne la sonnette, avec la télécommande de la télévision » explique-t-elle, tout en nettoyant ses lunettes puis en les lui donnant dans la main.

« À tout à l'heure. Bon après-midi, Monsieur… » dit-elle en quittant la chambre, en éteignant le bouton de la présence qu'elle avait allumé.

Elle croise le fils de M. Z. qui arrive à ce moment et demande : « Bonjour Madame, excusez-moi, mais puis-je entrer faire un bisou à mon père ? Ce n'est pas l'heure des visites, mais je ne pourrai pas plus tard ». Elle hoche la tête d'une façon affirmative et poursuit sa route.

Pendant ce temps, Jean et Régine s'occupent de Mme S., résidente qui s'est cassé le col du fémur. Suite à son hospitalisation, elle a une escarre au sacrum.

« Bonjour Mme S, nous venons vous faire la toilette et votre pansement » explique Martine.

« Je suis fatiguée ce matin » murmure Mme S.

« Si vous voulez, on vous fait juste le visage, la toilette intime et le pansement… » propose Martine.

« Oh, ça me va. Pour la toilette complète, je préfère attendre. Peut-être cet après-midi ? »

« C'est ok, pour nous. Je vous ai donné un antalgique ce matin, pour le pansement. Il va agir. Tournez-vous vers Jean. Voilà, je commence. Ça commence à cicatriser. On va continuer les changements de positions toutes les 2 heures. Je suis contente » avoue Régine.

À ce moment là, arrive Mme X., accompagnée de la secrétaire Séverine. Mme X. vient pour un hébergement temporaire de 2 semaines, le temps que ses enfants partent en vacances. Séverine demande à Florence de lui montrer sa chambre et lui donne la valise de la dame.

Florence accompagne Mme X. dans sa chambre et bipe l'infirmière pour qu'elle prenne le relais. En attendant, elle donne à Mme X. le livret d'accueil et lui explique le fonctionnement de son lit, de la sonnette, de la télévision et des volets. Elle en profite pour lui demander ses habitudes de vie, entre autres l'heure de son coucher et de son lever, si elle fait la sieste, quels sont ses loisirs... Bref, tout ce qui va permettre à Mme X. de se sentir accueillie.

Il est 10 h 30. Florence rejoint son collègue Jean qui a commencé la toilette complète au lit de Mme J., en soins palliatifs. Elle entre dans la chambre, entend des chansons de Charles Aznavour, c'est le mari de Mme J. qui a amené un CD pour sa femme.

« Je lève le lit, Mme J., c'est mieux pour mon dos et comme cela vous êtes à la même hauteur que moi » dit Jean, à cet instant.

Elle comprend que Jean l'attendait pour laver le dos et faire le change de cette dame. Après avoir dit bonjour à Mme J., elle suit ce que son collègue lui demande tout en le laissant mener le soin. Elle est juste là pour faciliter la mobilisation de cette dame afin que cela soit le moins douloureux possible. Jean est en relation avec cette dame.

« J'ai presque fini madame, je vais vous tourner vers Florence et vous laver le dos, puis vous masser les fesses. J'en profite pour vous changer les draps » murmure-t-il à Mme J.

Celle-ci se tourne vers Florence et lui sourit, car elle se trouve face au visage de Florence qui fait de même. Tout le temps de cette toilette, le peu de dialogue existant n'est que pour Mme J.

Au moment où la toilette se termine, M. J. frappe à la porte de la chambre. Jean et Florence sont en train de masser les bras de sa femme. Il leur demande s'il peut apprendre. Jean lui montre. Puis il quitte la chambre en laissant le couple seul.

Ils effectuent les deux autres toilettes en alternant leur rôle de guide. Après avoir rangé les chariots, vidé les poubelles, rempli le diagramme de soins, ils se dirigent vers l'infirmerie, tout en répondant à une sonnette.

Il est 11 h 30.

Ils s'installent sur des tabourets, à coté de Régine et Christine. Les deux ASH du service se joignent à eux. Des petits gâteaux et du café agrémentent ce moment.

« Avez-vous des remarques à me faire concernant les patients ? » interroge Régine. Après plusieurs remarques de la part de Florence et Jean, une des ASH dit : « Quand je suis allée faire sa chambre, j'ai trouvé que M. D.

avait l'air triste. Il m'a avoué que c'est le jour anniversaire de la mort de sa femme. Je ne savais pas trop quoi dire… ».

« Vraiment merci pour ce renseignement. Moi non plus, je ne l'ai pas trouvé bien, mais il ne m'a pas dit pourquoi. Je vais retourner le voir » poursuit Régine.

Les transmissions se terminent et chacun repart dans ses fonctions.

Ils installent les patients, leur servent les repas en chambre, aident certains à couper leur viande et font manger ceux qui ne peuvent pas. Pour cela, ils s'assoient au bord du lit et rendent ce moment privilégié, même s'il reste de courte durée.

Entre 13 h et 14 heures, l'équipe se retrouve dans l'office pour manger, alternativement afin qu'il y ait toujours deux personnes pour répondre aux sonnettes des patients. Ce moment de repas permet des échanges divers et variés, souvent avec bonne humeur, et permet au personnel de créer du lien. Florence en profite, par exemple, pour parler de son mariage et de son projet de voyage de noces. Le tour de l'après-midi commence avec l'équipe de l'après-midi qui arrive à 14 h 30.

Alors que Jean passe près de la chambre de Mme J., il entend un gémissement de celle-ci. Il entre tout doucement, par peur de la perturber. À cet instant, Mme J. émet péniblement les mots suivants : « Je n'en peux plus. Je vais mourir… ».

Jean s'assoit à côté de Mme J. en lui tenant la main et tient ces propos : « Qu'est ce qui se passe ? Qu'est ce qui vous fait dire cela ? Je suis là… ».

Un grand silence s'installe. Des regards qui en disent long remplacent les mots. Jean s'assoit au bord de son lit. Il chantonne une berceuse. Mme Z. ferme ses yeux puis s'endort rassurée.

Pendant ce temps, Florence prépare la salle de repos qui va servir demain de salle de formation pour ses collègues. Elle se rappelle la semaine dernière quand la formatrice est venue parler des transmissions ciblées à toute l'équipe.

« C'était sympa, j'ai pu rencontrer mes collègues autrement que d'habitude, surtout ceux de nuit que je ne vois que 10 minutes le matin ou le soir. Ça m'a fait tout drôle de voir mes collègues habillés en civil. Grâce à cette formation, on a pu échanger ce qui pour chacun de nous était important, quelle que soit notre fonction. Maintenant, on a des outils pour faire le dossier personnalisé du résident. On va même faire une fiche pour permettre aux intérims de connaître les besoins et les habitudes des résidents. En plus, on a mangé le midi ensemble, l'équipe qui était sur le terrain et celle en formation ainsi que la direction. On a installé plusieurs tables pour que tout le personnel puisse être ensemble, dans la salle de restaurant où quelques résidents finissaient de manger. Il y a même eu une résidente, Mme C., qui est venue prendre le café avec nous, alors que nous étions en train de partager des chips et du jambon. J'ai adoré cette journée. Je ne vois plus de la même façon ma collègue Agnès qui est souvent en arrêt maladie. J'ai compris qu'elle ne le fait pas exprès et qu'elle souffre » confesse Florence.

Elle aide, avec son collègue Jean, l'équipe de l'après-midi à coucher les résidents les plus fatigués.

Il est 15 h 30.

Florence et Jean se rendent au vestiaire. Ils échangent quelques mots puis, en quittant le service, traversent la salle à manger où une animation « argile et peinture » commence. Florence rentre chez elle, s'allonge sur le canapé pour faire sa sieste de 20 minutes avant de s'affairer chez elle.

Comment vous sentez-vous à la lecture de ce récit ? Mieux que tout à l'heure ?

Cette deuxième fiction permet de comprendre que la bientraitance est avant tout une histoire humaine.

Commentaires des résidents et du personnel

Nous allons donc vous faire part des témoignages que les résidents de cette structure nous ont faits.

Mme U., âgée de 79 ans, raconte :

« Cela va faire maintenant 5 ans que je suis dans cette structure, depuis son ouverture. Au début, je suis venue avec mon mari car il était grabataire. On avait une chambre double donnant sur le jardin. Malheureusement, il est mort, 2 ans après. Le personnel a été formidable avec lui. Ils ont même mis des fleurs et sa photo à l'entrée, en sa mémoire, comme ils font pour chaque décès, afin d'honorer le défunt.

« Aujourd'hui, j'ai un examen. Comme, il est de bonne heure, Florence m'a aidée à faire ma toilette et à me préparer. Comme j'allais faire de la route, j'avais envie de boire du café au lait plutôt que du chocolat. Cela n'a pas posé de problème. J'ai même pu mettre ma robe de sortie, pour l'événement.

« Je suis rassurée car ce sont mes ambulanciers habituels qui vont venir. Pendant le trajet, j'aime qu'ils me racontent des blagues et je ris de bon cœur. C'est moins long et je ne pense plus à mon examen. De plus, je sais qu'ils vont m'attendre, comme cela je ne resterai pas trop longtemps sur le brancard. »

M. D., âgé de 75 ans, confesse :

« Aujourd'hui, j'ai le cafard. Cela fait 15 ans jour pour jour que ma femme est décédée. Je pars en fin de matinée avec mon fils pour aller sur sa tombe et je reviendrai ce soir. La petite jeune fille qui fait le ménage a bien vu que je n'étais pas bien. Elle s'est assise au bord de mon lit, m'a pris la main et m'a demandé si elle pouvait me faire un bisou. Cela fait tellement de temps qu'une femme ne m'a pas fait de bisou. Puis, l'infirmière est venue me porter un parapluie. Elle a mis la main sur mon épaule et, à ce moment là, mon fils est arrivé. Son regard m'a fait du bien. Je me suis senti moins seul. »

M. T., âgé de 84 ans, dit d'un air coquin :

« Des maisons de retraite, j'en ai déjà fait deux, avant d'être ici. Celle-ci, je la garde ; je peux faire la grasse matinée, faire les animations tous les après-midi (sauf le mardi, car le personnel fait une réunion avec la directrice et le médecin coordinateur). J'ai même la possibilité de regarder la télévision avec deux autres résidents le soir. Quand je n'ai pas faim le soir, la cuisinière me garde un peu de jambon, une vache qui rit avec du pain et une crème. C'est presque mieux que quand j'étais "chez moi". »

M. Z., âgé de 93 ans, chuchote très lentement :

« Je suis ici depuis 5 ans. On s'est toujours bien occupé de moi. Pourtant, je ne suis pas très vaillant. J'aime ce moment de la toilette, quand Florence me laisse patauger les mains dans l'eau du lavabo. Et puis, elle fait attention quand elle me coiffe de respecter ma raie de côté.

« Florence s'arrange toujours pour que ma toilette soit terminée avant 10 heures, au cas où mon petit-fils viendrait. »

Mme S., âgée de 75 ans, affirme :

« Ici, les soignants tiennent compte de notre rythme. Ce n'est pas le cas où j'ai été hospitalisée. À cause d'eux, maintenant, j'ai des escarres.

« Quand Régine me fait mes pansements, elle me prévient et me dit ce qu'elle fait. Si j'ai un peu mal, Jean me fait respirer amplement avec lui. »

Mme X., âgée de 72 ans, déclare :

« Je ne suis là que pour quelques jours. On m'a demandé ce que j'aimais manger, ce que j'aimais faire, mes habitudes, mon rythme de lever et coucher. Je viens de manger, c'était bien présenté et très bon. C'est une cuisinière qui nous fait les repas. De plus, nous sommes tous dans la salle à manger. Ce sont des tables de quatre avec des nappes et on a chacun un rond de serviette comme à la maison. Si je m'y sens bien, je vais rester s'il y a de la place. »

M. J., mari de Mme J., avoue :

« Malheureusement, ma femme va mourir. Je sais qu'elle est dans de bonnes mains. Je le vois à son regard. Je suis heureux de pouvoir l'accompagner de cette façon car elle le mérite, elle qui a tant donné toute sa vie. Elle mange ce qu'elle veut quand elle veut. Elle choisi même le parfum du Fortimel. Les seuls médicaments qu'elle prend, c'est contre la douleur.

« Je sais qu'elle va partir quand cela sera son moment et que cela va se faire sereinement pour tout le monde. Les aides-soignants m'ont dit qu'ils lui feraient sa toilette et que je pourrai aller la voir avant qu'elle parte à la morgue. Ils sont tellement attentionnés pour ma femme et même pour moi. »

Mme C., âgée de 78 ans, confesse :

« La semaine dernière, je suis venue boire mon café à la table du personnel. D'habitude, il y a la direction et l'équipe qui travaille. Ce jour là, ils étaient tous et une dame que je n'avais jamais vue. Elle a visité la structure et est restée toute la journée. Ils avaient l'air très content et rigolaient bien. Cela m'a rappelé les grands repas de famille quand j'étais petite. »

Florence, aide-soignante, commente :

« Pendant mes stages, je suis allée dans différentes structures et aussi au « Beau Soleil ». J'ai tout de suite compris que c'était dans cet établissement que je voulais travailler !

« Bien sûr, ce n'est pas loin de chez moi, et je profite d'aller à pied pour faire une transition entre mon travail et ma vie personnelle.

« Mais c'est surtout pour la qualité de travail et le respect des personnes entre elles, que ce soit les soignants avec les résidents, les collègues entre eux et la direction avec nous. Nous sommes considérés et reconnus pour ce nous faisons, le plus souvent. D'ailleurs, je suis la nouvelle, tous mes collègues sont là depuis longtemps. Tenez, Jean, il est là depuis 20 ans et habite à 30 minutes d'ici. Il est vraiment super et m'a bien encadrée quand je suis arrivée. »

Christine, la cadre de la structure, explique :

« Je suis là depuis 10 ans. J'ai pris la suite du directeur précédent qui occupait tous les postes d'encadrement et considérait le personnel comme ses enfants. Au début, j'ai eu peur ! Très vite, j'ai compris ce climat humain qui régnait dans cette structure. J'ai dû, bien sûr, organiser, proposer des règles, définir des projets, former le personnel... Et cela a été bien accueilli !

« Les personnes qui viennent en stage ici me demandent très souvent si j'ai un poste pour elles. Que dire d'autre ? »

Nous pourrions poursuivre ces témoignages tellement ils nous rassurent et prouvent le bienfait de la bienveillance. Nous aurons l'occasion dans la troisième partie de développer ce thème et de l'enrichir d'exemples venant du terrain.

Nous insistons sur le fait que les deux fictions ci-dessus pourraient être des reportages réels de structures que nous avons rencontrées.

Développons maintenant ces vastes sujets de maltraitance et bientraitance en commençant par ce qui nous a amenés à aller dans les institutions : la maltraitance !

Afin d'aborder cette problématique complexe d'une manière logique et éclairante, nous allons envisager, dans un premier temps, les différents aspects de la maltraitance, avant de découvrir les évolutions possibles vers la bientraitance, notion essentielle pour l'amélioration des pratiques que nous préciserons, dans un second temps.

En effet, ne pas évoquer la maltraitance sous ses formes malheureusement variées, tour à tour insidieuses ou plus évidentes, physiques ou psychiques, actives ou passives, serait ignorer une réalité existante.

Partie II

Comprendre la maltraitance

3

Définition de la maltraitance

À propos de la maltraitance, ce qui nous semble important dans cet ouvrage, c'est de distinguer les fautes qui relèvent de la question pénale et toutes les situations que vivent les patients et les professionnels, dénuées de respect, d'intégrité, de dignité même envers la personne. Et nous devons comprendre que cette réalité de la maltraitance, cette prise de conscience et cette acceptation sincère sont le point de départ vers la bientraitance.

Le mot maltraitance apparaît dans les usages puis dans les dictionnaires autour des années 1980 et la définition proposée est alors :

> « Ensemble de mauvais traitements infligés à une catégorie de personnes, enfants, personnes âgées… »

D'un autre côté, nous trouvons le verbe « maltraiter » dont la définition est :

> « Traiter durement une personne ou un animal. Ne pas ménager une personne, la rudoyer en paroles, la critiquer, la soumettre à des mauvais traitements. »

Maltraiter une personne revient donc à ne pas « traiter » correctement cette personne, ne pas s'en occuper, ne pas en prendre soin et faire preuve avec elle de brutalité, de sévérité et de rigueur excessive.

Si nous allons davantage en amont vers les racines étymologiques du mot « maltraitance », nous trouvons le verbe « traiter » qui vient du latin « *tractare* ». Le verbe, depuis ses origines, signifie s'occuper de, tenir dans ses mains, tourner dans tous les sens.

Le professeur Pierre Longerich, directeur du Centre de recherche sur l'holocauste, a étudié tout particulièrement le comportement de Hitler et les persécutions des nazis envers les juifs. Dans un de ses ouvrages, il donne la définition suivante :

> « Le "maltraiteur" est une personne qui, pour des motifs qui lui échappent, transgresse les limites de l'être humain. »

En résumé, maltraiter serait donc « tourner dans tous les sens », avec cette notion singulière de rendre l'autre passif. De plus, l'un des synonymes de traiter étant « soigner », nous pouvons, en conséquence, énoncer que la maltraitance envers une personne est de ne pas la soigner, de ne pas prendre soin de la personne qu'elle est.

Le terme « maltraitance » est maintenant utilisé de plus en plus fréquemment, et cela dans tous les secteurs de soins. C'est donc pour nous un réel indicateur de sa présence au quotidien, de sa reconnaissance au moins théorique !

Rappelons que, initialement, il s'agissait de maltraitance concernant les jeunes enfants, considérés alors comme un public sans défense, victimes muettes de mauvais traitements subis.

Dans ce rapport adulte-enfant comme dans les autres situations de maltraitance, les personnes qui maltraitent se trouvent ou s'estiment dans un état de supériorité perçue de fait, en raison de la dépendance de l'autre. Ces personnes se laissent aller à la facilité de la domination et finissent par abuser ainsi de leurs positions de force et de leurs rôles sociaux au sein des institutions.

La maltraitance recouvre un ensemble de situations insupportables pour la personne maltraitée mais, aussi, elle met en difficulté les personnes témoins de ces actions qui restent démunies, voire passives dans la plupart des cas !

Les normes sociales, familiales, professionnelles, personnelles rentrent en compte pour chacun sur sa représentation de la maltraitance. Et c'est pour cela qu'il n'existe pas de définition de la maltraitance à notre connaissance et qu'il semble inimaginable qu'il y en ait une un jour ! Cette impossibilité est due à la complexité du phénomène qui ne peut pas être simplement relié à un fait, sans prendre en compte l'historique, le contexte et la nature des personnes concernées. Il nous faut également prendre conscience que, parfois, la maltraitance n'est pas visible dans les actes ni dans les conséquences immédiates de ces actes. Cette subtilité rend l'évaluation de la maltraitance risquée et très complexe.

Un soignant qui demande à chaque fois qu'il rentre dans la chambre d'un patient : « Ça va ? » et qui repart aussitôt va générer un repli sur soi du patient qui aura l'impression que le soignant ne s'intéresse pas à lui. De ce fait, le patient n'osera pas s'exprimer en répondant sincèrement à la question réflexe « Ça va ? ». Il ne se risquera pas davantage à déranger le soignant afin de ne pas prendre le risque d'être rejeté. Le patient se retrouve alors dans une position de souffrance muette, à son détriment.

En tant qu'acteurs du système de soins responsables et conscients, nous ne pouvons accepter la maltraitance quelles que soient l'intensité et les formes qu'elle revêt. En effet, comme nous le verrons ensemble par la suite, la maltraitance a des degrés d'intensité différents et prend des formes très diverses.

Par là même, la plupart des actes de maltraitance sont encore ignorés ou passés sous silence ! Ces actes finissent alors parfois par entrer dans les habitudes, par devenir habituels. « On a toujours fait comme ça ! », alors pourquoi changer ?

La raison de cette ignorance volontaire et de ces silences induits est tout simplement la peur ! La peur de subir des représailles, la peur d'être montré du doigt, la peur de ne pas être entendu, la peur d'avoir sa parole mise en doute ou, encore, la peur de perdre son emploi. Cette dernière cause est malheureusement déterminante aujourd'hui !

Alors que nous avons situé précédemment l'usage du terme « maltraitance » dans le temps, ce terme est reconnu officiellement pour la première fois dans le rapport *Violences contre les personnes âgées au sein de la famille*, publié par le Conseil de l'Europe en 1987. L'idée de maltraitance y est directement associée à celle de violence.

Ainsi, en 1990, le même Conseil de l'Europe définit par « violence » tout acte commis par une personne envers une autre, si cet acte porte atteinte à la vie d'autrui, à l'intégrité corporelle ou psychique, à la liberté d'une autre personne, ou si cet acte compromet gravement le développement de la personnalité ou même s'il nuit à la situation financière de la personne.

Un rapport d'études publié par l'Organisation Mondiale de la Santé en 2002, dont le thème principal était *La violence et la santé*, évoque les conséquences de la violence en général puis, plus particulièrement et successivement, les rapports des jeunes et de la violence, la maltraitance des enfants et le manque de soins de la part des tuteurs et parents, la violence exercée par des partenaires intimes, la maltraitance des personnes âgées, la violence sexuelle, la violence dirigée contre soi-même, la violence collective, puis les recommandations sur les mesures à prendre face à ces différentes violences. Le lien entre violence et maltraitance y est établi.

La maltraitance peut être générée par des personnes de positions différentes. Dans cet ouvrage, nous aborderons dans un premier temps la plus connue, celle du personnel soignant envers les patients. Ensuite, il paraît important d'évoquer la maltraitance des personnes soignées envers les professionnels, la maltraitance des familles à l'égard de leurs proches ou envers les soignants, sans omettre l'institution qui peut être également maltraitante, vis-à-vis du personnel, des patients et des familles.

4

Les différentes formes de maltraitance en milieu de soin

La maltraitance peut être occasionnée par l'individu lui-même, de par sa structure de personnalité, et peut être également liée au fonctionnement habituel des équipes et des institutions. Dans les différents chapitres, ces deux aspects de la question seront abordés.

La maltraitance en milieu de soin est encore trop fréquente ou même, à l'extrême, banalisée dans les structures de soins, malgré la charte des patients destinée à proposer un cadre protecteur et malgré la formation du personnel présent dans les structures. L'aspect routinier du travail amène trop souvent le personnel à des familiarités inacceptables envers les patients.

Nous pouvons donc distinguer, d'une part, les maltraitances actives amenant toutes formes de sévices, abus, manquements établis avec la conscience de nuire et, d'autre part, l'existence de maltraitances passives qui sont le plus souvent des négligences relevant de l'ignorance ou du manque d'attention de l'entourage du patient, ou du manque de temps.

Claude Jarry, directeur de la FNADEPA (Fédération nationale des associations de directeurs d'établissements et services pour personnes âgées), a déclaré, lors du discours du 24e congrès national de la fédération le 22 juin 2009, que selon lui :

> « Les établissements les mieux lotis ont une aide-soignante pour 12 personnes âgées et 15 minutes par toilette. »

> « La première cause de maltraitance est le manque structurel de personnel. »

Nous soulignons l'importance de son discours afin que l'aspect humain dans les métiers de soin ne soit pas mis à l'écart en faveur de l'aspect pécuniaire. Le professionnel qui enchaîne 15 toilettes en 2 heures, assure

30 repas en 1 heure, s'occupe du linge, répond au téléphone… n'a pas la possibilité de s'occuper de la personne en tant que telle : la frustration le guette et la maltraitance aussi !

Précisons que, en termes de localisation, la maltraitance peut concerner toutes les catégories institutionnelles : hôpital, clinique, SSR, EHPAD… Aucune institution, aucune personne n'est efficacement protégée contre ce fléau !

Notons qu'une des premières violences subies par un patient dans une institution résulte du non-choix pour lui de rentrer dans la structure. Parfois, il a été acheminé selon son lieu de résidence ou selon les places disponibles, n'ayant pas pu prévoir son hospitalisation. Il en est de même pour les personnes âgées, placées en EHPAD souvent contre leur gré, d'autant plus qu'elles sont contraintes à subir la proximité de personnes inconnues, de se séparer de leur mobilier personnel témoin de leur passé… accumulation de ruptures violentes. Quelle que soit la qualité du service proposé pour l'usager, il est confronté, dès son arrivée dans la structure, à la perte de son intimité et à vivre des situations non satisfaisantes pour lui.

Les personnes sont d'autant plus victimes de la maltraitance qu'elles sont âgées, dépendantes et que la durée de leur séjour dans l'établissement s'allonge dans le temps.

Pour illustrer la fréquence du phénomène, des données chiffrées existent, notamment celles publiées par le réseau ALMA (Allo maltraitance) qui a été créé pour favoriser la prévention concernant la maltraitance des personnes âgées. Ce phénomène était jusqu'à une période récente méconnu, voire nié, et ne faisait l'objet d'aucune étude spécifique. Pourtant, la prévention est fondée sur une meilleure connaissance *a priori* : l'exemple du fonctionnement d'un réseau d'écoute est là pour en témoigner. L'indispensable évolution des idées qui a conduit à une meilleure prise en compte institutionnelle de cette réalité a connu quatre étapes (extrait ci-dessous du site ALMA France) :

> « Les premiers signalements médicaux apparaissent dans les journaux spécialisés dans les années 1975-1977 : quelques lignes de médecins ou de soignants qui découvrent dans leur clientèle "une grand-mère battue". Ces signalements restent cependant très marginaux. Aux

États-Unis, des chercheurs commencent également à rapporter que "les violences contre les vieux" sont fréquentes et accusent d'abord les institutions, puis la famille, "creuset de toutes les violences".

« En 1987, le Conseil de l'Europe s'est saisi du problème des "violences au sein de la famille". Robert Hugonot, médecin gérontologue, fut invité à présider le groupe chargé d'étudier les violences contre les personnes âgées. Sous le nom de *Violences et négligences*, le rapport final du groupe de travail a permis d'appréhender les violences physiques, les violences morales et psychologiques (injures, exclusion, non-respect des droits, etc.), les violences financières (héritage anticipé, spoliations diverses), les violences médicamenteuses (excès de neuroleptiques ou privation de médicaments), les brimades (ligotage sur un siège, privation de liberté) ou les négligences (l'oubli). Selon plusieurs enquêtes étrangères, ces diverses formes de violences concerneraient 5 % des plus de 65 ans, 15 % des plus de 75 ans et, en particulier, les personnes fragilisées par leur déficit intellectuel ou par des comportements (incontinences, fugues) épuisant la tolérance de l'entourage. Lors du colloque précité du Conseil de l'Europe sur les *Violences au sein de la famille*, nous avons découvert que cette question était étudiée depuis une dizaine d'années dans plusieurs pays industrialisés (États-Unis, Canada, Grande-Bretagne, Suède, Norvège) alors que la France semblait l'avoir jusqu'alors ignorée. À la suite du colloque, quelques études ont donc été entreprises pour tenter de cerner la réalité du phénomène en France. Il est alors apparu qu'il fallait réduire les distances entre les plaignants et les écoutants, afin de mettre en place des réponses plus efficaces. L'importance de cette action de proximité avait été mise en évidence en Norvège par le Docteur Ida Hydle lors d'une expérience conduite sur deux sites urbains.

« La décision de répondre au problème de la maltraitance des personnes âgées par la mise en place d'un réseau national d'écoute téléphonique a été prise fin 1994 après l'abandon de plusieurs expériences moins convaincantes. Cette orientation semblait apporter une réponse satisfaisante aux constatations suivantes :

– la maltraitance des personnes âgées existe mais elle reste secrète, taboue et invisible ;
– elle se développe tant en famille qu'en institution ;
– les victimes se plaignent rarement elles-mêmes ;
– seule une action de proximité permet d'étudier et de résoudre les problèmes posés.

« Le réseau ALMA s'est alors progressivement mis en place. Il fait appel à des retraités bénévoles, formés à l'écoute et aux différents aspects de la maltraitance des personnes âgées. Ce choix d'employer des bénévoles s'est imposé à la fois en raison du manque de moyens financiers et d'une volonté d'amener les retraités eux-mêmes à mieux prendre conscience des risques de maltraitance liés au grand âge. Le réseau a fonctionné au départ sur six sites qui disposaient d'une bonne infrastructure gérontologique, d'une plate-forme gériatrique sérieuse et d'un consensus entre tous les partenaires sociaux, juridiques, administratifs et privés.

« Son bureau fut choisi au départ au sein de la Commission Droits et Libertés de la Fondation nationale de gérontologie et il réunissait alors la Caisse nationale de prévoyance, la Fondation de France et le ministère de la Santé. »

Il nous faut concevoir que, malgré la signification et la portée des données recueillies, les chiffres sous-estiment la réalité car un nombre important de personnes maltraitées ont la crainte d'éventuelles représailles ou l'appréhension de ne plus être soignées convenablement. Ces personnes, de victimes qu'elles sont en réalité, peuvent être amenées à se sentir coupables d'être, *in fine*, une charge de par leur dépendance aux soins.

Présentons et analysons les principaux résultats de l'étude ALMA (Allo maltraitance) en 2007 dans les institutions.

- Qui sont les personnes qui appellent les services de l'ALMA afin de révéler une survenue de maltraitance en institution ?
  – 19 % sont des personnes âgées victimes ;
  – 40 % sont les familles des patients victimes ;
  – 20 % sont les professionnels eux-mêmes ;
  – 20 % sont d'autres personnes.

Ces résultats nous indiquent de façon claire que la personne concernée par la maltraitance reste encore trop souvent silencieuse puisque moins de 2 sur 10 osent ou sont capables de prévenir les services de l'ALMA.

- Quelles sont les catégories principales de maltraitance répertoriées par les écoutants ?
  - 34 % des maltraitances sont des négligences ;
  - 19 % des maltraitances sont psychologiques ;
  - 14 % des maltraitances sont financières ;
  - 11 % des maltraitances sont physiques ;
  - 8 % des maltraitances sont d'ordre civique ;
  - 7 % des maltraitances sont d'ordre médical ;
  - 5 % des maltraitances sont entre souffrance et maltraitance ;
  - 2 % des appelants ne rapportent pas de maltraitance ;
  - 1 % des maltraitances sont dues au voisinage.

De ces chiffres, nous constatons que 34 % des cas, c'est-à-dire plus d'un tiers des rapports de maltraitance, découlent de la négligence. Autrement dit, plus d'une personne sur trois impute à la négligence la maltraitance dont elle est l'objet !

Il est troublant et particulièrement édifiant de réaliser l'importance du taux de négligences qui démontre, de manière significative, le manque de considération de la personne soignée. Cette dernière n'est plus perçue comme une personne à part entière, comme un sujet, mais elle devient véritablement un objet. Un objet que l'on néglige…

Notons au passage que les violences physiques ne sont pas en première place puisqu'elles correspondent à 11 % des formes de maltraitances, chiffre encore trop considérable, à notre avis. Elles sont cependant largement les plus reconnues et même les plus médiatisées, sans doute parce qu'elles sont les plus spectaculaires !

- Où rencontre-t-on la maltraitance ?
  - 44 % des cas en institutions privées ;
  - 36 % en institutions publiques ;
  - 6 % en des lieux inconnus ;
  - 4 % en famille d'accueil.

Ces chiffres montrent que la maltraitance n'est pas un phénomène caché, insidieux ! Ce n'est pas un phénomène souterrain ! Nous devons être interpellés par le fait qu'elle est exposée à la vue des personnes, actrices ou spectatrices, qu'elle est bien réelle au quotidien et qu'elle commence à être mieux identifiée !

À notre avis, une des façons de lutter contre cette forme de maltraitance en milieu institutionnel est de permettre aux professionnels de la relation d'aide de reconsidérer leur approche de la personne aidée, ce qui est un des volets de cet ouvrage.

- Qui sont les victimes de maltraitance ?
  - 62 % des victimes sont des femmes ;
  - 28 % sont des hommes ;
  - 9 % correspondent au collectif résident, c'est-à-dire à des maltraitances collectives.

La prédominance des femmes-victimes dans ces résultats est sans aucun doute liée au fait de leur plus grande facilité à se confier à un service comme l'ALMA.

- Quelles sont les personnes ciblées par les maltraitances ?
  - 45 % sont sans profil particulier ;
  - 25 % sont des personnes ayant une perte d'autonomie physique ;
  - 15 % sont des déficients psychiques autres que de type Alzheimer ;
  - 15 % sont des déficients de type Alzheimer ;
  - 1 % sont atteints par la maladie de Parkinson.

Ces résultats montrent que n'importe quel patient peut être concerné par la maltraitance. La nature des pathologies rencontrées n'oriente pas la tendance. Cela pourrait rassurer de comprendre qu'il n'y a pas que des personnes âgées concernées, mais cela pourrait également inquiéter car chacun de nous devient une cible potentielle pour la maltraitance !

- Quels sont les auteurs présumés de la maltraitance ?
  - 42 % des appelants désignent comme auteur le personnel soignant ;
  - 25 % désignent le personnel non médical ;
  - 16 % désignent d'autres personnes ;
  - 13 % désignent leur propre famille ;
  - 3 % désignent les tuteurs.

Un paradoxe criant émane des chiffres ! Il apparaît que les professionnels, notoirement rémunérés pour leur fonction d'aide, formés pour apporter des soins aux patients... seraient les plus impliqués dans des actes de maltraitance !

Comment en est-on arrivé à cette situation paradoxale et choquante ?

Voici des éléments de réponse mettant en relief les circonstances de la maltraitance.

- Les éléments favorisant la maltraitance :
  - 25 % des cas découlent d'un manque d'écoute, de communication ou de parole ;
  - 18 % des cas découlent d'un manque de personnel, de l'absentéisme dans les services, des changements répétés de personnel ;
  - 16 % ont pour cause l'agressivité, la violence elle-même ;
  - 12 % découlent de l'usure, de l'épuisement professionnel du personnel soignant ;
  - 9 % des cas découlent d'un conseil d'établissement inactif ou d'un règlement intérieur abusif ;
  - 5 % sont attribués au manque de moyens financiers ;
  - 2 % des cas peuvent être imputés aux effets de la drogue ;
  - 13 % des cas découlent d'autres causes.

En nous appuyant sur ces chiffres et sur leur analyse explicative, nous espérons sensibiliser le lecteur et lui permettre d'agir contre la maltraitance.

Dans ce chapitre, nous avons cité essentiellement des références à des travaux concernant la maltraitance des personnes âgées ou des personnes en état de dépendance. À notre connaissance, il existe peu d'études concernant la maltraitance en institution. Lors de notre recherche, nous avons pris connaissance d'un article paru dans le *Journal Officiel* du 4 février 2010, question écrite n° 11965 de Mme Patricia Schillinger, sénateur du Haut-Rhin, de 2010 :

> « Mme Patricia Schillinger attire l'attention de Mme la ministre de la Santé et des Sports sur la maltraitance "ordinaire" qui règne dans les hôpitaux. [...] Quelque 4 800 requêtes liées aux droits des malades et à la sécurité des soins ont été reçues depuis le 1er février 2009. Dans une plainte sur deux, on rencontre des situations de maltraitance. En conséquence, elle lui demande de bien vouloir lui indiquer quelles mesures urgentes elle entend prendre pour lutter contre la maltraitance. »

À ce jour, peu d'études ont été faites dans les services de soin, en institution. Malgré le manque de références concernant ces structures, notre volonté reste cependant de parler de la maltraitance dans toutes les institutions, quelles qu'elles soient.

Nous allons nous appuyer, tout au long de ce chapitre, sur l'étude élaborée de Claire Compagnon et Véronique Ghadi, à la demande de la Haute Autorité de Santé (HAS), en 2009, afin d'amener un éclairage sur la maltraitance ordinaire. Elles citent différents témoignages complémentaires à ceux que nous allons vous faire partager. Comme nous, elles ne portent pas de jugement. Leur rapport a pour but d'identifier le phénomène de la maltraitance ordinaire et de permettre de repenser les organisations d'un établissement de santé et l'adaptation des pratiques professionnelles.

Leur écrit est fondé sur une analyse qualitative approfondie et non quantitative de témoignages de patients et de proches, complétée par des entretiens avec des professionnels de santé, tous volontaires en libre expression.

Les perceptions des patients et de leurs proches ont été analysées au travers de témoignages écrits (lettres, publications sur Internet, etc.) et des entretiens réalisés. Ces témoignages sont très divers : différentes catégories d'établissements de santé et différents types de patients (âge, sexe, etc.) sont évoqués. Ils sont pris tels quels, dans toute leur subjectivité. Par ailleurs, les professionnels des établissements de santé qui apparaissent comme des « référents » dans le domaine de la bientraitance et de la prévention de la maltraitance ont été interrogés. Ce volet, qui ne prétend pas à l'exhaustivité, doit être lu comme un simple éclairage sur l'abord par les professionnels du phénomène de maltraitance « ordinaire », de la question des facteurs de la maltraitance et des leviers de mise en œuvre des démarches de bientraitance dans les établissements de santé. Leur travail souligne l'aspect multiforme de cette maltraitance « ordinaire » et en dresse une typologie en deux grandes catégories :

- une maltraitance liée à des comportements individuels : professionnels discutant entre eux en ignorant le patient présent, plaintes et demandes non prises en compte, menaces et propos humiliants… ;
- une maltraitance liée à l'organisation : mise à l'écart des proches, manque de disponibilité des professionnels, rythme imposé des soins, bruit,

dysfonctionnements d'une organisation complexe, sorties mal préparées, absence de réponse aux courriers de doléances.

Suite à ces constatations, nous allons aborder, tout d'abord, la maltraitance passive, sans volonté de nuire, due à l'inexpérience, à la routine, au manque de disponibilité. Puis, ensuite, nous développerons la maltraitance active qui elle, en revanche, consiste à ne pas répondre sciemment aux besoins de la personne, sous forme de privations, de brimades, de manque de soins, avec conscience de lui nuire.

Pour illustrer nos argumentations, nous allons nourrir notre thème par des faits réels rencontrés lors de nos stages sous forme de propos tenus par les acteurs ou sous forme d'énumérations de situations. Ceux-ci ne sont pas exhaustifs malheureusement ! Très régulièrement, nous les renforcerons en faisant référence au rapport de Claire Compagnon et Véronique Ghadi.

La maltraitance « ordinaire » ou « passive »

Cette forme de maltraitance est souvent appelée « négligence ». N'oublions pas que la négligence et/ou ses effets constituent la première cause de maltraitance, comme nous l'avons vu précédemment selon le rapport ALMA.

Robert Hugonot, dans son ouvrage *Violence contre les vieux* (Éditions Eres), définit la négligence ainsi :

> « La négligence est la non-satisfaction des besoins quotidiens et le manque de soins, une attitude psychique négative tant affective que spirituelle. »

La maltraitance « ordinaire » venant des professionnels

Celle-ci se rencontre dans certains établissements où le personnel travaille depuis longtemps et a établi une routine de fonctionnement. Les soignants ne remettent pas en question leur façon de travailler, ils pensent que leur manière de faire est la bonne et disent : « c'est comme ça et ça marche ».

Changer leurs habitudes de travail et leurs automatismes leur paraît bien difficile, surtout si les soignants sont épuisés ou manquent de motivations.

Ces maltraitances ordinaires, quotidiennes, sans volonté de nuire à l'autre, caractérisent l'absence de conscience des conséquences de ces actes ou de l'absence même d'actes. Comme si les professionnels oubliaient de penser, d'analyser, de se soucier de l'autre alors que, au départ, ils étaient désireux d'aider le patient. Ils sont devenus aveugles et sourds à l'autre, en le banalisant ou en le délaissant, petit à petit, par habitude.

De plus en plus, l'épuisement professionnel ressenti amène des situations de négligences, car le soignant manque de cette énergie nécessaire au changement des pratiques. Toute nouvelle sollicitation de la part d'un malade devient à ce moment là une contrainte et, par conséquent, la réaction du soignant va être de se réfugier dans la passivité quand il ne va pas tout simplement fuir !

Souvent livrés à eux-mêmes et ne sachant pas comment réagir et comment faire, les professionnels choisissent l'évitement ou l'agacement plutôt que la réponse, puisque celle-ci représente pour eux une habitude.

« Pas la peine de lui faire un soin de bouche, sa famille ne vient pas aujourd'hui… »

« J'ai oublié de faire la toilette de M. B., on la lui fera demain, cela ira comme ça ! »

« Ce n'est pas la peine de lui mettre son dentier, elle ne mange pas ! »

« Cela fait plus de dix minutes que j'ai sonné et personne n'est venu me voir ! Et pourtant, j'entends des rires et des pas dans les couloirs. Il y a donc bien quelqu'un. Et puis, j'ai remarqué que cela dépendait du personnel présent » dit M. D., hospitalisé en service de chirurgie.

« Je me suis aperçue que l'on mettait une double protection à mon mari, pour la nuit. Le veilleur m'a dit que cela lui permettait de faire un tour de moins » évoque Mme F., en service de médecine.

« Elles ont le don de me parler quand elles me lavent le dos ou qu'elles sont à la porte. Je n'arrive pas à les comprendre. Ca m'énerve. Parfois même, elles me demandent comment je vais alors qu'elles me font un bain de bouche ! » témoigne M. Z., résident en EHPAD.

« La nuit, le veilleur déboule dans ma chambre. Il allume la lumière qui est sur mon lit et ose me demander s'il me réveille ! Surtout que je mets beaucoup de temps à m'endormir, étant à côté de l'infirmerie. Je les entends claquer les portes, rigoler, téléphoner... » relate Mme U., service d'orthopédie.

Parfois, cette forme de maltraitance relève de l'ignorance ou même d'inattention. Elle est rarement prise en compte, par abnégation ou banalisation.

« Ce n'est pas la peine de faire une prévention d'escarre, la patiente ne se plaint pas et elle n'est même pas rouge aux fesses » affirme Ginette, faisant fonction d'aide-soignante.

« Bien sûr que vous pouvez reprendre du gâteau, puisque l'infirmière m'a dit que votre glycémie se stabilise et puis, à votre âge... » répond Serge à un patient diabétique.

« Oh, je n'ai pas fait attention. J'ai donné le plateau sans sel de Mme F. à M. G. Il n'aura qu'à en rajouter et c'est pas pour une fois que Mme F. prend du sel que c'est grave. De toutes façons, elle est âgée ! » argumente Aline, aide-soignante intérimaire.

« Je me suis trompée, j'ai essuyé Mme T. avec la serviette de sa voisine ! » avoue Françoise.

Toutes ces situations sont liées principalement au comportement et à la personnalité des professionnels mais aussi, en partie, à l'organisation du fonctionnement de l'institution.

La maltraitance « ordinaire » venant de l'institution

Ainsi, par manque de temps disponible ou bien par manque d'effectifs au sein des services, beaucoup de soignants deviennent négligents d'une façon inconsciente ou involontaire. Cependant, ils n'ont pas, *a priori*, la volonté de nuire. Ils respectent les contraintes des horaires imposés par l'organisation institutionnelle qui parfois n'ont pas été revus par les cadres, eux-mêmes submergés par d'autres priorités. Cet ensemble de circonstances amène les services à travailler sans construire leur propre éthique du soin ou sans mettre en place des pratiques adaptées au quotidien.

Les patients vont alors être obligés de s'adapter aux rythmes de l'organisation alors que l'inverse devrait se produire : les soins devraient tenir compte du contexte du patient. Cet état de faits semble incohérent d'autant plus que, dans certains cas, les contraintes des uns pourraient correspondent aux souhaits des autres ! Une situation récente rencontrée illustre ce registre de maltraitance.

Dans un EHPAD, les aides-soignantes font une véritable course contre la montre afin de finir les toilettes avant 11 h 30, heure du premier service de repas pour les résidents. Un résident avec lequel nous discutons nous fait part du fait qu'il aimait, quand il était chez lui, se laver le soir et que cela lui permettait de bien dormir. La fille d'une résidente nous raconte que sa maman prenait un bain dans l'après-midi, quand elle en avait le temps.

À partir de ces deux témoignages, on pourrait donc imaginer que pour, ces aides-soignantes du matin, il serait possible de supprimer les toilettes de ces deux personnes et de les réorganiser dans l'après-midi, à un moment où elles sont moins contraintes par les horaires de l'intendance. Seulement, jusqu'à ce jour, faire des toilettes dans cette institution à des horaires non conventionnels paraît impossible ! Comme si la fatalité œuvrait en silence, comme si tout était figé ! Le traditionnel refrain « c'est comme ça ! », le fait de faire comme d'habitude (les horaires, les manières de faire), tout cela amène à penser... la routine ! La routine maltraitante.

Cette routine ne tient pas compte du rythme des usagers. Cette forme de maltraitance est alors dite passive et occasionnée par un dysfonctionnement. Le manque de moyens, les carences d'effectifs, une organisation déficiente, l'épuisement des soignants eux-mêmes (syndrome de *burn out*...) en sont des exemples fréquemment rencontrés sur le terrain de nos expériences.

En effet, cette « maltraitance ordinaire » est passive car elle semble non intentionnelle et provoquée par un contexte particulier.

C'est la raison pour laquelle la maltraitance « ordinaire » est parfois nommée « maltraitance passive ». Le terme « maltraitance institutionnelle » est également utilisé, supposant que cette forme de maltraitance n'est pas toujours liée aux individus, mais aux organisations et à leurs priorités concernant l'institution, oubliant le besoin des personnes accueillies. Citons quelques discours tenus dans les institutions par les différents protagonistes.

« On n'a pas eu le temps de commencer notre plateau, qu'ils viennent le débarrasser. On doit manger avec un lance-pierre, alors que c'est notre seule distraction de la journée. Parfois même, on n'a pas droit au fromage pour aller plus vite. » raconte M. T., résident dans un EHPAD.

« On couche les malades après le goûter, car on est encore deux et cela va plus vite pour nous. En plus, il y en a qui sont trop lourds ! Comme ça, l'équipe de nuit peut nous faire les médicaments. » avoue G., aide-soignant en chirurgie.

« J'ai demandé à l'aide-soignante à aller aux toilettes. Elle m'a dit que je pouvais faire dans ma protection, que ce n'était pas grave. Elle me la changera quand elle fera son tour » confie Melle N., hospitalisée en SSR, à sa mère.

« Laissez-vous faire. Aujourd'hui, je vous fais la toilette complète, car je n'ai pas le temps. Profitez-en ! » déclame Didier, AMP en structure pour handicapés moteurs.

« Je fais manger les quatre personnes qui sont à cette table, en même temps. Cela va plus vite. Je n'ai pas le temps de m'asseoir… » reconnaît Sophie, aide-soignante en long séjour.

De ces exemples diversifiés, concrets et tirés de nos observations de terrain, découle un enseignement : le soignant décide prioritairement en tenant compte de ses contraintes personnelles et institutionnelles et non des besoins de la personne soignée. L'objectif devient le gain du temps, ce qui n'est pas forcément le cas dans l'analyse globale des situations et des réactions des patients !

L'étude menée par le Cabinet conseil de Claire Compagnon et Véronique Ghadi montre que l'adjectif « ordinaire » signifie à la fois « quotidien », « banal » et l'ordinaire devient le vécu de tous les jours. Le phénomène de maltraitance « ordinaire » est invisible ; il est parfois ignoré par les professionnels et intériorisé jusqu'à un certain point par les patients, d'où une acceptation passive.

Dans leur introduction, elles précisent que les témoignages des patients et de leurs proches mettent en lumière une forme de maltraitance « ordinaire », « passive » ou « institutionnelle » moins visible que des actes de violence institutionnelle, individuelle et délictuelle, mais tout aussi inacceptable.

Par exemple, les auteurs du rapport précisent que les professionnels de santé ont l'obligation d'information des patients. Ce principe posé, il reste à l'appliquer. Lorsque les professionnels ne se montrent pas disponibles pour informer et répondre aux questions, le patient et ses proches vont se trouver dans une situation de recherche permanente d'informations, avec le sentiment d'être sans cesse renvoyés d'un professionnel à un autre, d'être systématiquement en position de demander, voire de quémander une timide information.

Elles relatent, entre autres, ce témoignage où les patients ressentent un manque de communication avec les médecins.

> « Les médecins nous font faire des examens mais n'ont pas de dialogue avec nous. Je l'ai remarqué, l'examen est passé et c'est fini. Ils passent et ils sont repartis, aucun dialogue avec eux. Ils ne nous mettent pas psychologiquement en confiance parce que l'on a peur, parce que la décision ne vient pas, vous voyez » (témoignage oral d'une personne hospitalisée).

Très proche de ces formes de négligences, la maltraitance peut exister sous d'autres formes dites « actives » que l'on va développer ci-dessous.

La maltraitance psychique ou morale

Au-delà des aspects de la maltraitance regroupés sous le vocable indulgent de « négligences », nous abordons maintenant des formes de maltraitance du champ psychique qui engagent plus directement leurs auteurs.

En effet, ce genre de maltraitance envers les patients émane du soignant et, par conséquent, ne dépend pas du fonctionnement de l'institution.

Ces violences sont polymorphes dans leur intensité et dans leur forme. Nous trouvons dans cette catégorie, pêle-mêle : les cris, les insultes, le rejet, le chantage, les familiarités, l'infantilisation, l'absence d'écoute, en définitive le non-respect de la personne humaine…

Éviter ce genre de maltraitance, c'est donner à chacun la possibilité de se sentir autre chose qu'une croix dans des cases horaires, qu'un pion manipulé sur un échiquier !

L'infantilisation

Selon le *Dictionnaire Larousse*, l'infantilisation est l'action de rendre infantile. C'est une attitude consistant à agir envers une personne comme envers un enfant qui serait incapable de se débrouiller seul, de prendre de bonnes décisions ou de juger ce qui est bon pour lui.

Tout se passe dans le langage, comme si les patients dont les soignants s'occupent étaient des étrangers, voire même des « jouets » ! En effet, ces propos sont ceux que les enfants utilisent quand ils jouent à la poupée ou lorsqu'ils parlent à leur nounours préféré ! Le soignant impose ce qu'il pense être bon pour l'autre, va faire à la place de l'autre, lui faire la morale et lui dire comment il doit se comporter.

« Il a bien dormi, le papi ! »
« Elle a fait pipi dans sa couche, la mamie… »
« Allez, elle me fait un sourire. »
« Allez, il y a une nouvelle, montrez-lui comment vous faites le cochon ! »
« Elle va manger sa sou-soupe… »
« Je vais le dire à votre fille si vous n'êtes pas sage. »
« Vous devriez me remercier de m'occuper de vous. »…

Parfois, certains professionnels culpabilisent le malade, utilisant leur position dominante. Ils le réprimandent s'il sonne plusieurs fois, s'ils jugent que ses demandes sont trop souvent répétées (notons que certains patients peuvent effectivement exagérer ! L'analyse se fait alors au cas par cas !).

« Vous avez encore sonné… Je viens juste de vous quitter, vous ne pouviez pas me le dire avant, je n'ai pas que vous à m'occuper, vous êtes capricieux, vous auriez pu attendre. »
« Ne faites pas la gueule, ce n'est pas de votre âge. »

De ce fait, le malade devient « patient » et n'ose plus sonner. Il va attendre le changement d'équipe pour demander de l'aide.

« Si vous sonnez encore une fois, je ne viendrai pas vous porter la tisane ce soir ! »
« C'est encore vous qui sonnez ! »

Ces injonctions provoquent des sentiments de peur et de culpabilité chez certains patients qui n'osent plus demander une aide ou une assistance légitime.

Les familiarités

Une personne peut faire usage de familiarités vis-à-vis d'une autre, lorsqu'elle est proche amicalement ou familialement. Elle se comporte alors librement à l'égard de celle-ci, en ayant des paroles et des gestes familiers, en toute complicité bienveillante. Dans le contexte professionnel, la familiarité n'a pas lieu d'être : l'utilisation du tutoiement ou l'usage de surnom envers des personnes adultes, et *a fortiori* âgées, va les rabaisser dans leur besoin de dignité. Ce qui pourrait sembler bienveillant de la part du soignant ne l'est pas du tout. En effet, il qualifie la personne de surnoms (belle, grande...) qui peuvent s'avérer blessants en fonction des histoires de chacun et raviver des traumatismes ancrés dans le souvenir. La plupart du temps, ces personnes ne peuvent pas réagir et subissent ces familiarités. Nous devons tous prendre conscience de l'affront que peuvent constituer ces expressions en rapport avec des particularités physiques « la grosse, le petit, le lapin... » ou des propos familiers pouvant être vécus comme dégradants selon la différence d'âge, le niveau social...

« Bonjour, Robert, t'as bien dormi... T'as pas fini ton dîner ? »

« Tiens, c'est encore le Robert qui me suit... » remarque Thérèse, en parlant d'un de ses résidents.

« Allez, ma belle, on va se lever ! »

« C'est à votre tour ma grande, on va se laver ! »

« Et bien Marcel, faites-moi un petit sourire. »

« On va se doucher, Valentine, avant que vos petits-enfants arrivent. »

Le patient « objet »

Nous sommes interpellés par les méthodes et le style de communication des soignants vis-à-vis des patients ou des résidents. Nous ne pouvons qu'être choqués par ces comportements de soignants qui s'adressent à leurs patients comme si ces derniers étaient des étrangers, voire même, et c'est plus grave, comme s'ils étaient des objets.

D'ailleurs « maltraiter, c'est traiter le sujet comme un objet » d'après la définition du *Petit Robert*. Tout comportement de maltraitance fait subir à l'autre une violence en le rabaissant à la condition de chose, d'objet.

Voici des propos tenus par des soignants entre eux, sans tenir compte des patients présents autour d'eux, ou qui parlent à une collègue sans regarder la personne dont elle s'occupe, tout en la coiffant. Les patients se sentent dans ce cas délaissés, dévalorisés. C'est comme si les patients devaient être des statues (des patients-objets !), voire même comme si la personne soignée n'était pas là.

« J'en ai marre de ma fille, elle sort beaucoup », « À quelle heure tu termines, il me tarde de partir pour aller faire les soldes ? », « Plus que deux semaines et ce sera les vacances ! C'est pas trop tôt, car j'en peux plus, j'aimerais que M. F. meure, cela me ferait moins de travail » (propos tenus par différents soignants lors de soins devant des patients).

« Elle n'aime pas que je la coiffe, elle fait la grimace, regarde ! » déclare Catherine, aide-soignante, à son collègue.

« Hier, je suis allée voir une voyante qui m'a dit que j'allais enfin trouver le prince charmant... » entend Lydie, patiente en salle de réveil de la part du personnel soignant, alors qu'elle vient de subir une hystérectomie et qu'elle se réveille à peine.

« J'ai vraiment l'impression de n'être qu'une marchandise. Travaillant dans une grande surface en tant qu'hôtesse de caisse, je trouve parfois que je ressemble à ces paquets déposés sur le tapis, secoués, changés de place pour trouver le code barre, en équilibre parfois entre deux... Je ne sens pas que l'on me considère comme un être humain. Il me manque mon code barre et c'est bon. Je me sens chosifiée » avoue Sophie, hospitalisée dans un service de SSR.

L'infirmière entre dans la chambre sans frapper, sans dire bonjour à la patiente ni à son conjoint, assis à côté du lit. Elle se dirige vers la perfusion, accélère le débit puis repart, sans la moindre explication. Le couple perd confiance dans les soins qu'il reçoit, puisque la patiente devient un objet relié à une machine. L'infirmière est perçue comme un opérateur sur la machine plutôt que comme une soignante. La relation de confiance disparaît.

Le médecin fait irruption dans la chambre d'une patiente, tout juste opérée d'un sein, alors que des témoins sont présents. Il tient alors les propos suivants au pied du lit : « L'opération s'est bien passée, j'ai été obligé de vous faire une ablation complète vu l'ampleur de la tumeur. Demain, nous commençons la radiothérapie pour ne pas perdre de temps et je pense qu'il va falloir vous enlever l'autre sein ! Allez, reposez-vous ! ». Il ne s'est pas soucié de savoir qui était là, témoin de la scène, et a asséné son diagnostic sans prendre le temps de s'asseoir, sans prendre en compte l'état psychique de la patiente. Pour lui, c'est la routine, et il ne voit que son acte opératoire, comme si la patiente n'était qu'un pion parmi les autres ! Que peuvent penser les témoins de la scène, en visite auprès d'un autre lit ? Qu'ils sont des étrangers, invisibles, et que le médecin pressé n'a pas même pris le temps de mesurer l'impact de son discours traumatisant sur sa patiente. De plus, comment se reposer, selon la demande du chirurgien, après une telle assertion ? Pas très humain, tout cela !

Ou bien encore ce cas rencontré dans une EHPAD :

Une aide-soignante diplômée, environ 30 ans, va faire la toilette de M. B. Elle l'installe sur les WC, protection enlevée, le rase, le débarbouille, lui lave les bras et le torse, puis lui fait sa toilette intime sur les toilettes. Au cours de cette « toilette », elle tire la chasse d'eau ! Elle habille le monsieur, le met dans son fauteuil et s'en va. Tout le temps de la toilette, elle ne lui a pas parlé. Elle nous a expliqué et justifié par deux fois ce qu'elle faisait, évoquant le patient en ces termes : « Il n'aime pas être rasé, mais c'est mieux qu'il le soit… Il a froid, mais je gagne du temps en le lavant d'abord et en l'habillant après ! ».

Quand nous avons voulu commenter avec elle ses pratiques, rien ne la choquait, bien au contraire. Elle se considérait très efficace !

Nous lui avons expliqué que le fait de faire la toilette de cette personne sur les WC était une pratique très dégradante. Tirer la chasse, alors que la personne est sur le siège des WC est inconcevable… et laisser une personne nue se refroidir était une faute professionnelle. Malheureusement, aucun de nos propos ne semblait la toucher, et l'aide-soignante qualifiait ses pratiques de « respectueuses » ! Elle ne se met pas à la place de cette personne et n'imagine pas qu'il lui arrive très rarement d'être nue sur la lunette des toilettes et encore moins dérangée lorsqu'elle est aux toilettes. Il s'agit bien de situations où les soignants ne voient plus les patients comme des personnes.

Précisons que, dans leur rapport sur la maltraitance « ordinaire », Claire Compagnon et Véronique Ghadi nous font partager des cas analogues où elles parlent de malade transparent, de malade-objet :

« Pendant un des examens que l'on m'a fait, ils avaient une soirée. Ils parlaient de ce qu'ils allaient boire et manger le soir, comme si je n'étais pas là » (personne hospitalisée, témoignage écrit).

« Les infirmières enfermées dans leur bocal, au milieu du service. Elles sont là, à plusieurs reprises, en train de rire et les malades déambulent en pyjama à la recherche de lien humain, c'est insupportable » (proche, témoignage écrit).

« Nous attendons les brancardiers pour le transporter au bloc opératoire, quand deux des infirmières se présentent dans la chambre, pestant contre le manque de personnel et arguant que ce n'est pas à elles de le faire. Elles s'exécutent tout de même avec une certaines agressivité… » (Philippe Costes, *Le printemps blanc*, Éditions de l'Officine).

La banalisation

Nous pouvons constater également que, trop fréquemment, l'atteinte à l'intimité est imposée au patient. De nombreux actes professionnels amènent à ce que le patient soit dénudé partiellement, voire complètement.

Évoquons la scène suivante :

L'aide-soignant de cardiologie (Laurent) est amené à faire la toilette d'une patiente (Mme G.) qui est rentrée hier pour infarctus. Elle est au service de soins continus où son lit est en vis-à-vis avec trois autres lits, dont deux occupés par des patients masculins. Laurent arrive pour faire la toilette de Mme G. et ne met pas de paravent. Il commence et, voyant que la dame est gênée, lui dit : « Oh, vous savez, j'ai l'habitude, cela fait 20 ans que je fais ce métier et des toilettes, j'en ai vu d'autres… ». Puis il continue en faisant des commentaires sur des cicatrices qu'elle a au ventre… Mme G. se sent alors obligée de répondre mais n'a qu'une idée, c'est qu'il arrête de faire des commentaires, d'autant plus qu'elle est exposée à la vue des trois autres patients en attente ! C'est alors que le téléphone sonne et qu'il va répondre sans la couvrir. Elle se sent ainsi humiliée et, lorsqu'il revient, va l'agresser en lui disant d'un ton sec : « J'ai très froid ! ». Laurent lui répond : « Vous croyez que cela m'arrange de répondre au téléphone, je perds mon temps et en plus vous n'êtes pas contente ! ». Mme G. choisit alors de se taire afin que Laurent puisse finir rapidement sa toilette et que cette situation se termine au plus vite.

Dans cette situation, le soignant n'est pas du tout attentif aux besoins de la patiente et semble très préoccupé par ses contraintes personnelles et professionnelles. Il ne voit pas la femme derrière la malade. Comment un soignant peut-il être centré uniquement sur ses propres préoccupations en n'ayant pas conscience que cette patiente peut être gênée d'être vue nue par les autres patients ? Comment et pourquoi un soignant peut-il en arriver là ?

La dépersonnalisation

Parfois, certains soignants ne voient plus la personne qui est derrière la maladie pour laquelle elle est hospitalisée. Le patient est tristement réduit à un simple organe ou un numéro de chambre. C'est un manque d'individualisation et surtout de personnalisation du soin et de la relation qui dénote une mauvaise écoute des besoins réels du malade.

« On va s'occuper maintenant du côlon », « Va porter ce cachet à la prostate » évoque Marie, infirmière de service de chirurgie.

« La 15 n'est vraiment pas bien », « Le côté porte demande son traitement » déclare Solange, aide-soignante.

Dans d'autres cas, il arrive que les professionnels n'entendent plus ce que leur disent les malades ou ne veulent pas entendre la réalité vécue des malades. Celle-ci n'est pas toujours rose et le soignant craint de ne pas pouvoir faire face à un malade qui lâche ses émotions, comme s'il était responsable de l'état du malade ! C'est alors, que l'on peut entendre un étrange dialogue :

« J'en peux plus, je veux mourir. Je veux aller rejoindre ma femme au ciel » avoue en pleurant M. K. à l'aide-soignante, Léa, qui lui porte son plateau repas.

« Mais, M. K., ne pleurez pas. Regardez, il fait beau et ça a l'air bon ce que je vous apporte. Allez, je ne veux plus vous voir pleurer ! Est-ce que je pleure, moi ? » dit-elle en quittant la chambre.

Dans ce cas, la soignante pense avoir bien fait puisqu'elle a répondu à M. K., elle s'est occupé de lui.

Dans cet exemple, Léa a eu peur de l'émotion de M. K. et de la sienne. En effet, elle pense qu'il ne faut pas pleurer devant le malade et que son rôle est de redonner le moral à ce monsieur, pour ses enfants qui vont venir cet après-midi. Mais alors, qu'aurait pu faire Léa ? Plusieurs possibilités s'offrent à Léa :

« Mais, qu'est-ce qui vous fait dire cela, M. K. ? »

En disant cela, elle montre à M. K. qu'elle l'a entendu. Elle va peut-être lui permettre de dire qu'il sent qu'il va partir et qu'il souhaite qu'elle lui donne la main.

« Vous pensez à votre femme, M. K. Parlez-moi de votre femme. »

Dans cette situation, Léa manifeste de l'intérêt concernant la vie de M. K. C'est l'occasion pour lui de ne pas être la personne malade mais avant tout un homme qui aime sa femme.

« Vous êtes triste, qu'est-ce qui se passe, M. K. ? »

Léa va permettre à M. K. de libérer ses émotions et de l'accompagner. Quelle belle preuve de générosité et d'empathie !

L'humiliation

Dans d'autres situations, le patient n'existe quasiment plus en tant que personne. Certains professionnels l'humilient verbalement ou physiquement. Ils disqualifient la personne aux yeux des autres, lui font parfois des menaces, voire la punissent. Voici quelques propos illustratifs.

« Si vous continuez à sonner pour rien, je vous débranche votre sonnette. Vous n'êtes pas tout seul ! » hurle Marc, aide-soignant.

« L'opération s'est bien passée. J'ai dû vous enlever tout de même votre utérus, mais à votre âge, ce n'est plus important... » explique le Dr X. à une patiente de 42 ans.

Dans leur étude, Claire Compagnon et Véronique Ghadi évoquent des humiliations, des menaces, des représailles allant jusqu'à des punitions :

« Lorsque les menaces et la culpabilisation des proches ne suffisent pas à faire entrer des personnes hospitalisées et leur entourage dans les rôles prescrits, certains professionnels peuvent alors passer aux représailles : "Je me suis fait houspiller. J'étais revenue trop vite de la salle où je prenais mon petit-déjeuner. Les médecins étaient encore autour de toi. J'attendais discrètement, adossée à la chambre, ne les regardant même pas... La surveillante m'a rappelé que je n'avais rien à faire là et m'a renvoyée dans la salle. J'y suis retournée, enfant docile et punie" » (témoignage de la mère d'un bébé hospitalisé).

Ces comportements peuvent être aussi considérés comme une atteinte à la dignité, du fait du manque de considération de la personne, de sa souffrance.

La maltraitance due à l'atteinte de la dignité

Qui se semble digne de définir ce qu'est la dignité ?

Les droits de l'Homme reposent sur la dignité, afin de respecter ce que chaque homme mérite, même si celui-ci a perdu une partie de sa liberté à cause d'une perte d'autonomie, par exemple, comme les patients.

Luc Ferry, philosophe et ancien ministre de l'Éducation nationale, écrit dans le journal *Le Point* du 7 novembre 2005 :

> « Face à cet argument de l'indignité, j'ai envie de plaider pour un droit absolu des malades à l'extrême dépendance et à l'extrême faiblesse. Chacun est évidemment libre d'évaluer le sens qu'il donne au mot dignité, mais si une loi associait l'idée d'indignité à celle de perte d'indépendance, on sortirait de la sphère individuelle et subjective. C'est la société dans son ensemble qui accréditerait la thèse selon laquelle une très grande dépendance, physique ou psychologique, équivaut à une absence de dignité. La pression sociale qui pèse déjà sur les personnes ultra-dépendantes s'en trouverait intolérablement renforcée. »

De cet article, nous comprenons la complexité du terme dignité dans les situations de dépendance.

Selon le philosophe Paul Ricœur, dans son ouvrage *Les enjeux des droits de l'homme*, cette notion renvoie à l'idée que :

> « Quelque chose est dû à l'être humain du fait qu'il est humain. »

Ce qui signifie, pour nous, que tout homme mérite un respect inconditionnel, quels que soient son âge, son sexe, sa santé, sa condition sociale, ses origines.

Ainsi, les atteintes à la pudeur, à la confidentialité, les manques de soins d'hygiène entrent dans le ce registre de maltraitance. La plupart de ces maltraitances sont dues au comportement du professionnel. Voici quelques situations rencontrées.

Exemples de maltraitance

Ne pas frapper en entrant dans la chambre du patient.

Effectuer des toilettes sans fermer la porte de la chambre ou laisser les fenêtres ouvertes sans rideaux pour les chambres au rez-de-chaussée lors des changes.

Rester près du patient lorsqu'il est sur les WC, alors qu'il ne risque pas de tomber.

Tirer la chasse d'eau alors que le patient est encore sur les WC.

Laisser marcher dans le couloir un patient avec la blouse de l'hôpital ouverte.

Faire manger une personne qui est dans son lit avec des barrières, comme un animal.

Utiliser les termes de couches, bavoirs pour des adultes.

Laisser une personne complètement nue tout le temps de sa toilette.

Ne pas laver le verre de la personne quotidiennement, redonner au malade un couvert qui est tombé par terre.

Parler debout à une personne qui est dans son lit avec des barrières.

Annoncer un diagnostic à une personne devant des visiteurs sans se soucier du lien de parenté de ceux-ci.

Donner l'état de santé d'un patient à une personne au téléphone sans connaître cette personne.

Demander à une personne de manger alors qu'elle est souillée.

Rajouter une protection à une personne sur une autre, pour éviter de la changer ou pour retarder ce moment.

Oublier de faire les soins de bouche.

Ne pas nettoyer l'appareil dentaire.

Concernant ce sujet, Claire Compagnon et Véronique Ghadi citent différentes circonstances. L'une d'entre elles a retenu notre attention pour son caractère particulièrement dégradant à l'égard de l'usager :

« C'est une drôle de dame âgée qui est venue. Elle ne pouvait pas me transporter pour aller aux toilettes. Je ne suis pas très lourd (67 kg). Elle me dit : "Vous savez, je ne pourrai pas vous transporter, je vais vous mettre une couche...". "Non, non, je lui dis, je ne veux pas de couche, je veux aller aux WC." Elle m'a mis ma couche, et moi... (rires), ils m'avaient mis en cage, les bords étaient relevés, je me suis dit je sors d'ici et je suis passé par-dessus. Je ris de me voir mais j'aurais pu me faire prendre parce que je n'ai pas d'équilibre. Je suis allé jusqu'aux WC mais, dans les WC, je suis tombé et j'étais tout seul, j'ai quand même réussi à me relever, je tombais partout... J'ai été aux toilettes donc, et il fallait que je revienne dans ma chambre et je suis remonté dans la cage [...]. Le lendemain matin, quand les infirmières sont venues, je leur ai demandé si elles voulaient bien retirer ces barrières... si elles pouvaient me les enlever. Elles m'ont dit oui, on va vous les enlever et elles me les ont enlevées, ça m'a soulagé de ne plus être prisonnier et je pourrai aller aux WC moi-même, sans faire appel à une tierce personne » (patient hospitalisé pour un accident vasculaire, témoignage oral).

Dans ce cas, cette personne a lutté, s'est mise en danger pour respecter sa dignité.

Très proche de cet aspect de maltraitance, nous allons aborder maintenant la maltraitance physique.

La maltraitance physique

À l'évocation de la maltraitance, la plupart des personnes interrogées ont immédiatement à l'esprit cette forme particulièrement explicite : la maltraitance physique. C'est bien la représentation du phénomène la plus médiatisée et qui semble être la plus apparente. Les différentes manifestations de la maltraitance physique s'annoncent comme les plus repérables, les plus mesurables également, ne serait-ce que par les stigmates visibles qu'elles peuvent laisser sur le corps.

Les violences physiques se déclinent et varient en intensité, prenant tour à tour l'aspect d'un toucher rapide, de manipulations brusques, de contention abusive, d'une gifle plus ou moins retenue et même d'un coup porté…

Comme la maltraitance citée au paragraphe précédent, elle dépend essentiellement du comportement du professionnel.

Passons en revue quelques exemples pris au cours de nos expériences et observations sur le terrain.

Exemples de maltraitance

Lors des toilettes ou des repas, donner des (petits) coups au malade ou bien lui pincer le nez pour qu'il ouvre la bouche.

Donner une soupe trop chaude ou une douche brûlante sous prétexte que la personne est frileuse... avec le risque d'occasionner des brûlures.

Donner de la viande non mixée à une personne qui n'a plus toutes ses dents.

Tirer les cheveux à une résidente pour la faire avancer.

Taper un patient avec le pommeau de douche pour qu'il se laisse faire.

Secouer fortement une patiente pour qu'elle se calme.

Laisser toute une journée un patient qui vient d'être opéré sur son fauteuil et qui somnole.

Laisser une personne sur le bassin plus d'une heure.

Ne pas changer les protections régulièrement.

Attacher sans prescription médicale une personne pour qu'elle ne déambule pas dans les couloirs et qu'elle ne sollicite pas abusivement l'attention des soignants.

Assurer des soins sans informer la personne de la place et du rôle de ces soins dans le traitement.

Réaliser des actes intrusifs avec brutalité, sans aucune parole de réconfort et aucun moyen antalgique.

À l'extrême limite, nous avons eu connaissance de cas de violences sexuelles perpétrées par certains soignants, lors d'une intervention chirurgicale ou autres situations…

La maltraitance physique a un impact direct sur la victime, certains traumatismes importants sont souvent irréversibles.

Claire Compagnon et Véronique Ghadi évoquent également ce problème. Voici, un témoignage de parents d'un enfant hospitalisé qui nous a marqués :

> « Nous n'avons pas pu accompagner notre fils jusqu'à l'endormissement. […] Nous l'avons entendu "hurler à la mort" quand ils l'ont endormi… […] L'opération s'est bien passée, mais Raphaël était physiquement marqué : ils l'ont visiblement violenté pour l'endormir (des rougeurs aux bras, dans le bas du dos et une trace très marquée au nez, là où ils ont mis le masque). Il est terrorisé à l'idée que je m'absente 5 minutes, se réveille la nuit en criant "non, non, non"… »

Dans tous les exemples cités précédemment, les personnes en état de faiblesse ne sont alors plus, là encore, considérées comme des êtres humains responsables à part entière. Elles sont atteintes dans leur dignité, comme d'ailleurs quand elles subissent des défauts de soins que nous appellerons la maltraitance médicale.

La maltraitance médicale ou médicamenteuse

Elle englobe le manque de soins de base, la non-information sur les traitements ou les soins, le non-respect des prescriptions, l'abus de traitement sédatif ou neuroleptique, le défaut de soins de rééducation, la non-prise en compte de la douleur.

La maltraitance médicale ou médicamenteuse venant des professionnels

Pour certains soignants, la tentation d'utiliser abusivement la pharmacopée ou celle de ne pas toujours assurer les soins nécessaires est présente :

« Ne perds pas de temps à lui expliquer son traitement, elle ne comprendra pas... » murmure Geneviève à sa collègue infirmière.

« Je vais lui poser une sonde gastrique, cela ira plus vite pour le faire manger » propose Lucie au médecin du service.

« Pas la peine de lui donner ses médicaments, de toute façon, il les vomit une fois sur deux ! » affirme Yves, aide-soignant.

« Si ce malade est agité, tu n'as qu'à lui augmenter ses neuroleptiques pour avoir la paix ! » conseille Henriette au veilleur de nuit.

« S'il ne veut pas dormir et te fait du chahut, tu n'as qu'à lui faire une piqûre, il en a horreur » explique Irène à sa collègue de nuit.

Le manque d'information sur les traitements et les soins donnés ou encore un abus de sédatifs ne correspondent plus à l'acte de soin, en tant que tel. Le soignant abuse de son rôle :

« Vous n'avez pas mal... Vous ne devriez pas souffrir, avec les antalgiques que je vous ai donnés ! »
« Je vais lui faire une perfusion de glucosé pour qu'il arrête de râler » (propos de soignants).

Ici, pas de prise en compte de la douleur de la personne, avec une absence d'utilisation d'une échelle de douleur ou une absence de protocole de douleur. Nous évoquerons dans un prochain chapitre l'importance de l'accompagnement du patient face à sa douleur et développerons les actions du Comité de lutte contre la douleur et ses référents.

Un professionnel peut se mettre en situation de faute d'asepsie consciente, pour éviter d'aller chercher le matériel nécessaire, dans le but de gagner du temps, et ainsi exposer le malade à une complication :

« Ce n'est pas la peine d'aller chercher d'autres gants, je vais tout faire avec les mêmes puisque nous n'avons pas ouvert les cartons qui viennent d'arriver. »

« Je n'utilise pas toujours la solution hydro-alcoolique, elle me dessèche trop les mains » (propos de soignants).

« Ne perds pas ton temps à aller chercher le lève-malade, on va la lever toutes les deux, cela ira plus vite. De toute façon, elle ne parle plus » dit Flore, aide-soignante en médecine.

« Puisqu'il n'arrive pas à avaler ses gélules, tu n'as qu'à les ouvrir et les mettre dans sa soupe. C'est pareil » explique Myriam à l'élève infirmier.

« Je n'ai pas le temps de lui demander si elle a mal. Je vais faire comme d'habitude » avoue Lydia.

Cette forme de maltraitance semble être un paradoxe malvenu et ensuite mal vécu. Les soignants, par leur statut, sont en principe là pour accomplir des missions au service des autres !

Voici une autre situation tout aussi contradictoire, concernant la maltraitance médicale :

Dans un service de SSR (service de soins de suite et de réadaptation), les soignants nous ont raconté la situation suivante : Mme R. est hospitalisée pour la troisième fois dans ce service pour des convalescences difficiles. Les soignants évoquent que cette dame est en fin de vie et qu'il ne lui reste plus beaucoup de temps à vivre. Elle ne mange plus et ne se lève plus. Une équipe mobile de soins palliatifs est venue la voir. Elle souhaite se laisser partir sans souffrir et sans se battre mais, malgré cela, un kiné a obligé Mme R. à se lever et à marcher ! Les soignants qui ont croisé Mme R. dans le couloir avec son déambulateur lui ont manifesté des encouragements, lui ont même apporté une crème hyper-protéinée en lui disant que cela leur ferait plaisir de la voir manger.

Finalement aucun d'entre eux n'a pu accompagner cette dame selon son souhait de se laisser mourir doucement. Aucun ne l'a entendue ! Comme si respecter le choix de l'autre, quel qu'il soit, n'est pas possible !

Cet autre exemple parle aussi :

Une infirmière nous rapporte la souffrance de M. C., admis dans son service. Atteint d'une maladie incurable, celui-ci avait décidé de retourner à son domicile pour finir ses jours chez lui, en accord avec sa femme. Malheureusement, un jour, il fait un arrêt cardiaque en présence de son médecin traitant. Contre l'avis de son épouse, le malade se retrouve en service d'urgence et réanimation, ballotté de service en service pour une période d'agonie de plus d'un mois. Cette soignante est restée angoissée à l'idée que cet homme a dû lutter et souffrir encore pendant de longues semaines, confronté à sa propre mort et à un acharnement thérapeutique contre lequel l'impuissance est de mise.

Cet homme et cette infirmière ont subi le manque de cohérence du suivi du patient concernant la décision qu'il avait prise. À la maltraitance envers le patient s'ajoute la maltraitance à l'égard de la soignante.

Claire Compagnon et Véronique Ghadi évoquent également les problématiques liées à la douleur ressentie par les patients entraînant des maltraitances morales. Il peut s'agir soit de la douleur qui relève d'une absence de prise en charge des conséquences d'une maladie ou bien des suites d'une intervention, soit de la douleur « inutile et injustifiée » qui relève de la brutalité des soins. Elles citent plusieurs témoignages qui évoquent la négation de la plainte ou la non-prise en charge de la douleur. Nous en relevons quelques-uns :

« 12 h 30, je rumine toujours, mammifère blessé qu'on oublie sur la chaise d'une salle d'attente. Je pleure à cause des douleurs dans le bas ventre. Enfin, on m'installe dans une pièce, nue sous un drap. 14 h 30 : 2 heures plus tard ! J'ai trop mal. Je n'en peux plus. J'attrape mes vêtements, sors de la pièce et interpelle une infirmière. Je commence à être énervée. Dix minutes plus tard les toubibs rappliquent. Ont-ils eu le temps de digérer ? Et moi et moi ? Trois heures trente à gémir, sans que personne ne se soucie de vous. Il paraît que, dans certains hôpitaux, on peut vous faire attendre 8 heures, dixit un médecin ! J'aurais donc de la chance ? » (personne hospitalisée, témoignage écrit).

La douleur, malgré toutes les sensibilisations apportées par la médecine, reste trop souvent mal prise en considération. Elle est parfois négligée, banalisée, voire ridiculisée en remettant en doute la parole du patient. Dans d'autres circonstances, la douleur sera négligée en lui donnant une connotation « psy » (« C'est dans votre tête ! »).

La maltraitance médicale ou médicamenteuse provoquée par l'institution

Pour effectuer des économies, l'institution demande aux salariés de faire attention à leur consommation de produits ou de matériel, parfois au détriment du patient :

« Faute de cuvettes à disposition, je suis obligée de faire des va-et-vient du lit à la salle de bain pour faire la toilette de Mme R., qui est très fatiguée. Elle crie dès qu'elle ne me voit plus. Mais, je ne peux pas faire autrement ! » déclare Sandrine, aide-soignante.

« Pour les deux étages, on n'a qu'un tube de pommade. Alors, pour les changes, on alterne ma collègue et moi, pour faire des massages aux résidents ! » avoue Michel, aide-soignant.

« Ma fille, arrivée aux urgences suite à une chute, n'a pas pu être calmée jusqu'à ce que l'interne passe. Cela a duré plus de 2 heures. L 'infirmière ne pouvait pas la calmer sans l'accord d'un médecin, d'autant plus que ma fille devait rester à jeun, dans l'éventualité d'une opération. D'après les soignants, ce cas n'est pas exceptionnel. Les patients, parfois, ne sont pas soignés, à cause de manque d'organisation ou de pénurie de personnel » témoigne Mme Y.

Ainsi, il arrive que, dans certaines structures, les mesures en matière d'hygiène ne soient pas applicables, faute de moyens :

« Faites sortir ce patient avant 8 heures ce matin, il y a une entrée pour 10 heures. Il continuera ses soins avec une infirmière libérale et, s'il n'en trouve pas ou si cela ne va pas, il n'aura qu'à revenir. J'ai besoin d'un lit maintenant. » impose le Dr Z. à l'infirmière.

La priorité de libérer des lits passe avant la continuité des soins.

Une des grandes causes de maltraitance médiatisée est celle du drame du sang contaminé. En 1991, un véritable scandale dénonçait le Centre de transfusion sanguine d'avoir apparemment sciemment distribué, en 1984 et 1985, des produits sanguins dont certains contaminés par le virus du sida et de l'hépatite C à des patients.

Claire Compagnon et Véronique Ghadi ont classé la maltraitance médicamenteuse ou médicale dans différents chapitres selon les contextes de soins et les lieux. Cependant, nous avons choisi un court témoignage qui en dit long :

« J'ai été greffé un samedi, dé-greffé le dimanche. J'ai eu très mal, il y a eu beaucoup de manipulations. J'ai été toute une nuit à appeler sans arrêt, on m'a envoyé des internes d'autres services le matin, on m'a dit : "Mais pourquoi on ne vous a pas fait de morphine ?" » (personne hospitalisée, témoignage oral).

› La maltraitance financière

Alors que nous avons précédemment mis en évidence des exemples de maltraitance, malheureusement traditionnelles, il nous faut aussi noter l'émergence de nouvelles formes de violences.

C'est ainsi que se renforcent, dans les établissements de services et de soins, des phénomènes liés aux aspects matériels et financiers de la vie en institution médicale. Ces derniers sont en augmentation notable ces dernières années.

Les vols lors du déplacement des patients en dehors de leur chambre, quels que soient les motifs du déplacement (les examens médicaux, les opérations, les promenades, les absences diverses...), sont fréquents et constituent une atteinte au sentiment de sécurité attendu par le patient qui en est victime :

> « C'est vrai, il y a bien un coffre fort dans ma chambre. Mais je ne pensais pas qu'on allait me voler mon alliance qui n'est même pas en or... » déplore M. V., hospitalisé en SSR.

Il faut aussi noter les exigences de pourboire et, surtout, les dépassements d'honoraires souvent payés en espèces : le patient en attente d'une opération, mal renseigné, pense ne pas avoir le choix pour bénéficier d'une meilleure qualité de soins ! Ces pratiques se généralisent et sont tolérées aux dépens des usagers en situation de faiblesse, lesquels sont prêts à tous les sacrifices pour garantir leur santé :

> « J'ai emprunté pour payer les dépassements d'honoraires de mon chirurgien. Cela va me permettre de faire attention et ne plus manger n'importe quoi, au prix où cela me coûte ! » avoue Carole, opérée d'un anneau gastrique.

Dans un autre ordre d'idée, les circonstances conjoncturelles créent des conditions de maltraitance à impact financier. Ainsi, les décisions prises afin de réduire le déficit de la Sécurité sociale font que certains traitements ne sont plus remboursés totalement, ce qui peut provoquer la survenue de ce que l'on appelle une médecine à deux vitesses selon les revenus de la personne malade.

Dans un contexte où les rendez-vous avec les médecins deviennent très difficiles à obtenir, certains praticiens proposent des rendez-vous privés, à des tarifs non conventionnés, et les patients cèdent pour être admis en consultation plus rapidement. Le résultat en est que l'importance des ressources financières permet d'être soigné dans de meilleurs délais et, par conséquent, offre davantage de chances de guérison. De même, certains praticiens demandent un dépassement d'honoraires à leur patient, évoquant la qualité de leur prestation. Comme si le fait d'être payé plus permet de travailler mieux ! D'où le fait de penser que seuls les usagers qui ont « les moyens » sont mieux soignés !

Les différences de statut professionnel des patients se répercutent également sur les conditions de l'hospitalisation, avec des effets plus ou moins bénéfiques sur leur moral. Par exemple, un fonctionnaire titulaire aura droit, lors d'un diagnostic de cancer, à un congé de longue durée de 5 ans (3 ans à plein salaire, puis 2 ans à demi-salaire) mais la première année d'absence est assimilée à un congé de longue maladie avec récupération des droits en cas de reprise de travail pendant 1 an. En revanche, les salariés du secteur privé bénéficient d'un arrêt de maladie avec des prestations de l'assurance maladie si certaines conditions sont remplies. Le licenciement d'un salarié du secteur privé pour cause de cancer n'est pas autorisé mais il est possible en cas d'absentéisme, après un certain délai fixé par les conventions collectives (en général 1 an), ou si le reclassement n'est pas possible.

La maltraitance civique

Quand il y a privation ou violation des droits, limitation de la liberté de la personne, privation des droits civiques, empêchement d'une pratique religieuse, il s'agit de maltraitance civique.

Pendant leur séjour en institution de soins, et ceci quelle qu'en soit la durée, les patients demeurent des citoyens, tout comme ils continuent d'être, pour leur équilibre intérieur et moral primordial en ces moments critiques, des pratiquants de leur religion :

> « Ce sont les élections à la fin du mois, mais ce n'est pas la peine de donner des formulaires de pouvoir aux patients, ils sont tous très vieux ! »

> « C'est trop compliqué de faire venir un prêtre ! » dit un cadre de soin à son équipe concernant une personne âgée de 93 ans en fin de vie.

La privation ou la violation des droits fondamentaux devient rapidement une entrave aux libertés de la personne. L'affirmation d'une éthique individuelle et collective des personnels est nécessaire pour préserver ces aspects de la condition humaine dans une société démocratique. L'institution de soins ne doit pas devenir une zone de non-droit et un territoire sans croyances. Il en va de l'équilibre et de l'honorabilité de chacun, soignants comme malades. Dans certaines institutions, en particulier dans les EHPAD, les personnes sont démunies de leurs cartes « Vitale » et de leurs pièces d'identité comme si, à ce moment de leur vie, elles n'étaient plus des citoyens comme les autres mais seulement des pensionnaires, catégorie de sous-hommes pris en charge et comme rétrogradés.

Vous venez donc de repérer les différentes maltraitances possibles. Elles sont toutes inacceptables et, malheureusement, provoquent des préjudices souvent irréparables.

5

Les conséquences de la maltraitance

Nous avons précédemment abordé les multiples facettes de la maltraitance, ses formes évidentes et d'autres plus insidieuses ou cachées, et nous avons eu un long parcours en ce monde de la maltraitance, malheureusement en développement ou heureusement mieux identifié ?

Les conséquences seront donc à l'aune des causes et des comportements maltraitants : nombreuses et variées.

Autrefois, le manque de considération pour l'autre, « le malade incapable de prendre soin de lui », amenait les soignants à des comportements maltraitants qui étaient niés ou cachés.

Nous avons, avec notre parcours émaillé d'exemples et de témoignages, constaté que le soin laissait la place au traitement et que les patients, de soignés qu'ils étaient, devenaient des patients, voire des « clients » traités pour des pathologies et parfois maltraités.

Si l'on traite plutôt que l'on ne soigne, aujourd'hui, c'est peut-être parce que le rapport humain engagé devient en ce cas plus distant, plus difficile. Nous avons compris que les rapports humains changent au cœur des structures de soin, comme au cœur d'autres organisations d'ailleurs. Ce changement va dans le sens d'une déshumanisation, malgré les évolutions des textes qui parlent d'humanisation des hôpitaux depuis 1980. L'évolution des droits des patients est trop récente – fin du siècle dernier – pour y voir des résultats significatifs. La considération de l'autre comme un être humain avec son histoire de vie propre, le regard juste sur celui que l'on considère comme son égal, le sentiment de l'intégrité de l'autre sont autant de traits de comportement qui s'étiolent et tendent même à disparaître parfois !

L'homme et le patient deviennent là aussi ces objets numérotés, anonymes, protégés par le mirage du secret professionnel qui commande des portes et des tableaux de soins muets, afin de préserver l'anonymat.

Lors des transmissions, les soignants ont dû s'adapter et dire « le fémur », « le foie »... Ils ne voient donc plus l'humain derrière la porte de la chambre et fonctionnent comme si les patients étaient devenus de simples matières premières sur lesquelles ils travaillent !

Nous sommes donc obligés de constater que nous ne sommes pas forcément mieux traitants que nos prédécesseurs. En revanche, désormais, on peut en parler et comprendre les impacts sur la personne concernée.

Voyons quelles peuvent être les suites d'un exercice de la profession de soignant en perte de repères et de valeurs.

Les personnes maltraitées, patients et soignants, vont développer un stress pathogène important. Les conséquences sont parfois d'une ampleur démesurée par rapport à l'agression, car la maltraitance provoque des affections psychiques (dépression, état démentiel, suicide) ainsi que des surmortalités importantes.

Les conséquences pour le patient

Les professionnels qui travaillent en institution auprès des patients se considèrent trop souvent en position de force, rassurés par leur statut de bien-portant, par leurs connaissances et leur pouvoir de décision vis-à-vis de l'autre. Malheureusement, la relation d'aide ne permet que trop rarement d'appliquer la simple notion d'égalité entre les deux personnes, étant donné que le « patient » est considéré comme vulnérable. Cette inégalité est d'autant plus renforcée si le soignant se contente de soigner un corps et non la personne qui l'habite.

Lorsque la personne hospitalisée est considérée comme un objet de soins, le corps devient maîtrisable et prévisible puisqu'il est dépouillé de sa personnalité, de son âme en quelque sorte, inapte à la relation caractéristique du vivant. Il ne reste donc plus qu'à procéder mécaniquement à des actes techniques, chronométrés, puis à cocher une colonne ou une ligne sur un diagramme de soins.

Tout au long de son séjour, le patient devra s'adapter au rythme de la structure et abandonner son existence aux mains des autres... si distants !

Il devra s'habituer à devenir une maladie ou une partie organique de son corps ou, encore, un bien triste numéro de chambre.

Pour compléter cette vision des impacts de la maltraitance, nous avons relevé dans *L'irresponsabilité médicale*, du médecin Philippe Meyer :

> « Ce n'est pas de la médecine reçue dont les malades se plaignent, mais de la manière dont elle est donnée. Ils sont même plutôt satisfaits des compétences et de l'efficacité des soins. [...] Les malades redoutent en fait tout ce qui concourt à l'aliénation de leur liberté, ils craignent l'immersion dans un anonymat usinier, l'irrévérence ou le désintérêt des soigneurs et des initiatives médicales prises sans information du patient [...]. La médecine hospitalière a sans doute gagné en science mais non en humanité. »

Dont acte !

Les conséquences de la maltraitance pour les patients sont donc essentiellement la souffrance physique et morale, la perte de confiance en soi et en les autres, les atteintes à l'amour propre et à la dignité, parfois profondes et tenaces.

Le comportement du « maltraité »

Le patient maltraité est indéniablement dans une situation paradoxale. Il se présente dans une institution pour recevoir des soins, être conduit vers une guérison ou, au moins, vers un mieux-être et il va se retrouver confronté à une situation nouvelle, inenvisageable au demeurant mais réelle, la maltraitance sous ses diverses formes !

La maltraitance, avec ses formes violentes et d'autres plus sournoises, s'oppose à la condition de guérison du patient ébahi et affaibli. Un comportement de deuil va ainsi s'installer progressivement chez le maltraité : le deuil de l'espoir ! En effet, c'est l'espoir porté envers l'institution de soins, avec ses pouvoirs et ses moyens, avec ses illusions et ses représentations qui est atteint, en même temps que la personne. C'est pourquoi ces personnes vont réagir selon les phases habituelles du deuil. Nous allons en reprendre les étapes principales dans le détail pour mieux comprendre ce qui se passe dans l'esprit d'un « maltraité ».

Le déni

La personne ne réalise pas ou ne peut pas réaliser. Elle va donc nier le problème en niant ce qui lui arrive.

> « Non, ce n'est pas possible, elle ne peut pas me faire cela ! Elle ne va pas recommencer. Elle doit être fatiguée. J'exagère, je n'ai pas été bousculée... Cela peut arriver à tout le monde... »

Ce déni peut aussi venir des personnes qui apprennent du patient maltraité ce qui peut se passer dans un service de soins et qui vont nier également.

> « Vous exagérez... Ce n'est pas possible... Elle n'a pas pu faire cela... Elle a l'air douce, pourtant ! Je la connais bien... »

Cette étape de déni de la réalité subie est presque systématique, du fait qu'il est inimaginable de penser qu'un être humain puisse abuser de la faiblesse de l'autre !

La personne maltraitée risque donc de se taire afin d'éviter de se trouver dans la position délicate du « rapporteur » ! Et de souffrir d'autres formes de maltraitance.

La peur

Face à la difficulté de dénoncer, la personne va avoir peur des éventuelles représailles si elle rapporte ce qu'elle subit. D'ailleurs, elle ne sait pas à qui le dire pour être entendue. Souvent elle n'ose pas, pour ne pas faire de tort, car elle ne souhaite pas faire comme « son bourreau ». Parfois, elle voudrait le signaler mais elle n'en a pas toujours les moyens (téléphone, possibilité de sortie...).

La colère

La personne, affaiblie par sa dépendance, la fragilité de son état, va se trouver irritée d'en être arrivée à souffrir pour guérir et va se sentir en colère contre elle-même, renfermée sur les mauvais traitements subis et non dévoilés.

Le marchandage

Dans le but d'atténuer les effets de ces actes subis, la personne maltraitée va adopter un comportement aimable, positif, voire flatteur avec son « bourreau ». Le raisonnement en est très particulier.

> « Si je ne lui demande rien ou que je m'excuse de le déranger, il sera reconnaissant... Si je ne sonne pas pour l'appeler, elle viendra d'elle-même et sera gentille avec moi... Si je lui dis que je l'aime bien et que je l'apprécie, elle sera douce lors de mes soins... »

La dépression

La personne va se renfermer encore davantage sur son malheur et son sentiment d'injustice. Elle peut entrer en dépression nerveuse et aller jusqu'à envisager de mettre fin à ses jours pour fuir cette violence. Des cas de suicide sont avérés ! Avant d'en arriver à cette fin tragique, cette fuite devant la maltraitance, la personne perd son estime de soi. Elle n'a plus de projets et se dégage de l'idée même d'un mieux-être. La seule issue qui lui paraît alors possible, c'est la mort, d'une façon ou d'une autre !

La banalisation

Le patient maltraité peut changer sa vision et son jugement sur ce qui lui arrive pour atténuer le sentiment de violence perçue. Il faut alors que la personne arrive à se persuader elle-même.

> « C'est comme ça, ça ne dure pas... Cela ne peut pas être autrement... C'est pas facile pour les soignants... Ce n'est pas grand-chose par rapport à ce que j'ai déjà vécu, il y a pire ailleurs... Je n'ai pas à me plaindre... C'est tellement difficile d'avoir une place dans une institution... Au moins, ici, on s'occupe de moi quand même... »

La personne se résigne et finit par accepter l'inacceptable.

Notons que les étapes citées ci-dessus ne peuvent pas être généralisables à toutes les personnes maltraitées. Certains cheminements correspondent seulement à quelques-uns de ces stades : par exemple, la personne adopte des comportements inhabituels, comme l'agressivité ou le repli, sans repérer réellement une phase.

Pourtant, si la personne maltraitée est reconnue comme telle, lui permettre de faire un travail de réparation diminuerait les effets et les répercussions de ce qui constitue de réels traumatismes. Malheureusement, comment mettre en place cette démarche réparatrice dans des institutions où la maltraitance n'est pas identifiée et où les dommages causés ne sont pas reconnus ?

Les conséquences pour le soignant

Les soignants se trouvent sur un organigramme global en situation délicate, d'une part, entre les cadres et gestionnaires et, d'autre part, au contact des patients-clients. Les tensions potentielles sont nombreuses, parmi lesquelles les effets de l'épuisement professionnel.

La pression exercée par les cadres de soins, les médecins, les « patrons » conduit parfois à des situations difficiles ; en outre, des cas de harcèlement peuvent également être détectés. Les insultes, le défaut de solidarité, le manque d'écoute ont des conséquences directes en termes de motivation et d'intérêt au travail. La peur de la perte d'emploi ainsi que la prééminence de « l'image » de l'institution fragilisent les soignants, autant au physique qu'au moral.

Dans certains cas aussi, les patients ont tendance à considérer l'institution comme le « supermarché » du soin : partant de ce principe, ils insistent sur le fait qu'ils sont des « clients ». Ils comparent parfois des situations rencontrées dans d'autres établissements avec d'autres professionnels, qui n'ont pas de similitude, et menacent de se plaindre à la hiérarchie ou/et de changer de structure comme bon leur semble, s'ils ne sont pas satisfaits et n'obtiennent pas ce qu'ils veulent ! C'est une pression supplémentaire sur les épaules des soignants qui ont parfois le sentiment fâcheux d'être entre le marteau et l'enclume, avec l'impression d'un chantage injuste et inapproprié de la part de l'usager et de la direction. Il est alors difficile de garder le moral et la motivation au long cours dans ces situations ! Le *burn out* n'est pas bien loin…

Les conséquences pour l'équipe

La maltraitance au sein d'un service est rarement le fait de l'ensemble des membres de l'équipe et, en conséquence, les collègues passifs deviennent non pas acteurs mais témoins de ces actes. Des cas de conscience apparaissent au cœur des équipes, favorisant le silence et un climat conflictuel. Le dilemme entre dénonciation et cautionnement s'installe alors, par méconnaissance de la loi (citée plus loin dans notre ouvrage) et par une réelle difficulté de positionnement professionnel.

Cette situation délicate pour une équipe va créer un climat délétère, une ambiance défavorable à un travail consciencieux, efficace et harmonieux.

« Qui ne dit mot consent ! », l'adage prend alors tout son sens. D'autant plus que, face au silence, la maltraitance va se trouver rapidement banalisée : les auteurs d'actes de maltraitance préfèrent être dans la banalisation plutôt que dans la confrontation, de peur que cela ne génère un conflit au sein de l'équipe. Les soignants, dans un réflexe de survie de l'équipe mais aussi pour se protéger, privilégient alors l'esprit d'équipe et, dans des situations de maltraitance, vont sacrifier leurs valeurs professionnelles au nom du collectif. L'absence de conception et de projet de soins définis accélèrent le processus.

Une autre conséquence peut se remarquer entre les différents services de soins et les administratifs. Ces derniers ne comprennent pas toujours ce qui se passe dans les services mais les doutes sont perceptibles et, là aussi, c'est le silence qui prévaut. Les salariés administratifs ne se sentent pas compétents pour remettre en cause les pratiques de soins de la structure qui les fait travailler et ils s'enferment dans un mutisme « complice » autant qu'impuissant. L'effet produit par la maltraitance est donc une forme de contagion nuisible et sournoise, qui entraîne des dysfonctionnements, parfois des départs volontaires de salariés, et une démotivation générale dans une structure.

Les conséquences pour la structure

La maltraitance au sein d'une institution a des conséquences graves pour celle-ci. Elles sont principalement d'ordre économique et humain. À l'heure où les structures sont régulièrement contrôlées, évaluées, exposées au premier plan par les média, la mise en évidence de cas de maltraitance amène une perte de confiance de la part des usagers potentiels et des professionnels partenaires. La structure ainsi repérée sera amenée à changer son fonctionnement ou même à fermer ses portes, car les rumeurs négatives et les mauvaises réputations circulent vite, accompagnées bientôt d'une baisse sensible de l'activité et d'une détérioration des comptes de la structure. Comme nous l'avons évoqué plus haut, une fuite de personnel soignant apparaît, à l'époque où il est compliqué d'avoir son quota en soignants. D'où l'intérêt, bien compris de tous, d'éviter par tous les moyens d'en arriver à ce stade.

6

Les causes de la maltraitance

Ce n'est qu'en 2004, lors d'une conférence consensuelle, que la Société française de médecine d'urgence (SFMU) a repris l'ensemble des textes reconnaissant la maltraitance émanant du Conseil de l'Europe (1987) et de l'OMS (2002), cités dans le chapitre précédent.

Elle donnait alors de la maltraitance la définition suivante :

> « Situation pathologique dans laquelle une personne ou un groupe inflige de mauvais traitements à une autre personne. Cette situation peut conduire au décès de la personne ou être à l'origine de préjudices tels que l'atteinte à l'intégrité corporelle ou psychique, à la dignité, à la vie sociale, au développement de la personnalité. La maltraitance peut également atteindre la personne dans sa volonté de jouissance de ses biens, de ses ressources ou de ses propres libertés individuelles. »

Soulignons qu'il paraît antinomique que des personnes ayant choisi une activité professionnelle de relation d'aide, dédiée à l'autre, soient rémunérées malgré le fait établi qu'elles se trouvent en opposition avec leur mission, puisqu'elles maltraitent autrui !

Au-delà de ces considérations, il s'avère de plus en plus que les contraintes de gestion des institutions prennent l'ascendant ; la problématique du soin apporté aux patients peut devenir, et c'est le cas trop souvent, secondaire. Dans ce contexte, n'est-ce pas la motivation initiale des soignants elle-même qui en subit le contrecoup ?

Les motivations pour devenir soignant

Pour comprendre, étudions tout d'abord les circonstances qui déterminent les motivations de ceux qui choisissent d'exercer le métier de soignant.

Un choix du métier par obligation ou par nécessité

Avec un faible taux de chômage d'environ 3 % au maximum depuis 10 ans alors que la moyenne nationale pour l'ensemble de la population active sur cette même période oscille entre 8 et 10 %, la profession de soignant fait partie des métiers les plus recherchés et, pour les pouvoirs publics, elle est une manne d'emplois. Des actions de communication spécifiques sont d'ailleurs régulièrement mises en place dans les collèges et lycées pour inciter d'éventuels candidats à considérer cette option pour leur projet professionnel futur. De ce fait, certains jeunes candidats choisissent de suivre les formations du secteur santé en espérant une sécurité de travail dans l'avenir, attirés par les promesses de CDI et par le volet humain de ces métiers. Mais cette analyse reste partielle face à l'engagement nécessaire et les choix d'orientation se font parfois sans tenir compte des contraintes propres à l'exercice de ces métiers au quotidien. En effet, les métiers du soin demandent des qualités humaines certaines, alliées à un équilibre personnel et, ce qui n'est pas si naturel aujourd'hui, à un intérêt sincère porté à l'« autre ». Sans ce profil altruiste et responsable, les difficultés de ces métiers prendront rapidement une place de plus en plus envahissante dans le quotidien de ces futurs jeunes soignants, parfois égarés dans des filières mal pressenties !

L'attrait des débouchés faciles oriente également des norias de candidats à la reconversion, laissés de côté par d'autres secteurs d'activité en proie au chômage. La volonté de retrouver un travail ainsi que le dynamisme affiché des entreprises du secteur santé et de la formation médicale vont générer cette image d'« eldorado » aux yeux de ceux qui ont des parcours professionnels difficiles… La question des motivations profondes s'efface alors tout simplement… pour réapparaître plus tard, face aux malades difficiles et retors !

Manque de discernement chez les jeunes et stratégie de reconversion hasardeuse chez d'autres aboutissent à un manque de qualification du personnel qui peut être à l'origine de la maltraitance, et ceci pour plusieurs raisons.

→ Une formation déficiente

On peut devenir soignant ou plutôt « faisant fonction » de soignant sans la moindre formation aux missions élémentaires du professionnel des soins ! Certains pensent que faire des toilettes à des personnes âgées résidentes, c'est la même chose que faire sa propre toilette. D'autres imaginent que faire manger un patient, c'est aussi naturel que de faire manger ses propres enfants ! Les tâches qu'ils sont destinés à accomplir au quotidien leur paraissent tellement familières qu'ils vont négliger de prendre en considération les besoins réels de la personne dépendante, voire les plus élémentaires règles d'hygiène, comme nous l'avons déjà vu. Ces « professionnels » manifestent en cela une absence de réflexion en toute bonne foi et sans malveillance apparente. C'est pourquoi les métiers du soin deviennent de plus en plus contrôlés, préoccupation importante des pouvoirs publics, afin de professionnaliser ces actes quotidiens, faits en collectivité.

→ Un silence fataliste et complice

Face à des situations maltraitantes, les soignants peu à leur aise dans la fonction ne parlent pas, de peur de perdre un travail si durement trouvé. Cette peur les insensibilise et peut les conduire à déshumaniser l'autre ! Ceux-là risquent même de « copier » les collègues maltraitants, surtout si ces collègues ont davantage d'ancienneté ou de diplômes. La maltraitance devient alors le masque tragique de l'incompétence !

→ L'abus de prise de responsabilités

Au cœur de l'action quotidienne, face aux aléas des équipes soignantes, certains professionnels vont être amenés à prendre des responsabilités qui ne leur incombent pas. Par peur de perdre leur travail, par fierté de faire certaines tâches ou par pitié pour le malade qui risque de se retrouver sans soins, ils vont donc accepter ce que l'on appelle dans le jargon du soin « des glissements de tâches ». Dans cette situation, ils risquent de mettre en danger l'autre par manque de connaissances des techniques, des pathologies, des effets secondaires de médicaments.

→ Des affectations inadaptées

Aujourd'hui, le fait d'avoir un diplôme permet d'exercer dans tous les services et dans toutes les circonstances de travail. Cependant, selon notre personnalité, nous serons plus à l'aise dans certains services que dans d'autres : certains préféreront s'occuper des enfants, d'autres s'épanouiront dans les services de haute technologie… Aussi, certains professionnels sont-ils amenés à exercer dans des services qui sont en décalage avec leurs préférences et leurs motivations. Confrontés alors à des difficultés nouvelles et inattendues, ces soignants vont rapidement perdre leurs repères, se sentir fragilisés dans leur fonction et, fatalement, devenir maltraitants envers les patients.

→ Les déceptions personnelles

La formation du personnel de santé amène parfois de la déception chez certains étudiants qui idéalisaient des études pouvant les conduire aux métiers davantage reconnus de médecin ou d'infirmier. Lorsqu'ils sont en échec dans les filières « hautes », ils se « rabattent » sur des objectifs secondaires et plus accessibles, comme la formation d'aide-soignant par exemple. Ces futurs professionnels développent des frustrations, d'autant plus qu'ils ne trouveront que trop peu de reconnaissance dans leur futur métier. C'est ce chemin de la désillusion qui va les amener inconsciemment à dévaloriser leur mission et à maltraiter leurs patients.

Les motivations intrinsèques et extrinsèques

La motivation est, dans un organisme vivant, la composante ou le processus qui détermine puis règle son engagement dans une action ou dans une expérience (« motiv-action » !). Elle en détermine le déclenchement dans une certaine direction avec l'intensité souhaitée et en assure la prolongation jusqu'à l'aboutissement ou l'interruption, volontaire ou non, consciente ou non. Cette motivation se manifeste de manière tangible et visible par le déploiement d'une énergie sous divers aspects tels que l'enthousiasme, l'assiduité, la persévérance qui en sont de bons exemples.

Si la motivation est trivialement assimilée à une réserve d'énergie, elle peut, comme toute réserve, venir à s'épuiser puis se tarir, sous l'effet de situations stressantes vécues qui durent dans le temps et s'accumulent. Cette énergie source de motivation va ainsi être consumée par certaines personnes, jusqu'à l'épuisement parfois (*burn out*) !

La motivation est définie comme l'action des forces conscientes ou inconscientes qui déterminent le comportement. J. Nuttin considère la motivation comme toute tension affective, tout sentiment susceptible de déclencher et de soutenir une action dans la direction d'un but à atteindre. Il propose une approche « interactionniste » de la motivation humaine en se fondant sur les comportements. La motivation n'est donc pas l'élément déclencheur du besoin mais elle constitue une direction active du comportement. Quant à l'origine des motivations au travail dans ce contexte, nous avons retenu de la théorie de Joseph Nuttin, dans son ouvrage *Théorie de la motivation humaine*, le principe suivant :

> « Les motivations intrinsèques et extrinsèques : le soignant va travailler pour son plaisir car il aime ce qu'il fait et y reconnaît de lui-même une satisfaction intérieure ; il s'agit alors d'une motivation intrinsèque.
>
> « D'un autre côté, le soignant peut exercer son métier pour toucher un salaire ou obtenir de la part des entreprises des avantages spécifiques : nous sommes alors en présence d'un type de motivation extrinsèque. »

Le soignant dans l'exercice de son métier peut aussi se trouver concerné en même temps par les deux formes de motivations, c'est-à-dire prendre plaisir à ce qu'il fait et percevoir un salaire gratifiant. C'est évidemment la situation idéale !

Le mythe de la blouse blanche

De façon continue au cours du temps, le médecin était reconnu dans le village ou dans la ville comme le sage. D'ailleurs, il faisait naturellement partie des « notables » de la cité. Il avait une « aura » de situation ; les habitants lui apportaient des présents et en tous cas leur gratitude pour s'assurer que celui-ci penserait davantage à les soigner ou même à les sauver en cas de maladie.

Puis, les séries télévisées sont arrivées, mettant en scène de façon héroïque un service particulier, un docteur lui-même, une infirmière, etc. La blouse blanche (ou de couleur claire !) s'est retrouvée au petit écran, encore plus valorisée que dans la pratique quotidienne. Très souvent, ces héros en action séduisent, sauvent des vies, symbolisent le bonheur et la réussite.

Le fait de revêtir une blouse blanche change le regard des autres sur nous. C'est un fait constaté. De plus, cette tenue va nous conférer l'appellation de Docteur, symbole de longues études difficiles. Certains soignants prennent d'ailleurs plaisir à laisser leur stéthoscope dépasser de la blouse, comme pour légitimer l'uniforme et être identifiés plus facilement encore.

Cet uniforme, au-delà de ces messages d'apparence, ne change pas l'essentiel. Lorsqu'un soignant endosse cette seconde peau lavée et bien repassée, il ne laisse pas ses problèmes au vestiaire. La blouse blanche ne protège pas de la souffrance, bien au contraire. Le métier de soignant est un métier qui remue, qui choque, qui bouleverse les valeurs du fait que son domaine est la confrontation à la souffrance. La blouse blanche ne protège pas les soignants de leurs propres souffrances, de leurs fantômes et de leurs peurs, même si les cadres ont longtemps espéré des personnels formatés et blanchis de leurs émotions. Actuellement, dans les services de soins, c'est la souffrance du patient et celle du soignant qui sont prises en considération. Il s'agit d'une évolution importante.

Les origines de la profession

Après les grandes épidémies, les rois, les seigneurs, les évêques et les bourgeois créent la fondation hospitalière. La fonction soignante est appelée « enfermerie » en 1298, puis « enfermier » en 1398. L'acte de soigner est entièrement bénévole, le soin n'a aucune valeur économique, c'est une valeur culturelle où l'infirmière assure les soins courants et réconforte. Ensuite, l'acte de charité ne suffit plus. C'est alors que Saint-Vincent-de-Paul, en 1633, crée la Compagnie des filles de la Charité.

C'est sous l'appellation explicite des « Filles de la Charité » que la formation laïque des soignants débute de façon organisée. Les fonctions de soin étaient auparavant dispensées par des domestiques ou des religieuses. Les Filles de la Charité sont recrutées selon les critères suivants : jeunes filles de moins de 28 ans, jouissant d'une réputation irréprochable et d'une santé robuste, issues d'une famille respectable et n'ayant jamais occupé un emploi servile. À cette époque, la soignante n'a aucune vie personnelle et l'acte de soigner est totalement bénévole. C'est en vérité un véritable sacerdoce !

En 1884, les médecins demandent des infirmières instruites, dévouées et laïques à l'image de Florence Nightingale (1820-1910). Celle-ci, issue d'une riche famille anglaise, a eu le sentiment d'être appelée par Dieu, à l'âge de 17 ans, à Embley Park... Elle décide de s'occuper des miséreux et affirme que, pour soigner, il faut avoir appris. Elle valorise les soins de *nursing* et se bat pour l'émancipation de la femme. Tout au long de sa vie, elle prouve sa passion et son rejet du rôle attendu d'une femme de son statut, qui était de devenir épouse et mère. En effet, la carrière d'infirmière possédait à cette époque une mauvaise réputation, les postes étant principalement occupés par des femmes relativement pauvres, perçues comme des « parasites » suivant les armées. Dans la pratique, ces infirmières pouvaient tout aussi bien travailler comme cuisinières. Ainsi, Florence Nightingale décide en 1845 d'entreprendre une formation d'infirmière. Elle influencera fortement Léonie Chaptal, infirmière d'origine française.

Même si les choses ont évolué, nous retrouvons au fil du temps qui s'écoule des mots reliés à l'infirmière et aux soignants : le don, la vocation, le bénévolat, l'uniforme... Dans ce cadre de langage dont les égarements de l'affectif sont bannis, le dévouement et l'oubli de soi ont été mis en avant et sont peu ou prou devenus la bannière étoilée de la soignante ! Ainsi, pendant des années, furent ânonnées par les monitrices des Instituts de formation de soins infirmiers (IFSI) les devises : « Vous devez oublier vos soucis aux vestiaires, vous êtes là pour vous occuper de l'autre... ». C'est d'ailleurs encore présent aujourd'hui, dans les préceptes et dans les esprits, et les tendances héritées du passé demeurent : la démographie des professionnels infirmiers ou aides-soignants fait apparaître une population essentiellement féminine, une prééminence très marquée de la hiérarchie et, parfois, des inégalités de pouvoir entre hommes et femmes. En conséquence, certaines soignantes (le féminin est ici volontairement choisi) restent avant tout des exécutantes, soumises au médecin ou à la « surveillante générale », à l'infirmière en chef, comme jadis elles l'étaient à Dieu !

Ne sont-elles pas trop souvent considérées comme des instruments destinés à effectuer des gestes techniques, de manière automatique ? Ne se laissent-elles pas d'ailleurs envahir puis déborder par cette vision restrictive ?

Dans ce contexte de devoirs et de soumission, les professionnels de santé sont influencés et naturellement amenés à vivre douloureusement les situations de contraintes temporelles ou d'échec de guérison.

La construction de la motivation au travail

C'est ici le sens générique du travail qui est évoqué : nous choisissons un métier, en l'occurrence un métier lié au soin, mais il s'agit, au sens économique, d'exercer un travail. Et là, c'est toute une chaîne de causes culturelles, familiales, éducatives et personnelles qui construit et détermine la motivation au travail.

Il est reconnu que nombre de salariés ne sont pas suffisamment motivés par leur travail alors que, bien souvent, il s'agit justement de produire quelque chose (des sondages sociologiques le confirment régulièrement dans la presse !). Cependant, même si la motivation au travail reste extrinsèque, le travail doit être considéré comme un des aspects essentiels du développement personnel, de l'épanouissement et de l'estime de soi.

Il découle de ce qui précède qu'il faut permettre aux soignants de faire un rapprochement entre leur travail et leur projet professionnel construit. C'est une condition nécessaire pour développer la motivation au travail.

Il ne faut donc pas oublier que choisir le métier de soignant c'est s'engager ! C'est d'abord s'engager à s'occuper de l'autre mais c'est aussi se préparer à travailler en équipe, être prêt à se former, être capable de se remettre en question, être disposé à partager et à avancer avec les autres.

Les effets de la collectivité

Dans les institutions, les professionnels sont répartis dans différents groupes selon leur métier ou leur spécialité. Or, le phénomène « groupe » amplifie souvent la réalité. Le fait d'appartenir à un groupe, tout en constituant des protections, peut parfois nier les différences de chacun, voire diluer le sens des responsabilités de chaque membre du groupe.

Au sein de l'institution de soins, l'équipe est un groupe certes évolutif, mais qui porte son histoire, à son insu. Au même titre que l'histoire est pour chacun de nous une part d'héritage, le groupe a sa part d'histoire. L'équipe de soignants est le fruit complexe d'assemblages incertains et d'expériences partagées. L'équipe rassemble les nouveaux et les anciens, des femmes et des hommes, les tempéraments et les chemins de vie, pour constituer une « famille ». Et, comme dans toute famille, des habitudes sont transmises, des manières de voir et de réagir sont partagées... ou non ; la part individuelle cède la place à la collectivité représentée par l'équipe. Le travail en collectivité présente ses effets, souvent bénéfiques, parfois pervers.

Ainsi, l'équipe cache des incidents et se ferme pour ne pas vivre certaines souffrances ou certaines émotions trop excessives et pour se protéger : l'équipe passera sur le décès d'un bébé, elle subira la succession de supérieurs hiérarchiques, les plaintes en justice d'une famille, le départ abusif d'un élément de l'équipe, les erreurs médicales tues, etc. Jour après jour, les professionnels au sein du groupe encaissent et resteront peut-être marqués, longtemps après. Lorsque l'un d'eux souhaite revenir sur une des situations problématiques, son intervention peut être vécue comme une menace, comme une violence faite au groupe. L'évocation d'un passé, la survivance d'un négatif devient alors elle-même un problème pour l'équipe et, face à cela, la tentation est grande de se taire et de se refermer sur ses propres amertumes. Ces peurs, ces amertumes peuvent subsister pendant des années si le deuil de ces événements traumatisants n'est pas fait par l'équipe. Et si le deuil n'est pas accompli, n'ouvre-t-on pas la porte aux répétitions des traumatismes ?

Dans son livre *Aïe mes aïeux*, Anne Ancelin-Schützenberger écrit :

> « Vous, moi nous vivons prisonniers d'une invisible toile d'araignée dont nous sommes aussi l'un des maîtres d'œuvre. Si nous apprenions à notre troisième oreille, à notre troisième œil, à saisir, à mieux comprendre, à entendre, à voir ces répétitions et ces coïncidences, l'existence de chacun deviendrait plus claire, plus sensible à ce que nous sommes, à ce que nous devrions être. »

Dans cet extrait, Anne Ancelin nous invite à développer une sorte de troisième sens qui nous permettrait de reconnaître certaines situations difficiles afin de ne pas les reproduire.

Elle explique également qu'il est très difficile de sortir de ce système, comme si nous avions une « loyauté » envers les personnes qui ont vécu ces événements et qu'il est même plus facile et louable de les faire perdurer. C'est ce qui fait que certaines structures, depuis des années, répètent les mêmes situations, malgré le changement progressif du personnel.

Comme nous l'avons annoncé en préambule, et dans un autre ordre d'idées, l'appartenance à un groupe peut dé-responsabiliser chaque membre constitutif du groupe. Ainsi le « je » s'efface et le soignant va dire « on » à la place du « je » pour parler de lui-même. Face à une difficulté, voire face à une erreur individuelle, la tentation de diluer l'erreur dans la responsabilité de l'équipe est grande. En ce sens, le fait d'appartenir à une équipe rassure et donne l'impression d'un soutien inconditionnel, bienvenu en cas de « coups durs » mais parfois nocif en cas d'erreurs individuelles répétées. De ce ciment solidaire et confortable représenté par l'équipe découle la difficulté pour beaucoup de changer de service. La peur d'avoir à faire ses preuves à nouveau, la crainte de ne pas être à la hauteur ou de ne pas être aimé deviennent trop fortes et les soignants résistent alors eux-mêmes au changement. Ils restent dans le même établissement, dans le même service si possible malgré leurs insatisfactions inavouées et, de ce fait, deviennent maltraitants envers eux-mêmes et envers les autres.

Les contraintes de la standardisation des soins

Ainsi que la fonction le définit, le personnel soignant assure des soins prescrits par des médecins. Ce sont principalement des actes techniques et non des soins apportés à la relation à l'autre.

Trop souvent, les professionnels de santé restent sous la pression des règles et du temps qui les inscrit dans un système organisé pour atteindre ses propres objectifs. Les objectifs de plus en plus nets de rentabilité des soins apportés amènent les personnels à donner la priorité aux soins techniques et aux tâches administratives, cela s'effectuant aux dépens des soins relationnels. Les apports techniques, dans une optique gestionnaire, sont d'ailleurs très souvent définis et quantifiés par les cadres et les administrations afin de calculer au plus juste et d'affecter des moyens dans les établissements. C'est une logique comptable.

Cette tendance de gestion, qui organise et uniformise, nous rapproche de la méthode d'organisation scientifique du travail proposée par Taylor dans les usines Ford, en 1880, méthode encore appelée « taylorisme ». Elle consistait à trouver « *the one best way* », la meilleure façon de produire, permettant le rendement maximum de chaque opérateur dans une chaîne de fabrication. Cette organisation s'appuie sur l'analyse des techniques de production dans leurs moindres détails (les gestes, les rythmes, les cadences), pour ensuite identifier ou définir des tâches *a priori*. À cela s'ajoute le passage du salaire à la tâche au salaire à l'heure.

Ainsi, dans cet esprit « taylorien », une toilette complète au lit est comptabilisée sur un temps de 1 heure alors qu'une aide à la toilette l'est pour moins de 30 minutes, dans la cotation des infirmières libérales. Comment respecter ce temps, alors que le rôle du soignant est de solliciter le patient et de lui permettre de récupérer son autonomie ? Ce temps là n'est guère quantifiable en minutes ou en heures mais il faut le prendre en compte. Il est celui de la relation humaine entre le soignant et son patient : il ne se codifie pas sur une fiche technique mais doit rester présent dans la réalisation du soin. Revenons sur certains aspects des techniques et des procédures.

La technique

C'est l'ossature et le sens des formations apportées aux jeunes dans leurs parcours initiatiques. L'approche technique du métier de soignant permet d'élaborer des pratiques, des règles et des usages : c'est nécessaire mais est-ce suffisant ? Au cours des études d'aide-soignant ou d'infirmière, quantités de fiches techniques sont imposées aux élèves, présentant les suites d'étapes successives à effectuer, tout en respectant l'hygiène et la pudeur du malade. Tout y est détaillé, jusqu'à la manière de tourner le patient, le côté du patient à laver en premier, le moment où il faut changer l'eau (car elle est sale et pas forcément car elle est froide !)... Ce descriptif exhaustif empêche parfois l'expression du bon sens naturel. En revanche, ces fiches permettent au soignant d'être dans les normes et de ne pas « faire à sa façon ou comme à la maison » ; chaque acte technique doit rester un acte primaire codifié. Elles favorisent l'apprentissage du métier et sont inévitablement nécessaires mais d'autres critères doivent être pris très vite en considération, comme l'âge et le sexe du patient, la prévention de la douleur...

Les procédures

Comme nous l'avons mis en évidence précédemment, le fait de normaliser ou de standardiser les actes de soin fait courir le risque d'éloigner les soignants de leurs valeurs fondamentales du « prendre soin » et les réduit parfois à être des exécutants soucieux de respecter les protocoles dans le temps imparti. Ceci dit, le fait de ne pas avoir défini la relation avant la conception des soins amène une mauvaise réalisation des protocoles de la part des soignants. Précisons que c'est bien l'acquisition pour les futurs soignants de cette capacité à associer les deux aspects – techniques et relationnels – qui est l'enjeu principal de la formation. Pourtant, les recommandations apportent des données tout à fait intéressantes sur la façon de faire mais la non-définition par les soignants du cadre de réalisation empêche sa bonne réalisation. Prenons comme exemple la « prise en charge » de la douleur. Depuis quelques années, elle est devenue une préoccupation permanente des professionnels, dans le but d'éviter les dérives issues de la « non-écoute » de la douleur des patients. C'est une précaution louable, mais cela n'empêche pas un cadre de soin pour éviter l'événement suivant :

> Un patient vient de se faire opérer d'une rupture du tendon d'Achille au pied droit. L'infirmière sort de la chambre en disant : « Pas de problème, j'ai fait l'échelle de douleur au patient, il est à 2. Il est bien calmé ! ». Je rentre alors dans la chambre et trouve le patient plié en deux, les mains sur le ventre. Il souffrait de colite aiguë. Lorsque je demande une explication à l'infirmière, elle me dit : « Mais, il n'est pas là pour que je m'occupe de son ventre, ce qui compte c'est qu'il n'ait pas mal à son pied ! ».

Dans cette situation, comme dans beaucoup d'autres, l'application stricte de la procédure est une hypocrisie. La soignante doit avant tout réfléchir à sa manière de mettre en œuvre son rôle. Les procédures permettent des bases uniformes et le soignant doit y ajouter, bien sûr, sa dimension humaine et surtout logique !

Les contraintes économiques

En nous reportant aux travaux précédemment cités de Claire Compagnon et Véronique Ghadi, nous dégageons l'idée suivante avec laquelle nous sommes en accord : les professionnels estiment que l'introduction de la tarification à l'activité (T2A) fait figure de « repoussoir » parce qu'elle est le symbole de l'ensemble des réformes de santé. Il est en particulier reproché à cet outil d'avoir décalé les préoccupations des professionnels vers des considérations majoritairement financières.

En effet, le personnel doit s'adapter à un *turn-over* incessant et accéléré des malades. Il arrive qu'un même lit soit successivement occupé dans la journée par trois patients différents (un patient qui part après son petit-déjeuner, l'autre qui vient pour une coloscopie et, le soir, un troisième qui rentre pour se faire opérer le lendemain).

> « Précédemment, lorsqu'un malade décédait, nous laissions la chambre libre au moins 12 heures, afin de permettre aux équipes d'oublier et de ne pas associer le malade suivant à l'histoire du précédent. Depuis l'année dernière, un patient qui

décède le matin est remplacé l'après-midi, sauf si l'on doit décontaminer la chambre. Seuls les microbes sont considérés et méritent un temps d'attention ! J'en ai marre ! » nous avoue Patricia, infirmière en médecine.

« Il arrive de plus en plus souvent que je sois obligé de donner la préparation colique au patient dans la salle d'attente ou le couloir, car la chambre qui lui est réservée est encore occupée ou pas encore nettoyée. Cela permet de comptabiliser deux ou trois actes parfois dans la même journée pour la même chambre ! » regrette Denis, infirmier en gastro-entérologie.

Dans un même ordre d'idées, si l'arrivée dans un établissement de santé n'est pas toujours sereine, l'organisation de la sortie n'est souvent pas plus simple ni mieux anticipée. Cela est d'autant plus problématique que les patients peuvent redouter leur retour à domicile. Les décisions de sortie peuvent paraître expéditives, comme le montre le témoignage suivant d'une personne hospitalisée :

M. J., opéré d'une prothèse de hanches, s'indigne : « Les infirmières m'accueillent, on me met au lit et puis, 3 ou 4 jours après, il y a quelqu'un, je ne sais pas si c'est une assistance sociale ou si elle fait partie de ce groupe là, qui vient et me dit : "Vous allez pouvoir rentrer chez vous. Vous avez quelqu'un chez vous ?" ». Je lui réponds : "Oh, vous savez madame, regardez dans quel état je suis !". Je ne tenais pas debout. [...] "Ah bon, vous savez que vous coûtez cher à la Sécurité sociale ! Il va falloir trouver une solution. Vous pouvez peut-être aller chez votre fille ?" conclut l'assistance sociale. »

Cette situation devient de plus en plus fréquente. Pourtant, dans ce cas, cette personne a eu la visite d'une assistante sociale qui, sans cette précipitation, aurait peut-être pu l'aider à trouver des solutions ou une place dans un service de soins de suite. Dans la plupart des établissements, il n'y a pas de travailleurs sociaux et ce sont les cadres ou les infirmières qui se débrouillent pour permettre aux malades de continuer à être accompagnés à l'extérieur en fonction de leurs contextes sociaux et de leurs diagnostics, quand ils trouvent un moment pour le faire, en plus de leur travail habituel.

Dans certains cas, les équipes continuent de fonctionner comme si elles ignoraient ce qui est et font au coup par coup, au jour le jour. De ce fait, nous noterons, dans les situations décrites précédemment, que le système n'est pas seul responsable, bien au contraire.

En effet, dans les établissements où les parcours des patients ont été étudiés, justement avec des organisations rigoureuses, ces problèmes sont bien moins prégnants. Ils surviennent seulement pour les personnes qui entrent en urgence ou pendant les périodes de vacances.

La gestion du temps de travail

Il est de plus en plus courant d'entendre les professionnels de santé évoquer le manque de temps à consacrer à leurs patients.

Cette course éperdue après le temps vécue quotidiennement par les professionnels, aussi bien dans leur vie personnelle que professionnelle, influence *in fine* leur savoir-être et leur savoir-faire. Au sein de nombreuses institutions, le temps semble être un luxe, une rareté pour certaines structures. L'économie du facteur temps est ainsi répercutée sur les soins prodigués aux malades, et ce n'est pas la meilleure des choses. Les soignants sont aujourd'hui devenus de véritables tornades et sont amenés à faire des gestes rapides et parfois agressifs sous prétexte de manque de temps. De même, dans certains services, nous avons constaté que les soignants négligent les transmissions orales, pour pouvoir finir les toilettes de l'étage avant 11 heures par exemple. De ce fait, les personnels de relève manquent cruellement d'informations et sont obligés de courir dans les couloirs, à la recherche d'une personne informée et présente. Il peut même arriver que la personne informée tarde à transmettre, parfois 3 ou 4 heures après un changement de service. Alors que faire ? Privilégier l'écrit aux dépens de la parole ? Ou l'inverse ? Il nous paraît important que les institutions continuent à favoriser la communication orale en plus de l'écrit exigé par les procédures. Nous avons pu en effet constater la différence de qualité de travail entre, d'un côté, les structures où le personnel est amené à se rencontrer dans une salle à manger commune par exemple, et d'un autre côté celles où le personnel ne croise ni ne voit quiconque de son service pendant un temps de service long.

De plus, certains soignants, avec un état d'esprit prévoyant, vont se dépêcher d'expédier leurs tâches de routine et terminer en avance au cas où une « urgence » surviendrait. Comme si la survenue d'une urgence était certaine, au point de négliger certains soins pour disposer de temps disponible au cas où !

La prise en charge des patients

La prise en charge des patients, à l'arrivée dans un service, reste ancrée dans des modes de pensée hérités de la formation et des pratiques. Ainsi, nous retrouvons, chez les soignants, l'expression d'un sentiment de puissance et de domination explicites. La position de soignant confèrerait-elle un caractère surhumain qui laisserait au passage les patients dévalués et désarmés ? Méfions-nous des excès de confiance de ceux qui savent ou qui croient savoir ce qui est bon pour l'autre... de façon systématique. C'est vrai, la volonté d'aider à guérir est louable, l'envie de faire changer les choses face à l'inacceptable est compréhensible, mais tout cela dépend aussi du malade, ne l'oublions pas ! Penser en lieu et place des patients ne leur enlève pas l'humanité qui était et qui reste leur richesse et leur dignité... même lors d'une perte d'autonomie. Le soignant doit savoir prendre en compte ce rapport à l'humain et aussi le rapport que le malade entretient chaque jour avec sa maladie, sa situation difficile et ses peurs d'un avenir incertain. Il s'agit donc d'adapter les acquis, les principes et les procédures à ce matériau humain qui pense, et la souplesse associée à l'empathie peut être ce renouveau pour la prise en charge.

Les principes de prise en charge des patients

Si nous feuilletons les livrets d'accueil des institutions de soins, il y est souvent écrit que le personnel va prendre en charge le patient et tout ce qui se rapporte à sa douleur ; en conséquence, les soignants négligent la part consciente du malade et n'accèdent pas à ce qu'il pourrait exprimer. Peu d'écoute de cette voix du patient et, de l'autre côté, le patient se laisse faire dans les mains des soignants, s'abandonne à la dépendance aveugle.

Ces comportements, teintés d'automatismes pour les uns et de confiance timorée pour les autres, entraînent des dysfonctionnements puisque les besoins de chacun des patients ne peuvent être ni découverts ni satisfaits. Dans ce contexte, dépersonnalisé en quelque sorte, le patient perd sa part d'action ou de réaction face à sa maladie, tandis que le soignant s'arroge la responsabilité pleine et entière de l'avenir du patient.

Ce partage très marqué des rôles, dans ce qui est avant tout une relation humaine particulière teintée de la bonne volonté de chacun, peut déraper. C'est ainsi qu'un patient autonome lisant sur le fascicule d'accueil « qu'on le prend en charge » pourra tenir les propos suivants :

> « Servez-moi à boire, vous, et fermez les volets avant de quitter ma chambre, vous êtes payée pour cela ! »

Le soignant, se sentant justement dévalorisé dans son travail, va avoir tendance à répondre :

> « Je ne suis pas votre boniche ! »

À partir de ce moment là, une phase de conflit s'installe et chacun va rester amer par rapport à ces échanges.

Il existe pourtant une autre forme de réponse à l'injonction du patient malhabile :

> « Oui, c'est vrai, je suis payée pour faire ce que je fais avec vous et c'est la raison pour laquelle je vous propose de fermer les volets tout seul afin de garder votre autonomie. Par contre, si je peux vous aider pour autre chose que vous ne pouvez pas faire, je serai disponible. »

Que dire de la prise en charge de la douleur affichée partout sur les plaquettes et les murs des institutions ? Est-ce que l'on ne risque pas de trouver dans cette mission les raisons du malaise de quelques soignants trop impliqués ? En effet, ne nous étonnons plus de la souffrance de ces soignants qui ont cru pouvoir partager la douleur de l'autre, celle du patient totalement pris en charge ! La douleur ne se prend pas, elle ne se partage pas non plus, elle s'accompagne en la soulageant par notre écoute, par des médicaments, mais pas en souffrant avec !

La surprotection ou l'infantilisation du malade

Nous avons rencontré dans certaines structures, essentiellement des structures de long séjour, des formes de relation avec les patients trop protectrices, parfois même maternelles :

« C'est avec moi qu'il mange et pas avec d'autres. »
« Moi, je sais comment faire pour qu'il accepte de faire sa toilette. »

Que traduisent ces échanges ? Tout d'abord, la volonté du soignant d'entretenir une relation privilégiée avec le patient, mais cela peut dériver vers une infantilisation et une sensation d'exclusivité. De ce fait, lors des absences du soignant attitré, les difficultés retombent sur les autres collègues moins acceptés, et les tensions peuvent monter d'un cran… vers la maltraitance parfois ! Certains soignants manquent de positionnement professionnel. Ils ont tendance à faire ce que nous appellerons des « confusions de rôles ». Ils mélangent leur statut et leurs affects, ce qui provoque des déstabilisations, voire même des aberrations.

L'infantilisation est une attitude considérant que la personne n'est pas capable de prendre les bonnes décisions pour elle-même. La personne ou le système qui infantilise adopte une posture de supériorité vis-à-vis de la personne infantilisée (paternalisme), et c'est ce que nous discernons de nocif dans la relation soignant-patient. La personne soignée, lorsqu'elle est infantilisée, ne sera plus à même de considérer ce qui lui convient ni de l'exprimer ; elle développera à outrance son degré de dépendance vis-à-vis du soignant.

L'infantilisation peut être suscitée consciemment ou non par la personne infantilisée si son comportement manifeste une demande de paternalisme, de prise en charge, y compris à son insu. Le soignant doit rester conscient de ces aspects de la relation. Notons que l'attitude d'infantilisation provient parfois d'un désir sincère d'aider l'autre :
– parce qu'on pense avoir la bonne solution ;
– par la volonté de remettre l'autre dans le « droit chemin », ou en tout cas dans la norme ;
– parce que l'on juge le comportement de l'autre peu mature ;

– par un désir de domination de l'autre, et c'est alors plus insidieux ;
– par besoin personnel de valorisation : confusion entre satisfaction de ses propres besoins et professionnalisation due à un problème de formation.

Ce que nous devons retenir de ces cas d'infantilisation et de surprotection, c'est que le respect de la personne soignée n'est plus considéré comme une part essentielle de son devenir de malade et, souvent, comme une composante primaire de la guérison !

L'épuisement professionnel en lien avec le stress au travail

La maltraitance, quel que soit son objet, peut être liée à l'épuisement professionnel du soignant. Lors de notre précédent ouvrage *Les soignants face au stress*, nous avons mis en évidence que le *burn out* découle d'un stress chronique lié à l'accumulation de situations émotionnellement fortes comme l'insatisfaction au travail et la relation avec les autres. Voici quelques extraits de ce livre illustrant ces propos :

> « Selon D. Bédard et A. Duquette, l'épuisement professionnel est une expérience psychique négative vécue par un individu, qui est liée au stress émotionnel et chronique causé par un travail ayant pour but d'aider les gens. [...] Les personnes atteintes de *burn out* estiment que leur travail est en contradiction avec leur idéal. Elles considèrent que leur idéal n'est pas à remettre en cause, mais vont plutôt rendre responsables certains dysfonctionnements rencontrés au travail. Cela peut aller jusqu'à dénoncer par exemple les procédures non respectées ou bien déshumaniser le rapport à l'autre, et cela avec beaucoup de cynisme ! »

De plus, si ces expositions à ces circonstances stressantes se répètent, cela entraîne des mécanismes de défense de la part du soignant :

> « Les personnes en état d'épuisement vont adopter des stratégies individuelles qui sont autant de mécanismes de défense, en vue

de s'adapter à cet état de crise. Voici les mécanismes que l'on rencontre le plus souvent : la rigidité au changement [...]. Un pseudo-activisme [...]. L'échappement au travail [...]. La panique [...]. Le désinvestissement progressif [...]. L'apathie [...]. Le mensonge [...]. La banalisation [...]. La fuite ... »

À ce propos, en 2004 aux États-Unis, une enquête menée par Vahey, Aiken, Sloane, Clarke et Smith, concernant 820 infirmières et 621 patients dans 20 hôpitaux, a montré que le cadre et les conditions de travail sont en corrélation avec le niveau de *burn out* constaté. Ainsi, un effectif soignant suffisant, un soutien de l'administration et de bonnes relations entre médecins et infirmiers génèrent un faible niveau de stress avec, pour conséquence, le fait que les patients sont satisfaits des soins. La conclusion de cette étude souligne que l'amélioration de l'environnement professionnel peut réduire simultanément le *burn out* et le *turn-over* tout en augmentant la satisfaction des patients.

Les cas de maltraitance seront d'autant plus rares que les conditions sont favorables et l'absence de *burn out* notée.

Généralités

Nous savons que les mécanismes de défense face à la maladie, à la souffrance de l'autre, à l'angoisse de mort vont concerner directement la personne malade, puis les familles et, dans une certaine mesure, les soignants. Ainsi, la souffrance non exprimée des soignants peut expliquer certaines attitudes contradictoires que nous avons décrites précédemment. Par exemple, la « non-écoute de la douleur » pour des questions de « *timing* de soins », les mensonges afin de « protéger » le malade ou, à l'inverse, le fait d'asséner la vérité brutalement pour ne pas avoir à supporter un secret trop oppressant ou, encore, l'infantilisation du patient dans l'espoir de lui permettre de « lâcher-prise » et, enfin, l'indifférence afin de tenir bon lors de la maladie et la peine des autres. Cette accumulation de facteurs négatifs de la part des professionnels de santé peut les conduire à un épuisement professionnel ou *burn out* avec le sentiment de ne pas en faire assez ou de ne pas être à la hauteur. Les métiers de la relation d'aide restent les plus touchés concernant l'épuisement au travail : en effet, les fonctions à forte implication affective peuvent avoir des conséquences sur l'état moral des professionnels, mais aussi sur la qualité de la relation de soin qu'ils vont développer. Cette souffrance, qui s'exprime peu, amène le soignant à trouver un exutoire (Debout, 2003). À ce moment critique, la maltraitance peut survenir.

Les trois critères de Maslach

Le syndrome d'épuisement professionnel va limiter la capacité du soignant à exercer son rôle avec bienveillance. Il peut alors en découler de la maltraitance. C'est le résultat d'une situation dans laquelle l'individu n'est plus en mesure de s'adapter à son environnement. Il présente les signes cliniques définis par le MBI (*Maslach Burn out Inventory*). Pour résumer l'approche du MBI et communiquer une idée synthétique de sa contribution, nous pouvons dire qu'il différencie principalement trois formes du syndrome.

→ L'épuisement émotionnel

L'épuisement émotionnel renvoie à l'appauvrissement des ressources du soignant et, donc, à une baisse d'énergie. Le soignant est affaibli nerveusement, il a perdu tout entrain et n'est plus motivé par son travail. Il se sent accablé et tout lui semble être une corvée. L'épuisement émotionnel s'accompagne de frustrations et de tensions dans la mesure où l'individu ne réalise plus le travail qu'il effectuait auparavant. Le professionnel devient très sensible à son environnement de manière réactive (« à fleur de peau »). Un fait mineur peut le toucher émotionnellement alors que, à l'inverse, il n'éprouvera plus d'émotions pour les autres faits.

→ Le désinvestissement relationnel

Lorsque le soignant n'a plus d'empathie pour un malade, il peut en arriver à souhaiter la disparition de celui qui lui prend trop de temps ou qui lui demande beaucoup d'énergie. Les conditions sont alors réunies pour qu'il commence à être négligent, à banaliser les besoins de l'autre, voire à les ignorer. Le soignant désinvesti va devenir indifférent à l'autre. Ce détachement peut se transformer en une vision de la personne en tant qu'adversaire ou objet. De ce fait, il ne sera plus sensible aux émotions du patient, se comportant avec un désintérêt marqué, empreint de cynisme.

→ La perte du sens de l'accomplissement de soi au travail

Dans ce cas, le professionnel va avoir tendance à se dévaloriser, il va considérer que ce qu'il fait ne sert à rien. Cette dévalorisation identitaire va s'accompagner de celle du patient.

Cet état est caractérisé par un sentiment d'incompétence professionnelle auquel s'ajoute un manque de réalisation personnelle dans le travail. Vont apparaître par la suite une diminution de l'estime de soi et une disparition du sentiment de sa propre efficacité. Le sujet a alors le sentiment de ne pas atteindre ses objectifs et ne s'attribue plus la capacité de faire avancer les choses, il est alors convaincu de son inaptitude à répondre effectivement aux attentes de son entourage. De ce fait, il va « baisser les bras » et devenir fataliste ou négligent. Il se laisse aller et laisse aller les choses.

Le travail et son évolution

Le travail est longtemps resté prioritaire dans les préoccupations des individus, constituant une véritable source de reconnaissance, autant sociale que personnelle. Depuis la période des Trente glorieuses (forte croissance après la Deuxième Guerre mondiale), les droits des travailleurs (congés payés, RTT, jours fériés…) et les conventions collectives ont permis à la plupart des salariés d'accéder à des ressources personnelles en dehors du travail tout en ayant un revenu.

L'évolution du travail soignant

Alors que, à l'origine, les professionnels de santé étaient voués « corps et âme » à leurs patients, ne bénéficiant que de peu de jours de repos, la situation est désormais bien différente.

Aujourd'hui, les métiers de la relation de soins perdent leurs spécificités et le temps du sacerdoce et de la vocation est révolu !

Certes, la passion d'exercer de tels métiers, la volonté d'aider et de « guérir » son prochain, l'excitation de donner ou en tous cas de prolonger la vie, la préoccupation de rendre l'autre autonome restent des priorités pour les professionnels de santé. Mais l'épanouissement dans une vie équilibrée devient également indispensable pour faire face au stress généré par le contexte de la relation d'aide qui comprend aussi le handicap, la maladie et la mort de l'autre.

À propos de cette question, nous avons trouvé dans le rapport *Le plaisir au travail*, de Jean-Gilles Boula, quelle pouvait être l'incidence du travail sur la vie privée :

> « Plus qu'aucune autre, la profession de soignant suppose un engagement total de la personnalité, autant physique que mental. Aussi, il est important de prêter attention au continuum indissociable entre le temps de travail et le temps hors du travail. Nous avons l'exemple de cette évidence dans les activités des jours de congés qui sont ordonnées au chronomètre. Le prétexte habituel étant de profiter au maximum des bons moments dans une cadence folle, sans se rendre compte que ces activités de loisirs constituent l'apprentissage et l'exercice des comportements requis au lieu de travail et, à tout le moins, une sorte de conditionnement mental au travail productif et à son organisation au sein de l'hôpital… De même, faire le ménage à une vive allure ne fait que prolonger le temps saccadé du travail à l'hôpital. C'est bien la preuve qu'il y a une contamination involontaire du temps hors travail par le temps passé sur le lieu de travail. »

De cette façon, le soignant ne se permet plus de prendre son temps… Il ne sait plus faire lentement, comme si le fait d'être au ralenti signifiait l'oisiveté ! De plus, la diminution du temps réellement passé au travail ne semble pas apporter de satisfaction particulière et ne favorise pas beaucoup plus le souci de bien faire de la part des soignants, bien au contraire parfois ! Il nous arrive d'entendre les discours suivants :

« C'est compliqué pour moi de trouver des jours de formation pour mon équipe puisque, avec les RTT, je ne peux plus faire de formation le lundi, mercredi et vendredi. Trouver deux jours de suite relève maintenant de mission impossible ! » déplore Mme G., directrice de soins dans une clinique.

« Je n'ai même pas le temps de connaître les malades. Ne travaillant que 2 jours de suite, quand je reviens, ils sont déjà partis... » regrette Laurence, aide-soignante en chirurgie.

« Pour le temps que je passe au travail, ce n'est pas la peine de me crever. Demain, ce ne sera pas moi qui serai là. Alors ! » insinue Francette, ASH du service ambulatoire.

Cette réduction de temps de travail, dans ces cas, risque de dédommager la conscience professionnelle de certains soignants et va donc à l'encontre de l'effet souhaité : le bien-être au travail.

Mais qu'en est-il des valeurs soignantes en lien avec les évolutions des professions de soins ?

Les valeurs soignantes

Nous avons souhaité faire un rappel sur la notion fondamentale des valeurs, afin de mettre en évidence l'importance de celles-ci dans le soin. Nous allons toutefois nous contenter de survoler le sujet mais nous espérons que cela vous donnera envie de l'approfondir.

Le mot valeur provient du latin « *valor* » et représente « l'ensemble des règles de conduites des lois jugées conformes à un idéal (ou norme) par une personne ou par une collectivité », selon le *Dictionnaire Larousse*. Les valeurs fondamentales sont celles qui nous permettent de donner du sens à ce que l'on fait. Chacun de nous érige son propre système de valeurs, se référant à ses expériences, ses ressentis et son éducation. Le système de valeurs individuel est la marque de notre liberté de penser et d'agir, dans une certaine mesure, et son aboutissement est l'éthique personnelle. L'individu réfléchi cherche à défendre son système de valeurs, à le respecter et à l'appliquer comme si cela était un « idéal ». Pour cela, il est important de repérer les valeurs professionnelles de chacun et de permettre aux plus importantes d'être respectées afin d'éviter au soignant la frustration de voir son système de valeurs bafoué et la survenue d'une usure professionnelle.

Les valeurs soignantes déterminent la façon d'aborder le soin au quotidien et conditionnent donc les actes et les pensées des professionnels. Donner du sens à leurs actions leur permet de se fixer un cadre de référence. Celui-ci rend acceptables certaines des contraintes auxquelles ils sont confrontés. D'où l'importance de définir des valeurs soignantes communes dans une équipe !

Or, selon Herbert Freudenberger (New York) :

« Le *burn out*, c'est la maladie de l'âme en deuil de son idéal. »

Cet épuisement développé au quotidien, face à la perte d'un idéal, entrave le soignant dans son comportement vis-à-vis de l'autre. Il ne peut parvenir alors à un épanouissement, ne peut éprouver de plaisir à exister dans sa dimension professionnelle, entraînant du même coup une altération de la qualité des soins.

Une personne qui vit le sentiment de l'inaccompli va être en souffrance. Elle va chercher la fuite, par exemple en posant des arrêts de maladie ou, pire, en se déshumanisant elle-même pour finalement arriver à déshumaniser l'autre.

Malheureusement, le décalage des valeurs *a priori* humanistes des soignants avec les valeurs utilitaristes des sociétés modernes devient de plus en plus marqué et amène à cette perte de l'idéal. La complexité des réformes et des applications nouvelles de ces changements ainsi que leur incompréhension par la base vont se greffer sur cet équilibre, déjà fragile, entre volonté et réalité.

Peut-être paraît-il opportun à certains professionnels d'envisager de faire évoluer certaines de leurs valeurs pour s'adapter plus facilement à la réalité de notre époque. Or, le système de valeurs est ce qui évolue le moins chez l'individu mais un espace d'analyse peut aider à comprendre la situation.

7

La maltraitance envers le soignant

Nous avons en premier lieu évoqué les différents aspects de la maltraitance exercée à l'encontre du patient ; nous devons maintenant, car elle existe, aborder la maltraitance envers le soignant. Nous adopterons des angles de vue à la fois fondés sur notre expérience et sur des apports théoriques.

Depuis quelques années, la violence grandissante dans notre société atteint de plus en plus les milieux du travail et particulièrement les milieux de santé. Elle touche donc aussi, ce qui nous préoccupe ici, les personnels soignants.

La maltraitance par les patients

En France, les enquêtes sur les conditions de travail, réalisées en 1994 et 1998 par le ministère de l'Emploi et de la Solidarité, précisent que le secteur de la santé et de l'action sociale est celui qui expose le plus grand nombre de travailleurs à un risque d'agression de la part du public ! Les résultats sont probants et alarmants : 45,8 % des salariés du secteur santé déclarent vivre des tensions avec le public. Près de 50 % des infirmières et paramédicaux s'estiment très exposés à des situations dangereuses. D'après le rapport de l'Inspection générale des affaires sociales sur les violences subies au travail par les professionnels de santé (octobre 2001), les accidents dus aux contacts de malades agités représentent par leur fréquence la cinquième cause des accidents de travail répertoriés en France.

Les rapporteurs soulignent également, dans leur ouvrage *Les soignants face à la violence* de Bernard Gbézo :

> « On note une croissance du phénomène en étendue comme en gravité, malgré l'évidence d'une sous-déclaration globale des manifestations de violence. Dans la majorité des cas, elle est à l'origine du climat d'insécurité qui règne chez les soignants en raison des risques professionnels encourus. »

Nous avons recherché les études abordant spécifiquement la violence exercée sur les soignants par les patients ou leurs familles mais, à notre connaissance, elles sont peu nombreuses. Pourtant, cette violence inattendue, reflet de la triste évolution des rapports sociaux en général, est une réalité qui n'est pas dénoncée, ou seulement très peu !

Précisons que les professionnels peuvent être confrontés à plusieurs sortes de violence de patients dont les causes sont totalement différentes : le traitement d'un patient qui n'est pas considéré comme un client avec le respect de ses besoins génère de l'agressivité envers le soignant, le comportement agressif habituel de certaines personnes (devenues patients dans le contexte), l'agressivité liée à une pathologie ou à un trouble du patient envers le professionnel. Dans le premier cas, la situation peut être évitée, dans les autres cas, c'est plus difficile.

Pour certains types de patients, la violence fait partie de leur mode de vie et ils se comportent dans une structure comme à l'extérieur. Ainsi, l'agressivité de ces personnes est orientée contre le système de santé mais aussi contre leur cadre de vie, dans lequel les professionnels de santé se trouvent intégrés, à un moment donné et à leur insu. N'oublions pas le cas des patients qui peuvent se trouver confrontés à leur problématique, comme les dépendances à toutes sortes de substances, et qui ne peuvent pas combler leur manque dans une structure. Leur seul mode de relation devient l'agression du personnel de l'établissement de soins, d'autant plus si la disponibilité de ces derniers n'est pas permanente et si le personnel est essentiellement féminin.

De notre expérience sur le terrain, nous pouvons retirer que les principaux facteurs favorisant la survenue de la violence vis-à-vis du personnel sont très présents dans l'actualité économique et sociale des entreprises. En effet, le manque d'effectifs et de moyens, la diminution du temps d'hospitalisation…, associés parfois à l'épuisement professionnel doivent être des préoccupations majeures pour les institutions, en même temps qu'un enjeu d'avenir.

La maltraitance par les familles

Dans le rapport Compagnon/Ghadi déjà cité, il est explicité que les professionnels se sentent agressés par les revendications incessantes des familles, notamment en pédiatrie. Cette situation pesante provoque des effets délétères conduisant les professionnels à se replier sur eux-mêmes. L'agressivité monte de part et d'autre, les soignants agressés devenant ensuite maltraitants eux-mêmes, comme par ricochet, vis-à-vis des personnes hospitalisées, en général par manque de formation. Quand il y a des soignants formés de façon adaptée, l'agressivité diminue car les comportements sont mieux décodés par les personnels de soins.

Quelques exemples sont sélectionnés dans nos expériences de terrain pour mieux visualiser l'action des familles :

« Quelques parents sont particulièrement exigeants : ils invoquent sans cesse la Charte de l'enfant hospitalisé pour revendiquer des services, des organisations spécifiques et des avantages personnels. Or, dans les faits, la charte n'est pas toujours applicable telle quelle ! », témoigne un pédiatre.

La fille d'un résident s'adresse à l'aide-soignante : « Vous êtes payée pour vous occuper de mon père. Vous devez le faire manger ! ». Suite à ce propos, l'aide-soignante rougit, bougonne et fuit, ce qui va rapidement générer des situations de conflits « familles-soignants », auxquelles vont se mêler tôt ou tard les remontrances d'une direction peu encline à comprendre les contextes.

Les soignants réagissent très vite aux propos des familles. Dans cette situation, l'aide-soignante aurait pu répondre à la fille : « Oui, c'est vrai, vous avez raison, je suis payée pour m'occuper de votre papa et c'est pour cela que je lui demande de manger tout seul afin qu'il garde son autonomie ! ».

« Faites bien attention que mon père mange bien sa soupe. Il a besoin de prendre des forces. Au fait, mettez-lui sa chemise neuve. Vous pourrez lui faire un massage au pied... J'appellerai ce soir pour avoir de ses nouvelles » dit la fille de M. G., hospitalisé en service de soins de suite.

La fille de M. G. est en permanence « sur le dos » des soignants, car elle culpabilise de ne pas avoir pris son père chez elle. Quand les soignants comprennent cela, ils peuvent rassurer cette dame et instaurer un dialogue cohérent avec elle.

« Vous devez donner une chambre particulière à ma mère. Elle cotise pour cela depuis plus de 40 ans. Débrouillez-vous ! Vous ne vous rendez pas compte, vous, ce que c'est de payer. Vous avez une bonne place ! » rouspète Mme M., fille d'une patiente hospitalisée en orthopédie.

Pour cela, la formation aide à comprendre certains comportements des usagers ou de leur famille, souvent dus à la réalité tragique de certains et non dirigés sur eux, directement.

La maltraitance par l'institution

Dans de nombreuses institutions, des situations quotidiennes amènent ce que l'on pourrait nommer la « maltraitance managériale ».

Nous vous proposons, à titre d'illustration de ce phénomène, une journée type d'une infirmière en chirurgie (nous avons volontairement grossi le trait) :

Marie, en arrivant au travail, perd une demi-heure pour trouver une place sur le parking de l'hôpital (structure inadaptée). En arrivant à son étage, elle apprend que sa collègue a son enfant malade et qu'elle devra assurer la charge supplémentaire, le temps qu'une intérimaire arrive, si possible, car c'est de plus en plus difficile à trouver rapidement (absentéisme du personnel, surcharge de travail) !

À ce moment là, de nouveaux patients sont prévus pour être opérés en fin de matinée, mais leurs chambres sont occupées et des pansements sont à faire avant les sorties (exigence de remplissage optimum des lits). Elle prend le tensiomètre pour voir si l'un de ces patients sortants pourrait attendre dans le couloir mais cet appareil ne fonctionne pas (matériel défectueux).

Elle apprend que, le lendemain, elle travaille le matin à la place du soir (changement de planning) pour remplacer une aide-soignante manquante (changement de rôle).

Tout au long de cette journée, elle sera amenée à répondre aux besoins des patients et aux exigences de la structure. Elle va subir les carences institutionnelles, tout en répondant aux besoins urgents des patients. Un véritable défi ! Mais tout cela est d'autant plus paradoxal qu'elle n'est pas dans la recherche d'un défi. Les soignants ont choisi ce métier pour être davantage dans l'empathie que dans la productivité et la promotion. Cette soignante lutte contre ses propres valeurs.

Une autre cause provoquant de la maltraitance provient du manque de réactivité des institutions face à certaines situations.

Avec l'allongement de l'espérance de vie des Français, les patients accueillis en longs séjours sont de plus en plus nombreux et aussi de plus en plus « lourds » en termes de dépendance aux soins et, par là même, au personnel.

- À ce jour, lorsque les personnes âgées sont placées en maison de retraite, elles arrivent avec une grande dépendance. Elles nécessitent donc davantage de soins qu'il y a 20 ans et avec aussi peu de moyens.
- Les personnes âgées vivent de plus en plus longtemps et la proportion de personnes grabataires s'accentue sensiblement, avec un besoin de soins plus médicalisés qui n'est pas forcément à la portée de toutes les structures d'accueil.
- Avec la tarification à l'activité (T2A), les patients ne sont présents dans les structures que lors de leur accompagnement intensif. Dès qu'ils demandent moins de soins techniques, l'aspect relationnel n'étant pas codifié, leur rentabilité diminue et ils quittent les établissements.

En conséquence, les soignants ne peuvent établir une relation de continuité de soins puisque le patient ne fait que « passer ». Il n'est plus rare que, lors d'une même journée, deux patients de pathologies totalement différentes occupent successivement la même chambre, à quelques heures d'intervalle !

Parfois, les institutions regorgent de notes de service, de règlements, de protocoles parfois contradictoires où le personnel peut se sentir piégé entre les ordres et les contrordres. Ou, au contraire, la pénurie d'information formelle peut insécuriser le personnel !

Toutes ces situations déclenchent du stress ayant des conséquences sur la santé et l'aptitude au travail du salarié.

Les procédures administratives ou organisationnelles imposées aux professionnels (temps passé pour le travail administratif au détriment de la relation de soin en tant que telle), certaines conditions de travail épuisantes (pénurie de personnel, locaux peu adaptés...) ou manœuvres dépréciatives de certains cadres... provoquent de la maltraitance envers le soignant qui risque de « contaminer » le patient.

De plus, l'institution peut être maltraitante en raison d'une inadaptation aux changements (inadéquation entre population accueillie et structures) ou encore dans le non-respect des règles (hygiène, besoins, formations...).

Et, pour finir ce chapitre, nous souhaitons attirer votre attention sur le harcèlement moral, véritable fléau ayant de graves répercussions sur la santé de la personne touchée et aussi sur la santé de la structure.

Selon la loi du 17 janvier 2002 :

> « Le harcèlement moral est défini comme un ensemble d'agissements répétés qui ont pour objet ou pour effet une dégradation des conditions de travail susceptible de porter atteinte au droit du salarié et à sa dignité, d'altérer sa santé physique ou mentale ou de compromettre son avenir professionnel. »

Le harcèlement moral est souvent la conséquence d'un dysfonctionnement organisationnel dans l'institution. Dans son livre *Le Harcèlement moral* (Éditions Pocket, 1998), Marie-France Hirigoyen explique que le « harceleur » peut être un supérieur hiérarchique ou non. Le Code du travail et le Code pénal obligent à sa prévention et peuvent le punir de 1 an d'emprisonnement et de 15 000 € d'amende. Le harcèlement moral est le plus souvent dans le registre « violence morale ».

8

Les droits et les devoirs face à la maltraitance

Comme nous l'avons vu précédemment, il est difficile de définir une forme type de maltraitance, tant les situations et les contextes qui lui sont associés peuvent revêtir des aspects différents.

Cependant, et cela depuis quelques années, des procédures et des chartes sont établies afin de guider les professionnels dans l'exercice de leur métier et dans leurs pratiques. Ces textes de référence présentent les droits et les devoirs de chacun face à l'éventualité d'apparition de la maltraitance. C'est une excellente évolution mais il faut éviter que cela devienne un paravent pour dissimuler des réalités et empêcher les remises en question nécessaires. Il appartient à chacun de réfléchir sur ses pratiques, de rester vigilant et de se poser la question fondamentale : « Quel est le sens que je donne à mon métier ? ».

Nous allons aborder certains de ces aspects inhérents aux droits et devoirs de chacun en situation de soins.

Les sanctions

La maltraitance n'est pas en elle-même une infraction de droit pénal, de droit civil ou de droit administratif. La maltraitance n'a, à ce jour, pas de définition juridique. En vertu du principe de légalité défini par le Code pénal, on considère qu'il n'y pas d'infraction sans texte. C'est la raison pour laquelle la maltraitance en tant que telle ne constitue pas une infraction pénale. Aucune poursuite pénale ne peut être engagée sur ce seul fondement. En revanche, comme l'explique J.-L. Jeannin, les actes amenant de la maltraitance font référence à une liste justifiant des poursuites pénales.

Jean-Luc Jeannin, infirmier, expert judiciaire de la cour de Montpellier, victimologue clinicien, dans la *Revue de l'infirmière* n° 153, explique :

> « Ce sont les actes ou les omissions (abus ou négligences) et leurs conséquences qui sont punis par la loi.
>
> « Il y a une obligation légale de dénoncer des actes tels que la privation, les atteintes sexuelles, les mauvais traitements infligés à un mineur de moins de quinze ans ou à une personne qui n'est pas en mesure de se protéger en raison de son âge, d'une maladie, d'une infirmité, d'une déficience physique ou psychique ou d'un état de grossesse. L'absence volontaire de dénonciation peut être punie par une amende et/ou une peine d'emprisonnement pouvant aller jusqu'à la qualification pénale de non-assistance à personne en danger.
>
> « Pour les personnes soumises au secret professionnel, dont les professionnels de santé, la loi prévoit une levée de celui-ci afin de préserver le bien-être physique et psychologique de la personne maltraitée. Les règles professionnelles infirmières prévoient que "lorsqu'un infirmier ou une infirmière discerne dans l'exercice de sa profession qu'un mineur est victime de sévices ou de privations, il doit mettre en œuvre les moyens les plus adéquats pour le protéger, en n'hésitant pas, si cela est nécessaire, à alerter les autorités médicales ou administratives compétentes lorsqu'il s'agit d'un mineur de quinze ans". Pour les autres personnes victimes de maltraitance, c'est-à-dire non mineures ou vulnérables, l'infirmière doit informer le médecin et celui-ci décidera – avec l'accord de la victime – de porter ces informations à la connaissance des autorités. »

La responsabilité pénale peut mettre en cause le personnel maltraitant au regard des conséquences dues à ses actes, sous forme de peines d'amende ou d'emprisonnement.

De plus, au sein de l'organisation, l'employeur peut mettre en cause la responsabilité disciplinaire du salarié et, classiquement, le sanctionner dans le cas de faute professionnelle.

Au niveau du droit public, la définition de la responsabilité indemnitaire ou civile prévoit une réparation, par le professionnel libéral ou par l'employeur, du préjudice subi par la personne maltraitée et/ou ses proches et un dédommagement financier.

Cependant, face à la maltraitance, les professionnels de santé choisissent très souvent le déni ou refusent de prendre la responsabilité de dénoncer malgré la loi qui fait obligation de signalement et permet la levée du secret professionnel (loi citée précédemment au chapitre 2).

Néanmoins, rappelons un des articles du Code pénal, en référence à l'article 434-3 alinéa 2 :

> « Le fait pour quiconque ayant connaissance de mauvais traitements ou privations infligés à un mineur de 18 ans ou à une personne qui n'est pas en mesure de se protéger en raison de son âge, d'une maladie, d'une infirmité, d'une déficience physique ou psychique ou d'un état de grossesse, de ne pas informer les autorités judiciaires ou administratives est puni de trois ans d'emprisonnement et de 15 000 € d'amende. »

Le droit à l'information

L'information du malade est une nécessité, car le manque d'informations devient rapidement une frustration et une source d'angoisse pour lui.

Ainsi, la loi du 4 mars 2002 a codifié les droits des malades, notamment en ce qui concerne l'information du patient :

> « En cas de diagnostic ou de pronostic grave, le secret médical ne s'oppose pas à ce que la famille, les proches de la personne malade ou la personne de confiance reçoivent des informations nécessaires destinées à leur permettre d'apporter un soutien direct à celle-ci sauf opposition de sa part. »

Le droit à l'information est désormais reconnu légalement :

> « Toute personne a le droit d'être informée sur son état de santé. Cette information porte sur les différentes investigations, traitements ou actions de prévention qui sont proposés, sur leur utilité, leur urgence éventuelle, sur les risques fréquents et graves normalement

> prévisibles qu'ils comportent ainsi que sur les autres solutions possibles et sur les conséquences possibles en cas de refus. »

Le malade a également le droit de demander le coût des actes médicaux. De plus, il doit être informé par écrit des transfusions qui lui sont faites. En cas de litige à propos de l'information donnée, il appartient au professionnel ou à l'établissement d'apporter la preuve que l'information a été délivrée. Apporter la preuve de la transmission de l'information ne nécessite pas de procédure lourde et, comme le signale le rapport de l'ANAES, l'information orale en tête-à-tête reste la meilleure possibilité, renforcée si besoin par des documents explicatifs écrits. En cas de litige, seul un faisceau de preuves prouvant que l'information a bien été donnée sera retenu. Une simple signature du patient sur un document signalant qu'il a bien reçu l'information ne constitue pas une preuve.

Le soulagement de la douleur

Tout d'abord, quelques notions sur la douleur sont à rappeler.

La douleur est souvent à l'origine des préoccupations des soignants dans leur choix de métier. Antérieurement à l'arrivée des antalgiques, les moyens pour lutter contre la douleur utilisaient des recours aujourd'hui désuets comme le garrot, pour insensibiliser, des drogues comme l'eau de vie, des champignons hallucinogènes... La douleur est synonyme de souffrance et chacun de nous a une appréhension toute personnelle de cette notion, avec une inégalité certaine d'un patient à l'autre et chez un même patient, d'un moment à l'autre, en fonction de son état. Cela dit, la plupart des êtres humains ont davantage peur de souffrir que de mourir, ce qui est probablement dû à la réalité de la souffrance face à la virtualité de la mort...

En 1979, la douleur a été définie par un collège international d'experts, l'IASP (*International Association for the Study of Pain*).

> « La douleur est une expérience sensorielle et émotionnelle désagréable associée à un dommage tissulaire réel ou potentiel, ou décrite en termes d'un tel dommage. »

Il s'agit donc au moins d'une sensation et d'une émotion, qui provoquent une « urgence » dans le comportement, la pensée ou le corps, puis qui prennent le pas sur toute autre sensation, émotion ou même savoir. La douleur est sournoise et envahissante, perceptible parfois de la tête jusqu'aux pieds. Elle peut être dans le ressenti corporel ou bien moral et revêt des aspects évidemment très subjectifs, tant la variabilité de la perception et de la sensibilité est différente selon les individus.

Le patient est donc en droit de se trouver soulagé de la douleur qu'il peut ressentir et, de la même manière, l'institution a une obligation de moyens pour agir contre la souffrance et la douleur. C'est pourquoi des Comités de lutte contre la douleur (CLUD) sont apparus ces dernières années afin d'aider l'ensemble des personnels soignants, sans exception, à soulager la douleur des malades. La loi sur les droits des patients précise (article L. 1110.5 de la loi du 4 mars 2002 relative aux droits des patients et à la qualité du système de santé) :

> « Toute personne a le droit de recevoir des soins visant à soulager sa douleur. Celle-ci doit être en toute circonstance prévenue, prise en compte et traitée. »

Cet accompagnement des CLUD atteste d'une reconnaissance de la douleur et prend le contre-pied de la non-écoute, elle-même dénoncée comme l'une des formes de maltraitance les plus rencontrées.

Les responsabilités des CLUD sont :

- de proposer, afin d'améliorer la prise en charge de la douleur, les orientations les mieux adaptées à la situation locale ; elles doivent d'ailleurs figurer dans le projet d'établissement ;
- de coordonner, au niveau de l'ensemble des services, un groupe d'actions visant à mieux organiser la prise en charge de la douleur quels qu'en soient le type, l'origine et le contexte ;
- d'aider au développement de la formation continue des personnels médicaux et paramédicaux de l'établissement ;
- de susciter le développement de plans d'amélioration de la qualité pour l'évaluation et le traitement de la douleur.

Selon la loi, le traitement de la douleur constitue un droit du patient.

Par conséquent, l'absence de prise en charge de la douleur envers un patient a été qualifiée de faute par le tribunal administratif seul compétent pour statuer des contentieux indemnitaires lorsqu'une personne publique est en cause. Selon la loi du 4 mars 2002, la notion de prise en charge de la douleur consiste à savoir la prévenir, à l'évaluer et à la traiter. La traçabilité est garante de la continuité des soins et permet de déterminer quel a été le processus de prise en charge de la douleur.

De ce fait, la cour administrative de Bordeaux, en 2006, n'a pas trouvé de traçabilité concernant la prise en charge de la souffrance de M. L., âgé de 87 ans, atteint d'un cancer du rein non opéré et entrant aux urgences du centre hospitalier pour rétention aiguë d'urine. La douleur de ce patient n'a pas été prise en compte tout le temps de son hospitalisation, malgré ses plaintes et celles de sa famille. Le centre hospitalier a dû verser la somme de 1 500 € en réparation du préjudice moral subi par le malade du fait de la non-prise en compte de sa douleur.

Il y a une jurisprudence puisqu'un établissement a été condamné pour défaut de prise en charge de la douleur, une des formes de maltraitance qui ne doit plus exister de nos jours !

Il est par ailleurs précisé que :

> « Si le médecin constate qu'il ne peut soulager la souffrance d'une personne, en phase avancée ou terminale d'une affection grave et incurable, quelle qu'en soit la cause, qu'en lui appliquant un traitement qui peut avoir pour effet secondaire d'abréger sa vie, il doit en informer le malade, sans préjudice des dispositions du quatrième alinéa de l'article L. 1111-2, la personne de confiance visée à l'article… »

Il s'agit de la notion de « double effet » qui consiste à courir le risque d'abréger la vie du patient en utilisant les médicaments nécessaires au soulagement de sa douleur.

La fin de vie et l'euthanasie

Le droit à la dignité, inséparable de la condition humaine, se pose en des termes parfois cruciaux et défiant la morale, notamment face à la souffrance et à son issue fatale. Au cours du développement qui va suivre, nous allons évoquer le thème sensible de l'euthanasie.

Aux sources de l'étymologie, le mot grec « *euthanos* » signifie « bonne mort ». Ce terme d'euthanasie, qui était autrefois synonyme de mort calme et sans souffrances, est aujourd'hui réservé à la « pratique qui consiste à hâter la mort d'un malade incurable, dans le dessein d'abréger ses souffrances » (définition extraite du *Dictionnaire de Médecine Flammarion*). Nous pouvons distinguer deux formes d'euthanasie :

– l'euthanasie active : c'est le geste volontaire d'un tiers qui donne la mort ;
– l'euthanasie passive : c'est l'arrêt des traitements qui abrège la vie lorsque le cas est désespéré. Certains parlent d'un refus d'acharnement thérapeutique.

Plus généralement, l'euthanasie est décrite comme une pratique (action ou omission) visant à provoquer le décès d'un individu atteint d'une maladie incurable qui lui inflige des souffrances morales et/ou physiques intolérables. Elle est donc pratiquée par des soignants, directement ou sous contrôle de médecins. L'espérance de vie ayant augmenté dans les pays industrialisés, en lien étroit avec les progrès scientifiques et technologiques de la médecine, la part jouée par la décision médicale dans les décès semble avoir augmenté nettement. L'accélération de la fin de vie peut englober des formes très différentes, de l'interruption du traitement médical à l'injection d'un produit létal, en passant par l'arrêt de la nutrition et de l'hydratation ou l'administration de sédatifs en dose importante. On estime ainsi que, en Europe, la part de la décision médicale dans les décès concerne 40 à 50 % des décès. Mais ces pratiques ne sauraient toutes être regroupées sous le terme d'« euthanasie », dans la mesure où le but visé n'est pas la fin de la vie elle-même. Par ailleurs, certaines pratiques sont acceptées par la législation, d'autres non.

Actuellement, en France, l'euthanasie active est passible de plusieurs chefs d'accusation en matière pénale…

- Le meurtre : le Code pénal français ne contient pas de texte direct incriminant l'euthanasie. Aussi les juges considèrent-ils que l'acte d'euthanasie, qu'il soit actif ou passif, correspond à un homicide. L'article du Code pénal concerné est l'article 221-1 qui prononce :

« Le fait de donner volontairement la mort à autrui constitue un meurtre. Il est puni de trente ans de réclusion criminelle. »

- La non-assistance à personne en danger est traitée dans l'article 223-6 du Code pénal.
- L'empoisonnement par substances toxiques dans le cas d'injection de produits dits à risque est abordé juridiquement dans l'article 221-5 du Code pénal :

  « Le fait d'attenter à la vie d'autrui par l'emploi ou l'administration de substances de nature à entraîner la mort constitue un empoisonnement. L'empoisonnement est puni de trente ans de réclusion criminelle. Il est puni de la réclusion criminelle à perpétuité lorsqu'il est commis dans l'une des circonstances prévues aux articles 221-2, 221-3 et 221-4. Les deux premiers alinéas de l'article 132-23 relatif à la période de sûreté sont applicables à l'infraction prévue par le présent article. »

La complicité en matière d'euthanasie est elle-même punissable, de même que la tentative d'euthanasie puisqu'elle est assimilée, de fait, à une tentative de meurtre.

Avec toutes ces définitions et positions particulières, il est parfois difficile d'analyser les situations.

Pour répondre aux situations de fin de vie complexes, le sénat a adopté, le 22 avril 2005, le texte de loi issu de la proposition de M. Léonetti, relative aux droits des malades et à la fin de vie. Malheureusement, les études montrent qu'elle est méconnue des personnels de soins et qu'elle est peu appliquée donc peu évaluable. Elle traite plusieurs points dont les principaux sont les suivants :

- le renforcement des droits du malade, qu'il soit en fin de vie ou non : éviter « l'obstination déraisonnable » en matière d'actes de soins. Lorsqu'un acte apparaît « inutile, disproportionné ou n'ayant d'autre effet que seul le maintien de la vie », l'acte peut être suspendu ou ne pas être entrepris ;
- l'information du patient ou d'une personne de confiance par ailleurs définie doit être assurée, dans le cas où le traitement envisagé « peut avoir pour effet secondaire d'abréger la vie » du patient ;
- la prise en compte des directives anticipées du patient hors d'état d'exprimer sa volonté, signées dans un délai de moins de trois ans, directives révocables à tout moment.

Précisons que, lorsque les personnes sont soulagées correctement, elles sont moins favorables à l'euthanasie. Ce qu'elles souhaitent, comme chacun de nous d'ailleurs, c'est ne pas souffrir.

Par ailleurs, la notion de consensus et de décision collégiale est absolument nécessaire à la prévention de la maltraitance. Nous développerons ce thème essentiel dans la partie relative à la bientraitance, au paragraphe des réformes hospitalières (p. 202 et suivantes).

Le secret professionnel

Les professionnels de santé sont liés par le secret professionnel et ne doivent pas diffuser des informations sur leur activité professionnelle en dehors du contexte. Afin de pouvoir protéger les soignants, un cadre légal a été défini pour préciser les devoirs de chacun face à des situations de maltraitance observées.

Il existe cependant un article du Code pénal qui permet de rompre le secret professionnel (article 226-14, modifié par la loi n° 2007-297 du 5 mars 2007 - article 34, *JORF* du 7 mars 2007). L'article 226-14 n'est pas applicable dans les cas où la loi impose ou autorise la révélation du secret.

En outre, il n'est pas applicable :

> « 1° À celui qui informe les autorités judiciaires, médicales ou administratives de privations ou de sévices, y compris lorsqu'il s'agit d'atteintes ou de mutilations sexuelles dont il a eu connaissance et qui ont été infligées à un mineur ou à une personne qui n'est pas en mesure de se protéger en raison de son incapacité physique ou psychique ;
>
> « 2° Au médecin qui, avec l'accord de la victime, porte à la connaissance du procureur de la République les sévices ou privations qu'il a constatés, sur le plan physique ou psychique, dans l'exercice de sa profession, et qui lui permettent de présumer que des violences physiques, sexuelles ou psychiques de toute nature ont été commises. Lorsque la victime est un mineur ou une personne qui n'est pas en mesure de se protéger en raison de son âge ou de son incapacité physique ou psychique, son accord n'est pas nécessaire ;

« 3° Aux professionnels de la santé ou de l'action sociale qui informent le préfet et, à Paris, le préfet de police du caractère dangereux pour elles-mêmes ou pour autrui des personnes qui les consultent et dont ils savent qu'elles détiennent une arme ou qu'elles ont manifesté leur intention d'en acquérir une.

« Le signalement aux autorités compétentes effectué dans les conditions prévues au présent article ne peut faire l'objet d'aucune sanction disciplinaire. »

Cet article ouvre une fenêtre dans le mur opaque du secret et permet de dénoncer des situations de maltraitance qui, jusqu'alors, restaient invisibles.

Les autres dispositions légales

En ce qui concerne le domaine de la personne âgée, de plus en plus de dispositifs sont prévus et mis en place, comme le plan « Solidarité Grand Âge », pour la prévention de la maltraitance. Ainsi, plusieurs points sont mis en exergue dans ce texte de référence.

- Le renforcement des procédures de signalement et de contrôle des cas de maltraitance, avec la mise en place d'un protocole de signalement des situations de danger à la DDASS.
- L'établissement d'un réseau national d'inspection pour assurer des visites régulières des établissements, le soutien au développement du réseau d'écoute ALMA (voir plus haut un de ses rôles).
- Le développement de la prévention, par une campagne d'auto-évaluation et la création de postes de référents chargés de favoriser la bientraitance par des pratiques adaptées.
- L'instauration de sanctions, comme conséquences éventuelles des contrôles, pouvant aller jusqu'à la fermeture de certains établissements mal notés.
- L'installation de comités de prévention départementaux qui ont pour objectif d'organiser et de définir des politiques de lutte contre la maltraitance.

À la fin de ce chapitre, c'est le moment pour nous de vous aider à réagir si vous êtes victimes ou témoins de maltraitance.

9

Conduite à tenir face à des situations de maltraitance

Dans ce chapitre, nous souhaitons vous aider, au cas où vous seriez témoins de maltraitance.

Jean-Luc Jeannin, infirmier, expert judiciaire de la cour de Montpellier, victimologue clinicien, dans la *Revue de l'infirmière* n° 153, constate :

> « Ce phénomène est peu pris en compte par les soignants pour trois raisons :
> – le manque de formation en victimologie, en médecine légale, en criminologie ;
> – le déni et le refus de prendre la responsabilité de dénoncer ;
> – la méconnaissance de la loi qui fait obligation de signalement et permet la levée du secret professionnel. »

Nous espérons que, à la lecture de notre ouvrage, vous vous sentirez plus à l'aise en ce qui concerne les deux dernières raisons.

Que faire face à un acte de maltraitance, individuellement ?

La maltraitance existe en institution, ce n'est pas un mythe, malheureusement.

Malgré le contexte complexe (facteur humain, sociologique, environnemental, économique...), la maltraitance doit se dénoncer par respect pour tout être humain.

Le personnel de santé, quelle que soit sa fonction, se doit de réagir face à des actes de maltraitance envers autrui ou envers lui-même.

Une dénonciation trop rapide de faits, sans les précautions suivantes, pourrait se révéler encore plus dommageable pour la personne maltraitée et la personne maltraitante.

Voici quelques pistes à suivre, si vous êtes témoins d'actes maltraitants.

- Empêcher la personne maltraitante de continuer.
- Protéger la personne maltraitée et la soigner (si nécessaire).
- Permettre qu'une autre personne prenne le relais auprès de la personne maltraitée.
- Écouter la personne maltraitée afin de connaître le type de maltraitance subie, la fréquence des actes dénoncés, et son vécu.
- Écouter la personne maltraitante afin de comprendre sa difficulté et entrevoir avec elle d'autres pistes de fonctionnement.
- Écrire les informations recueillies sur une fiche d'événements indésirables ou faire un rapport contextuel.
- Informer le médecin responsable et le cadre du service.

Cette démarche va enclencher d'autres actions qui dépendent de l'institution.

Que faire face à la maltraitance, institutionnellement ?

Dans le guide *Bientraitance/maltraitance* de la Fédération hospitalière de France (FHF) des établissements et institutions, élaboré par les cabinets Leuridan et Houdant, des propositions sont faites :

> « Une cellule de crise doit être instaurée.
>
> « La composition de la cellule de crise change selon les sujets de crise. On peut néanmoins lister une composition de "base", à moduler en fonction de la taille de la structure et des compétences présentes. Celle-ci est composée du directeur de l'établissement, du président de la CME, du directeur des soins, du responsable de la communication, du responsable des usagers, du médecin chef de service, du cadre infirmier du service.

« Cette cellule sera en relation étroite et quotidienne avec le maire, président du Conseil d'administration et avec un avocat. »

Dans les premières mesures à prendre dans les 24/48 heures en cas de crise, ce guide conseille de :

« 1. Réunir la cellule de crise et constituer un dossier complet de l'ensemble des informations se rapportant aux faits. Rédiger une synthèse des faits et diffuser, au sein de la cellule, une information commune à l'ensemble des acteurs.

« 2. Informer les tutelles et organiser avec elles la communication externe. Il est indispensable de mettre au point avec les tutelles une politique de communication, notamment médiatique, commune. Si ce sont les tutelles qui décident de communiquer, l'établissement devra envoyer les journalistes vers elles tout en confirmant les messages. Il est important que les différents acteurs aient un message commun et se soutiennent le mieux possible tout en évitant de laver leur linge sale devant la presse.

« 3. Ouvrir un numéro de téléphone spécifique à la presse et le diffuser largement au sein de l'établissement avec la consigne pour l'ensemble du personnel de renvoyer les appels de la presse sur ce numéro.

« 4. Faire une communication interne orale, si possible au sein des équipes et au CTE *via* les cadres de santé par exemple, puis écrite. Rappeler de manière claire la procédure à suivre en cas de contact avec la presse.

« 5. Mettre en place un numéro de téléphone dédié aux familles ou des horaires pendant lesquels l'établissement les recevra. Il est important, dans ces forts moments d'émotion, de rassurer et d'expliquer les faits ainsi que les mesures mises en place au sein de l'établissement. Informer le Conseil de la vie sociale.

« 6. Mettre en place une cellule d'écoute du personnel qui aura en charge de collecter des témoignages liés aux faits et/ou de rassurer le personnel souvent ému et choqué par les événements en cours. »

Pourquoi agir contre la maltraitance ?

La maltraitance s'analyse, se corrige et, si elle n'est pas dénoncée, se chronicise, devient génératrice de non-dits, polluant littéralement une équipe, voire une institution.

De plus, les plaintes contre la maltraitance permettent[1] :

– l'arrêt de la maltraitance ;
– la non-reproduction de la maltraitance ;
– la limitation des situations à risque ;
– l'amélioration des conditions de travail ;
– l'amélioration des conditions d'accueil de l'institution ;
– l'encadrement du personnel…

Il nous semble clair que ce chapitre sur la maltraitance, avec ses témoignages, ses définitions, ses explications, reste difficile à accepter. Nous espérons cependant qu'il vous a permis de mieux comprendre ce fléau et donné envie de mettre en œuvre des stratégies pour continuer à l'éviter.

1. Cette liste n'est pas exhaustive et il n'y a pas un critère qui est prioritaire par rapport aux autres.

Partie III

Cheminer vers la bientraitance

10

Notion de bientraitance

Historique

Apparu dans les années 1990, dans le contexte particulier de la protection de l'enfance et de la prévention de la maltraitance des enfants, le concept de bientraitance a vu son champ d'utilisation s'élargir. Est-ce une réaction à l'évidence, un choix social, une orientation politique ? Nous rencontrons ce concept aujourd'hui au cœur de la relation avec les patients en général, avec les enfants, les personnes handicapées et les personnes âgées. La bientraitance, une notion nouvelle dans le secteur sanitaire français, a pris corps durablement et trouve sa place dans les questions et les préoccupations des acteurs du secteur médico-social, que ce soit pour l'usager ou le professionnel. Elle englobe une dimension positive et respectueuse des individus, de même qu'une amélioration continue des pratiques professionnelles et, logiquement, la prévention de la maltraitance.

Définition

Le terme bientraitance n'existe pas encore dans le dictionnaire, il se trouve banni du langage officiel comme si son utilité et même son sens n'avaient pas de réalité ! Et pourtant, ce néologisme s'est imposé et cela durablement aux professionnels de la santé, il est maintenant utilisé couramment et il nous semble primordial de lui accorder l'attention et l'importance qu'il mérite !

Mais, comme chaque idée en devenir, comme une matière nouvelle non élucidée, et parce qu'elle est aussi et avant tout une démarche individuelle, la bientraitance ne peut correspondre à une définition réductrice et définitive.

Qui aurait cru que l'on ressentirait un jour l'impérieux désir d'écrire la nécessité de former les personnels à la bientraitance… face à une philosophie du bien-traité qui semble couler de source ! Ainsi, la bientraitance englobe la volonté exprimée et les actes réalisés par des professionnels dans une démarche d'amélioration continue des pratiques de soin.

Malgré les contraintes des organisations, malgré les manques de personnel et de moyens souvent observés, il nous paraît important de noter aujourd'hui, pour être confiant dans l'avenir, que la lucidité et l'enthousiasme permettent d'affronter les difficultés structurelles tout en restant efficace et respectueux.

Le point de départ d'un cheminement vers le bien-traité réside dans le sens que chacun donne à sa responsabilité individuelle : pas de chasse aux sorcières, pas de coupable désigné, chaque acteur responsable comprendra la nécessité de s'impliquer différemment et de façon juste dans son rôle.

C'est la raison pour laquelle, et cela après avoir tenté de définir la bientraitance, nous proposerons des solutions émanant des institutions elles-mêmes, mais aussi des professionnels de santé sur le terrain. C'est en effet au quotidien, en partageant la vie des institutions, sur le terrain multiforme des acteurs du soin, que se trouvent les terreaux fertiles d'un nouveau sens donné aux relations de soin.

En novembre 2003, le ministre délégué à la Famille, C. Jacob, a donné du concept de bientraitance la définition suivante, appliquée en l'occurrence aux secteurs de la personne âgée :

> « C'est l'art et la manière de promouvoir le respect de la personne âgée et de son bien-être à travers des actions concrètes. »

Lors d'un groupe de travail en 2001 sur le thème *Prévenir la maltraitance envers les personnes âgées*, le professeur Michel Debout, chef de service de médecine légale du CHU de Saint-Étienne, a déclaré :

> « Être bientraitant, c'est reconnaître les personnes dans leur plénitude, c'est être convaincu que l'usager dans toute sa vulnérabilité reste et demeure une personne ! »

La bientraitance évoque donc une action volontariste qui ne peut se faire qu'avec de la bienveillance. Elle vise à promouvoir le bien-être de l'usager et du professionnel. C'est la culture du respect de la personne et de son histoire, de sa dignité et de sa singularité afin de favoriser son mieux-être et de conserver son estime de soi. La bientraitance, c'est aussi un ensemble de « petites » attentions qui permet à celui qui les reçoit d'être considéré comme une personne. Chacun de nous est donc concerné !

Au quotidien de nos missions, c'est aussi une manière d'être professionnel au-delà d'une série d'actes stéréotypés, en adaptant les situations en fonction des personnes. C'est être capable de faire le constat, à un moment donné, des besoins d'un tiers et des actions à mener, dans un contexte particulier.

S'il est difficile de donner une définition précise de la bientraitance, les idées qui précèdent en tracent les contours mais le domaine est vaste ! Il faut se méfier des raccourcis simplistes comme celui qui consiste à dire que la bientraitance est l'absence de maltraitance. Nous souhaitons vous mettre en garde contre cette idée fausse. Il arrive que l'on ne soit pas bientraitant sans être pour autant maltraitant.

L'attitude bientraitante est une donnée naturelle du comportement de certaines personnes alors que d'autres, nourrissant une conscience irréprochable selon elles, n'ont pas cette attitude ! La bientraitance relève de la sensibilité et de l'humanité propres à chacun, c'est dire si les déclinaisons intermédiaires entre la bientraitance et la maltraitance sont nombreuses et variées !

De plus, soyons francs, ce n'est pas parce que l'on fait de la prévention de la maltraitance que les personnes deviendront bientraitantes. En effet, comme nous l'avons vu lors du chapitre précédent, les actes de maltraitance restent très individualisés selon les personnes et les contextes.

Vous vous sentez concernés ? Vous demandez à en lire davantage ? Vous avez peut-être l'impression que nous sommes en train de vous maltraiter, en voulant vous montrer la complexité du sujet ?

Rassurez-vous, les chapitres suivants vous aideront à trouver votre propre chemin bordé d'indices et de signaux sur les conduites à privilégier, voire à adopter.

11

La bientraitance en milieu de soin

Nous comprenons les contraintes budgétaires des institutions mais il nous paraît important de mettre en avant une urgence, celle de définir des priorités concernant les marques de respect, la relation de confiance, l'attention envers l'autre et envers soi-même.

Utopie, balivernes, dites-vous, face aux réalités économiques ! Au contraire ! Si ces belles valeurs évoquées plus haut étaient respectées, peut-être la pénurie de personnel serait-elle mieux vécue, chaque partenaire étant attentif aux besoins de l'autre. Notre avis ne repose pas sur des tableaux statistiques mais tout simplement sur l'apport inégalable des situations vécues lors de nos visites à tous les niveaux des structures. Il y a bien des lieux où la bientraitance existe, et cela malgré le manque de moyens financiers et humains. Le respect et la dignité du personnel et des patients sont préservés. Car pour nous, la bientraitance fait partie de ces grands « petits soins » quotidiens : mettre à disposition la sonnette, retaper un oreiller, rehausser le malade dans son lit, défaire les plis du drap, enlever les miettes de pain, mettre un verre d'eau à portée de main, remonter un bas à une résidente, repositionner les pieds sur le cale-pied du fauteuil roulant, mettre le téléphone sur l'adaptable accessible à la personne. Autant d'attentions et de gestes simples mais primordiaux pour le confort du malade et la qualité des soins.

Vous retrouverez de façon plus détaillée ces exemples par lesquels nous vous ferons partager notre point de vue sur des notions souvent évoquées dans le soin, mais à notre avis insuffisamment explicites quant à leur participation dans la bientraitance.

En ce début de chapitre, revenons tout d'abord à l'une des bases incontournables concernant la bientraitance, la reconnaissance de la personne.

La reconnaissance

La reconnaissance, celle du professionnel autant que celle du patient et de sa famille, est un élément central de la bientraitance. C'est la raison pour laquelle nous avons choisi de l'évoquer en premier.

Axel Honneth, philosophe et sociologue allemand, dans son ouvrage *La Lutte de la reconnaissance*, évoque l'importance pour toute personne d'être regardée favorablement par ceux qui l'entourent pour développer une image positive d'elle-même. Elle développera alors ses capacités au mieux. Une première articulation de la donnée anthropologique fondamentale de la reconnaissance consiste en un « point de vue moral » consistant à adopter la perspective de tout autre sujet capable de se prononcer sur les questions pratiques, et qui s'effectue au moyen d'une mise au jour des expériences vécues de déni de reconnaissance, dont les symptômes psychologiques sont les sentiments de mépris et d'humiliation. Une telle « phénoménologie des blessures morales » conduit tout du moins à supposer que le rapport positif à soi se constitue dans un rapport non pathologique à autrui. Quand une personne se sent perçue « comme un problème », elle perd l'estime de soi, se dévalorise et ne se sent plus reconnue.

La théorie d'Abraham Maslow, sociologue américain du XXe siècle, postule que, pour arriver à l'épanouissement de l'individu, il faut avoir satisfait les niveaux de besoins suivants : physiologiques, de sécurité, d'appartenance, d'estime de soi et de reconnaissance. Nous développerons son approche dans un prochain paragraphe (p. 137).

La reconnaissance des malades ainsi que celle des professionnels, de même que la reconnaissance de leurs actions réciproques restent indispensables dans la relation de soin.

La reconnaissance de l'usager et de sa famille

La reconnaissance doit s'entendre dans son sens double : reconnaissance du travail et reconnaissance du soignant, mais aussi reconnaissance du patient, de sa maladie et de son histoire en tant qu'être humain, ce qui est véritablement une particularité de la relation d'aide.

Ainsi, le rôle de certains professionnels de santé (infirmière, aide-soignante, kinésithérapeute, agent de service...) n'est pas encore suffisamment reconnu, contrairement à celui des personnels médicaux (chirurgiens, anesthésistes, médecins...).

Une des raisons principales vient du fait que les soignants effectuent souvent des soins qui se répètent et qui ne sont pas concrètement visibles par les personnes autres que celle qui en bénéficie. Ils consistent en des soins de maintien, comme la toilette, les soins de *nursing*, le soutien moral, qui ne sont remarqués que lorsqu'ils sont absents !

En revanche, les personnels médicaux effectuent des actes ayant des effets visibles par beaucoup de personnes (ablation, réparation, traitements...).

Cette reconnaissance s'appuie sur la considération réciproque qui existe entre professionnels et usagers et familles. C'est pourquoi nous nous proposons de revenir, dans le paragraphe suivant, à des notions « classiques » de la relation d'aide, souvent banalisées mais qu'il est primordial de connaître pour aller vers la bientraitance.

La reconnaissance du professionnel par l'entreprise

Dans la première partie de cet ouvrage, nous avons souligné qu'une des principales motivations au travail est la reconnaissance, celle qui donne un sens au travail accompli. La non-reconnaissance au travail est un problème contemporain majeur qui entraîne une souffrance avec, comme conséquence principale, la maltraitance.

Nous en avons trouvé une illustration dans *Le Facteur humain* de Christophe Dejours :

> « Si la dynamique de la reconnaissance est paralysée, la souffrance ne peut plus être transformée en plaisir, elle ne peut plus trouver de sens. Elle ne peut dans ce cas que s'accumuler et engager le sujet dans une dynamique pathogène conduisant, à terme, à la décompensation psychiatrique ou somatique. »

Puis nous avons trouvé une explication psychologique à ce besoin de reconnaissance dans *Le Syndrome d'épuisement professionnel des soignants* de Pierre Canoui et Aline Mauranges :

> « Le choix d'être professionnel de santé trouverait son origine dans un besoin de réparation narcissique, en donnant aux autres ce qui a fait défaut pour soi… Toutes les professions à caractère relationnel ont ceci en commun qu'elles satisfont les propres besoins du sujet en lui offrant la possibilité d'être utile mais aussi en lui permettant ainsi de se (re)construire une identité en développant son estime de soi. L'identité professionnelle construira à son tour l'identité personnelle en mal de réalisation. »

Travailler n'est pas seulement produire pour transformer le monde, c'est aussi se transformer soi-même, se produire soi-même et se révéler à soi-même. Le travail est source de plaisir quand il permet de satisfaire ses besoins de reconnaissance et d'accomplissement de soi, participant ainsi à la construction de son identité.

Aline Mauranges, dans son ouvrage *Stress, souffrance et violence en milieu hospitalier*, affirme également :

> « La reconnaissance ! Pourquoi en être privé ? C'est le meilleur outil de management. La reconnaissance motive. Clef du plaisir au travail, elle est gage d'une qualité des soins pour les malades. »

Effectivement, la reconnaissance est un véritable antidote à la fatigue, à la souffrance, à la maltraitance. Celle-ci semble trop souvent négligée, voire oubliée dans les habitudes professionnelles. Elle peut pourtant venir des supérieurs hiérarchiques, des soignants eux-mêmes ainsi que des patients.

La relation du soignant et du patient

Le mot relation vient du latin « *relatio* », signifiant « rapport, lien entre deux choses ou entre une personne et un objet, ou entre deux personnes ».

Pour entrer en relation, la personne malade et la personne qui soigne vont établir des liens, des rapports qui vont interagir.

Faisons donc un rappel qui différencie la relation soignant-soigné et la relation d'aide. Soigner est un ensemble d'actes complexes qui implique le soignant dans sa globalité. Chacun soigne avec ce qu'il est, selon ses critères et sa propre histoire, selon ses ressources et ses possibilités, avec aussi ses faiblesses. La relation soignant-soigné est la relation qui est établie entre le soignant et le soigné, à un moment précis. C'est une relation de soin, de caractère intimiste, à la personne malade. Elle vise à conserver ce qui caractérise un malade et entraîne une relation d'intimité. Voici un extrait du livre *La Relation soignant-soigné* d'Alexandre Manoukian et Anne Massebeuf dans lequel cette thématique est développée :

> « Tout acte, tout geste technique ou de confort se situe au sein de la relation soignant-soigné. [...] Dans le milieu hospitalier, demander par exemple à un malade de se déshabiller peut être reçu comme un ordre, une suggestion, une demande, une proposition... et cela dépendra du type de relation que le soignant établit. [...] De même, tout geste ou attitude du malade facilitera ou inhibera la relation soignant-soigné. »

Cette relation soignant-soigné concerne le soignant envers le soigné et aussi le soigné envers le soignant. Pour illustrer ceci, voici la parole d'une patiente :

> « Ma tumeur au sein n'attaque pas seulement cet organe mais attaque mon corps tout entier de l'extérieur et de l'intérieur ! Il y a mon apparence physique qui se dégrade, mais aussi ma féminité, mes peurs, ma difficulté à me projeter. Certes, l'infirmière, faisant mon pansement, me dit pour me rassurer que ma plaie va bien. Mais, moi à l'intérieur, comment vais-je ? J'ai l'impression qu'elle zappe cela, car elle a peur que je craque. Car, elle a raison, je n'en peux plus. Mais je vais être forte, je ne vais pas lui faire cela... » confie Marguerite, patiente en service d'oncologie d'un CHU de province.

Les enjeux de la relation d'aide sont abordés pendant les études paramédicales et médicales sous un angle théorique plus que concret. Dans ce qui suit, nous allons détailler ce que nous entendons par la relation d'aide, terme trop souvent banalisé puis galvaudé à tel point qu'il en perd son sens.

Pour qu'il y ait relation d'aide, il faut qu'il y ait avant tout une relation simple : la relation se fait parce qu'il y a au moins deux personnes, une personne qui émet et une qui reçoit et cela est réciproque, pendant tout le temps de la relation :

Par exemple, Marie, infirmière, rentre dans la chambre de Mme B. et a deux possibilités d'entrer en relation avec cette patiente.

Soit : « Bonjour madame, en ouvrant les volets. Ca va ? Aujourd'hui, c'est votre chimiothérapie, n'ayez pas peur, tout va bien se passer. On a l'habitude dans ce service. Je repasserai peut-être en fin de matinée. Faut faire votre toilette, les femmes de ménage vont passer... ».

Soit : « Bonjour madame, comment s'est passée votre nuit ? Comment allez-vous ? Voulez-vous que je vous ouvre les volets ? » « Oui, merci » répond Mme B. « Aujourd'hui, c'est votre premier jour de chimiothérapie... Avez-vous des questions à me poser ? » questionne Marie. « Pas pour l'instant » répond Mme B. « Avez-vous besoin de quelque chose ? » interroge Marie. «Non, je souhaite seulement me reposer » déclare Mme B. « Je vous laisse et vous ferez votre toilette quand vous voudrez. Je repasserai vous voir vers 11 h » propose Marie en sortant de la chambre.

C'est faire confiance en l'autre et ses ressources. Quelle que soit l'aide dont la personne a besoin, la personne malade doit rester une personne libre. Les soignants ne sont pas maîtres à bord du service. Dans la deuxième situation, Marie cherche à dialoguer avec Mme B. car elle voit en cette patiente une personne capable d'élaborer sa propre pensée, de cheminer vers des choix qui lui correspondent. Elle lui pose des questions ouvertes et n'induit pas les réponses. Elle est prête à accueillir les besoins de Mme B. Mais pour permettre cela, Marie a choisi d'être disponible et à l'écoute des propositions de Mme B.

Elle entre en relation avec la patiente. Ce type de relation existe dès que deux personnes se rencontrent et établissent une conversation, dans la vie de tous les jours, sans être obligatoirement dans le domaine du soin.

La relation d'aide consiste en un accompagnement psychologique pour les personnes en situation de souffrance. C'est une approche qui amène la personne aidée à reconnaître ses besoins et à trouver des moyens pour les satisfaire, tout en étant guidée et soutenue par des professionnels (soignants, éducateurs, psychologues…) ou des aidants bénévoles (famille, amis, bénévoles…). C'est la personne elle-même qui va trouver ses solutions.

Selon Hildegard Peplau, dans son ouvrage *Relations interpersonnelles en soins infirmiers*, la relation d'aide est un système de liens révélant, chez une personne, une représentation de son monde et un processus d'intégration de ses besoins. Mais quels sont les besoins fondamentaux d'un individu ?

Maslow énonce cinq grands types de besoins caractérisant les individus. Ces besoins forment la pyramide de Maslow *(fig. 1)* dans la mesure où, selon lui, il n'est pas possible pour un individu de répondre à un besoin de niveau « n », si le besoin de niveau « n-1 » n'est pas comblé. Il postule que, pour arriver à l'épanouissement de l'individu, il faut avoir satisfait ses besoins de niveau inférieur.

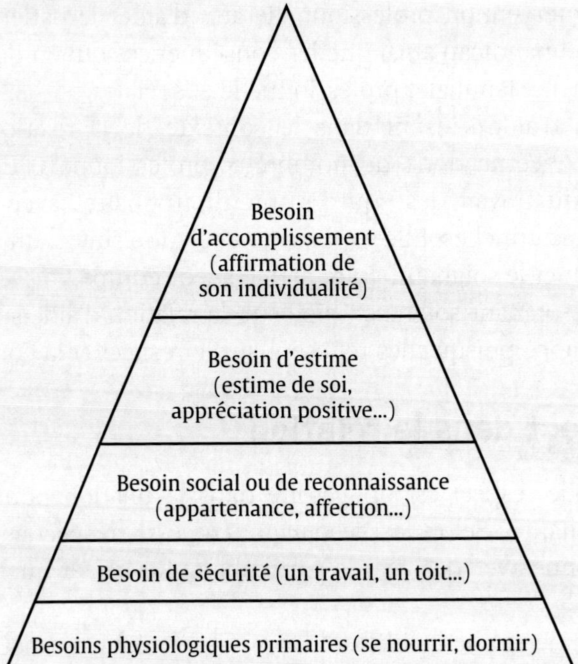

Figure 1 : Pyramide de Maslow.

La relation d'aide permet à la personne aidée de traverser une épreuve, d'accompagner une situation de vie difficile, de changer des fonctionnements, de mieux se connaître.

Pour un professionnel de soin, la relation d'aide requiert avant tout un savoir-être, puisqu'elle est essentiellement centrée sur la personne en demande ou en souffrance. Elle permet de l'accompagner dans son parcours de vie. Il ne s'agit donc pas de trouver ou d'apporter des solutions toutes faites, mais plutôt de cheminer et d'aider la personne à trouver par elle-même sa solution. Ainsi, la relation d'aide est une forme d'accompagnement, même si parfois elle nécessite des interventions plus marquées ou plus techniques. En fonction de l'expérience et des observations recueillies auprès d'une personne, le savoir-être permettra d'intervenir ou non selon un jugement clinique. Depuis 1950, les soignants s'interrogent sur les aspects relationnels de leur travail. Dans cet état d'esprit, la relation d'aide est apparue comme une intervention professionnelle afin d'aider le patient à vivre sa maladie ou son handicap ainsi que les conséquences qui en découlent sur sa vie personnelle, familiale, professionnelle et sociale.

La relation d'aide s'inscrit dans le contexte de la relation soignant-soigné. Elle concerne donc de nombreux professionnels. Elle souligne l'importance du travail des équipes interdisciplinaires avec leurs compétences professionnelles. Elle suppose une relation suivie, un projet établi entre le patient et le soignant, voire même avec l'équipe.

La relation soignant-soigné et, bien sûr, la relation d'aide sont les bases de la bientraitance puisqu'elles reposent sur le respect et la confiance.

Le respect dans la relation

La notion de respect est obligatoire dans la relation pour établir un climat de confiance. Selon le *Dictionnaire Larousse*, respecter, c'est considérer la personne avec des égards particuliers. Respecter quelqu'un, c'est le considérer.

Le point de départ de la relation d'aide est la reconnaissance du ressenti de la personne soignée : il s'agit pour les professionnels de reconnaître et d'accepter les affects, les émotions de l'autre, et donc de le reconnaître en tant qu'être humain. Le soignant se proposera d'aider et de soutenir le patient dans son questionnement plutôt que de lui donner des réponses toutes faites.

Selon Hildegard Peplau *(id.)*, le but de la relation d'aide est d'identifier la représentation, le modèle du monde (la vision) de la personne. Dans une perspective d'interactions, les besoins de l'infirmier vont s'articuler sur ceux de la personne soignée ; ainsi, le lien va permettre un développement et une évolution pour chacun des deux partenaires, la personne soignée et le soignant.

L'importance donnée actuellement aux recueils de données et de consentement, réalisés à l'entrée du patient, permet d'établir les bases préliminaires d'une relation respectueuse, où l'humain a la priorité.

Dans la relation de soins, les professionnels de santé sont amenés à entrer dans l'intimité du patient et parfois à dévoiler un peu de la leur. Ce jour envahissant, qui éclaire les zones les plus secrètes de l'existence de l'autre, met les acteurs déjà fragilisés par leur dépendance en situation de grande vulnérabilité : il est donc primordial de leur permettre de préserver leur jardin secret ou, au moins, la sensation d'être respectés au plus profond d'eux-mêmes.

La relation de dépendance créé une perte de liberté et aussi, trop souvent, une perte d'égalité. Tout au long d'une relation d'aide, le respect et l'attention portés à l'autre sont les garants d'une situation équitable et favorable à la guérison. Il faut savoir chasser le sentiment de supériorité et de puissance que certains professionnels peuvent exprimer aux dépens de la personne soignée, vulnérable et affaiblie. Prendre le pouvoir sur l'autre n'est pas le but, conscient ou inconscient, de la relation de soins !

Au contraire, la relation d'aide doit permettre au malade de rester acteur de sa maladie et de pouvoir exprimer ses choix et, surtout, qu'ils soient respectés.

La singularité dans la relation

La singularité représente ce qui est propre à chacun de nous. C'est la part de nous-même qui nous identifie et nous différencie des autres. Nous tenons tous à cette singularité et nous devons comprendre que l'autre, même affaibli, considère cette singularité comme sa richesse individuelle.

Sachant cela, la relation d'aide débouche sur la bientraitance quand elle considère que le passé, les êtres chers, les habitudes du malade comptent autant que les traitements et les actes de soins : elle englobe l'ensemble d'un tout. Aborder la relation d'aide, c'est pouvoir penser ses pratiques, prendre en compte les contextes, discerner les priorités et pouvoir découvrir avant tout l'être humain caché derrière la maladie, à cet instant précis.

Il s'agit donc d'accorder des égards particuliers à chaque personne.

Selon Pierre Canoui et Aline Mauranges, qui citent H. Lazure :

> « La relation d'aide vise l'un ou l'autre des objectifs suivants chez la personne aidée : traverser une épreuve, résoudre une situation de vie actuellement ou potentiellement problématique, trouver un fonctionnement personnel plus satisfaisant et détecter le sens de l'existence. »

Cette relation est un passage dans la vie de l'autre pour lui permettre de vivre cette étape et en aucun cas pour le rendre dépendant. L'évolution actuelle tend à supplanter les termes de « malade » ou « patient » par ceux de « client » ou « usager », ce qui sous-entend une démarche proche des préoccupations de la consommation marchande ou des relations mercantiles. Les professionnels sont aujourd'hui aussi concernés par un ensemble de services proposés à l'usager ou au consommateur ; celui-ci peut donc choisir certains de ces services, comme les équipes de soins qui vont s'occuper de son cas.

> « Je suis revenu chez vous, car je sais que vous acceptez que ma femme vienne me rendre visite vers 7 heures avant d'aller travailler. C'est tellement important pour nous de nous embrasser le matin, comme d'habitude ! » raconte M. K., patient ayant un traitement chimiothérapique, tous les mois pendant une semaine, depuis 2 ans.

De ce fait, le professionnel adapte sa relation en fonction des besoins et des attentes du « consommateur soigné ». Elle confère à cette relation une singularité, quelque chose qui est unique, ce qui favorisera un climat de bientraitance.

Aider n'est pas sauver

Comme tout lien social, la relation d'aide a ses propres limites qu'il faut savoir accepter. Le soignant n'est pas le sauveur providentiel, même

jusqu'au bout, mais en vain ; elle était restée à demi ouverte et froissée. Bientôt l'autre aile s'était agitée, avait essayé à son tour de s'étendre, n'y était pas parvenue et s'était arrêtée, à demi dépliée, tremblante.

> « Et moi, avec l'impudence de l'homme, penché sur elles, je leur soufflais mon haleine chaude ; mais les ailes avortées s'étaient immobilisées et étaient retombées, flétries.
>
> « L'angoisse m'avait saisi : dans ma hâte, en osant violer une loi éternelle, j'avais tué le papillon ; et ce que je tenais dans la main n'était plus qu'un cadavre. »

Nous devons tirer leçon de cette métaphore poétique du pouvoir et de l'impatience de l'homme : une des difficultés du professionnel de santé est de trouver sa véritable et juste place face à la souffrance de l'autre. Il n'est pas question de se mettre à la place de l'autre ou de faire pour lui ; cela n'est pas utile, et de toute façon c'est impossible.

La personne malade, si elle est psychiquement intègre, est encore responsable de ce qu'elle fait de sa maladie et nous devons le comprendre.

Aider, c'est permettre à un patient d'identifier ce qui lui arrive, de donner du sens à quelque chose d'inhabituel et de faire des choix d'orientations possibles pour vivre au mieux cet état.

Et puis luttons contre le mythe confortable de la blouse blanche. « Soigner pour guérir » n'est qu'une utopie ! La guérison reste trop souvent le signe exclusif de l'efficacité du soignant qui occulte la part d'action, non négligeable, du patient.

Nous entendons encore trop souvent les voix implorantes : « Docteur, vous allez me guérir ! Ma vie est dans vos mains. Je compte sur vous ! »… Il faut recadrer les rôles !

La guérison ne dépend pas que des praticiens mais aussi du malade, surtout si celui-ci est guidé et accompagné avec la bientraitance requise. Le professionnel de santé assure effectivement des actes et des traitements ciblés sur la pathologie diagnostiquée. Il est là pour dispenser des soins qui apporteront des ressources aux personnes en demande, afin de leur permettre de combattre leur état. Partageons le témoignage d'une infirmière à des étudiants :

> c'est-à-dire celui qui doit supporter, endurer, subir quelque chose qui lui est pénible. Cette souffrance est en rapport avec le corps que le patient est. [...] Prendre soin, c'est porter une attention particulière à une personne qui vit une situation particulière, et cela dans une perspective de lui venir en aide, de contribuer à son bien-être et à sa santé. »

En conséquence, prendre soin, c'est venir en aide à l'autre, à un corps-sujet et non à un corps-objet. La différence est fondamentale et Walter Hesbeen considère que le concept de « prendre soin » représente une valeur et non une vérité scientifique. Cela confère aux acteurs du soin une grande liberté permettant d'amener une aide singulière à la personne. Il différencie également « faire des soins » et « prendre soin » ; il précise que le soin, quand il est orthographié au singulier, désigne l'attention positive et constructive portée à quelqu'un dans le but de réaliser quelque chose avec lui et pour lui.

Le « prendre soin » cher à Walter Hesbeen est donc constitué d'une multitude de petites choses difficilement perceptibles de façon unitaire. Ces « petites choses » ne sont ni spectaculaires ni rapidement identifiables dans le contexte actuel de l'hôpital. Par là même, la mise en valeur de leur utilité sociale est d'autant plus difficile que le secteur médical préfère communiquer sur le registre des soins techniques, des pratiques et des matériels technologiques, plus facilement repérables dans les services et dans les médias. Les éléments constitutifs du « prendre soin » restent des « petites choses » trop proches de « petits rien » : alors on les oublie !

Les personnels de soin, eux-mêmes, ont du mal à les identifier tant ils font partie de leur quotidien.

Afin d'appréhender et de valoriser ces éléments du prendre soin, il faut faire preuve de beaucoup de délicatesse pour, d'une part, être le déclencheur de l'action et, d'autre part, pour permettre le cheminement de la personne malade vers un mieux-être, sans prétendre à en être l'acteur principal.

[redacted]

[redacted]

« Au moment de la toilette, je veille à ce que les patients puissent se voir dans un miroir s'ils le désirent, j'en profite pour leur nettoyer leurs lunettes » précise Michel, aide-soignant en service de médecine.

Pour résumer, le *care*, c'est apporter une réponse concrète aux besoins des autres : c'est prendre en compte leurs besoins réels en tant qu'individus. Cette approche s'appuie sur l'accompagnement de proximité dans lequel une place importante est donnée à l'expérience des professionnels qui travaillent auprès des patients.

Ceci nous amène à aborder une notion complémentaire dans la relation de soin considérée comme relation d'aide : la sollicitude.

→ La sollicitude

Les notions de sollicitude et de reconnaissance ont été particulièrement développées par le philosophe Paul Ricœur (École des philosophes chrétiens, 1913-2005). Il entend par sollicitude la capacité d'accueil et de reconnaissance que chacun peut éprouver à la rencontre de l'autre. Cela permet de construire une relation équilibrée et respectueuse de l'autre, tout en répondant à sa fragilité par une réponse singulière. Cette capacité à la sollicitude devient une forme de bienveillance, et nous savons maintenant que c'est essentiel à la bientraitance. Le soignant exerce une action sur la vie d'une personne, qui est plus ou moins abîmée, incertaine, voire disqualifiée par le niveau de sa pathologie. Dans son ouvrage *Soi-même, comme un autre*, Paul Ricœur évoque cette vie à reconquérir dans des significations profondes, cette sorte de « petite éthique » de la personne qui aide. Pour cela, le soignant doit faire preuve de modestie, d'humilité dans ses actes concrets d'assistance et de soutien, et dans son souci de préserver chez le malade « une estime de soi ».

Paul Ricœur montre que, au sein d'une relation dissymétrique (relation soignant-soigné), il est important d'avoir une attitude permettant de rétablir un équilibre plutôt que d'accentuer le déséquilibre.

De son côté, la philosophe Fabienne Brugère, dans son ouvrage *Le sexe de la sollicitude*, définit ainsi la sollicitude :

> « L'exercice d'une relation entre deux personnes dont l'une tente d'aider l'autre à sortir d'une trop grande dépendance, pour diminuer ou stabiliser sa trop grande vulnérabilité. »

d'omnipotence, très préjudiciable à la perception de sa place réelle dans la société. Cette attitude empêche l'autonomie, ce qui est aussi le cas pour le soignant « tout-puissant ».

Retenons que la qualification de « bonne mère » est reliée à l'idée d'une réponse à l'enfant équilibrée, suffisante, mais certes pas « débordante ».

Ces principes ne font pas office de jugement et s'attachent à décrire non pas la personne de la mère mais le rapport de l'enfant à un objet maternel qui peut, en partie mais pas nécessairement, être lié à la personne physique. Winnicott met ainsi en évidence, et c'est ce qui nous intéresse, l'importance de rester dans l'acceptation du « non-parfait » pour éviter de créer puis d'accroître la dépendance de la personne soignée, à laquelle on attribue trop souvent la position de l'enfant.

Bien sûr, il n'y a pas de lien affectif entre le professionnel de santé et la personne soignée. Cette analogie permet de mieux comprendre les comportements excessifs, voire maltraitants de certains professionnels envers les personnes soignées.

La notion d'accompagnement

Nous avons déjà employé le verbe « accompagner » dans notre discours et ce n'est pas un vain mot, c'est pourquoi il nous semble utile de revenir sur la notion d'accompagnement.

Accompagner, c'est être avec quelqu'un, lui servir de guide, c'est aussi conduire quelqu'un quelque part, lui tenir compagnie, lui servir de protection. Autant de missions qui nous concernent de près et qui nous sont chères. Or, qui parle aujourd'hui librement d'accompagnement ? Les termes utilisés couramment dans les institutions sont plutôt « prise en charge du patient, prise en charge de la douleur… ». Le champ lexical de « prise en charge » est vaste, il peut concerner un « fardeau » mais il signifie aussi « s'emparer de quelqu'un avec force », et surtout quelqu'un qui manque d'autonomie ! Nous devons être attentifs à ces expressions, et il nous paraît important de préciser qu'il n'est pas utile de prendre en charge totalement le patient ou sa douleur. Il s'agit plutôt de « l'accompagner

La relation d'aide selon Carl Rogers

Carl Ransom Rogers, docteur en psychologie, professeur à l'université de Chicago (1902-1987, États-Unis), a ouvert une nouvelle voie importante, connue successivement sous les noms d'approche « non directive », d'approche « centrée sur le client » et d'approche « centrée sur la personne » dans les années 1950. Ses travaux et sa pensée continuent d'influencer aujourd'hui le courant de la psychologie humaniste. Ce concept trouve sa place dans notre réflexion puisqu'il peut concerner l'accompagnement des patients et de leurs proches, à travers l'acceptation et la reconnaissance de maladies et d'affections graves, de plus ou moins longue durée, handicapantes, ainsi que l'apprentissage de différentes démarches de soins. Il s'agit alors pour le soignant de chercher à créer un partenariat avec la personne en difficulté afin que, ensemble, ils puissent trouver des réponses adaptées aux problèmes rencontrés.

Plus théoriquement, la relation d'aide selon Carl Rogers repose sur le postulat suivant :

> « Tout individu possède un potentiel suffisant pour gérer tous les aspects de sa vie. »

De ce fait, pour le patient qui ne peut pas y arriver, le professionnel est là, d'une façon non directive, pour l'aider à trouver la capacité qui l'amènera à se diriger lui-même.

C'est la relation entre deux personnes qui est « transformante », mais pas n'importe quelle relation. Pour cela, Carl Rogers, dans le « *counselling* » centré sur la personne et non directive, considère que trois éléments fondamentaux sont à respecter pour libérer le potentiel de la personne : l'empathie, la congruence, la considération positive inconditionnelle ou l'accueil positif inconditionnel. Selon l'approche centrée sur la personne, l'individu possède en lui-même des ressources considérables pour se connaître, se comprendre, changer ses attitudes de base et son comportement. Cette tendance « actualisante » est active et correspond à la nature même que nous appelons la vie.

L'empathie implique la confiance en soi, la confiance en l'autre et la confiance dans la relation.

La compréhension empathique, selon Carl Rogers, permet à la personne aidée de clarifier ses idées et sentiments, pour les exprimer avec aise. Elle nous permet d'apprécier les enjeux auprès des usagers et la relation qu'ils peuvent avoir vis-à-vis des soins et des traitements. Voici quelques exemples de phrases empathiques que nous vous proposons de découvrir :

« Vous avez le sentiment d'être impuissant face à votre situation ? »
« Vous ressentez de la colère concernant votre état ? »
« C'est comme si vous n'étiez pas responsable de ce qui vous arrive... »
« C'est comme si votre corps ne vous appartenait plus... »

Il s'agit de s'engager dans le monde du patient, de lui montrer que l'on s'intéresse à lui et qu'il est important pour nous. Cet engagement est la voie pour amener le patient à mieux se connaître et lui montrer que vous comprenez ce qu'il vit.

La congruence

La congruence peut être assimilée à l'authenticité dans le contexte des attitudes et des comportements humains. En effet, la congruence définit la concordance entre ce qui est exprimé, ce qui est ressenti et la conscience de nos émotions. L'attitude congruente permet d'être réellement soi-même, de développer et d'exprimer la connaissance de soi. Ce faisant, c'est toute notre conduite qui s'en trouve améliorée dans le sens où nous dégageons une authenticité dans l'acte de se mettre au service de l'autre tout en ne s'oubliant pas. Cette notion est très importante dans la relation d'aide car elle propose aux deux partenaires de la relation d'être sans masque et d'offrir une relation d'ouverture. L'amélioration de la congruence permet, au professionnel, de se prémunir – entre autres dangers professionnels – de l'épuisement professionnel et, au patient, de se sentir en climat de confiance et d'être lui-même congruent.

– une écoute active facilement matérialisée par la technique de re-formulation (reprendre les propos du patient avec ses propres termes ou d'autres très proches pour prouver l'écoute et l'attention) ;
– une information juste et équitable sur le diagnostic, les traitements, les procédures définies par le corps médical.

Appliqués à la relation d'aide, les principes énoncés par Carl Rogers trouvent véritablement leur raison d'être. En effet, si les professionnels de santé les comprennent et les utilisent, les conditions de la bientraitance se trouvent alors réunies et impliquent d'ailleurs autant les soignants eux-mêmes que les usagers des institutions. En effet, le fait de rendre à l'humain sa prééminence permet de donner un sens plein et entier à son métier auprès des usagers des services de soin. Cette approche « rogérienne » nous semble primordiale dans le sens où la relation induite se fait véritablement de personne à personne, quels que soient la qualité, la position ou le degré de dépendance de chacun. Cette approche laisse au patient son intégrité et sa capacité à s'évaluer et à se positionner comme un expert de lui-même !

Bozarth Jerold, professeur à l'université de Géorgie, apporte une forme de conclusion synthétique au sujet de l'approche rogérienne de la relation sur le terrain :

« Les partenaires de la relation sont à égalité de valeur et de dignité ! »

L'authenticité personnelle, la qualité de présence, l'acceptation inconditionnelle positive, la congruence amènent une relation d'aide de qualité, et cela d'autant plus qu'elles sont associées. Dans ce contexte, les soignants pleinement conscients de leur identité et de leurs propres limites sont en mesure d'accepter le patient ou l'usager, de respecter sa liberté et sa dignité. Ils sont capables de proposer un accompagnement empathique et non directif face à la perte d'autonomie et à la faiblesse associée.

Nous venons de montrer que, dans une perspective d'amélioration de la communication et des soins dispensés, la relation d'aide gagne à se centrer sur la personne et non sur le problème ou la maladie.

Au-delà de cette considération empathique et bienveillante du soignant vis-à-vis du malade et réciproquement dans le meilleur des cas, il nous

lumière, la pression, les odeurs, les saveurs mais aussi les sensations de danger ou de désir.

Des études concernant l'impact de la distance sur la communication interpersonnelle ont été suivies par Edward Hall *(La Dimension cachée)* qui distingue quatre distances caractéristiques.

→ La distance intime (moins de 40 cm)

C'est la distance que l'on retrouve dans une situation de grande proximité et donc d'intimité. C'est celle qui correspond au réconfort, au combat, à l'acte sexuel par exemple, c'est aussi la distance que nous retrouvons dans les transports en commun, lorsque nous sommes au coude à coude avec des personnes inconnues. L'odeur du corps de l'autre, sa respiration, ses émotions nous envahissent ! Quelle gêne parfois! La bulle est mise à mal dans ce cas mais, d'un autre côté, elle peut aussi favoriser heureusement l'entrée en relation.

Pour ce qui nous préoccupe, c'est aussi la distance entre le soignant et le patient lors de la toilette ou des soins. Le patient est en tenue de nuit, voire dénudé et, de plus, le soignant est debout devant un patient en position allongée ou assise. Il sera ainsi difficile aux protagonistes de se sentir à l'aise, chacun dans son rôle. Invariablement, dans cette situation, la vision de l'autre est partielle, incomplète et déformée. L'exemple rapporté par Maud, aide-soignante, nous le prouve :

> « Hier, lors de la toilette de Mme N., elle a commencé à me parler de sa difficulté à avouer à sa mère son homosexualité. Je ne m'y attendais pas ! Je lui ai dit que je comprenais sa difficulté et que, si elle voulait, je viendrai la voir après le repas. Il ne m'était pas possible de l'aider alors que j'étais en train de faire sa toilette... Elle était nue et moi en uniforme ! Quand je suis revenue dans sa chambre, je me suis assise à côté d'elle et elle a pu me parler. »

Après ces constatations sur la distance intime, nous vous conseillons de prendre conscience de votre impact et de penser à ceux qui sont entre vos mains ! La distance intime n'est pas la distance la plus favorable pour assurer une relation d'aide optimale.

de son patient alité dans une chambre de soins classique ; sans doute n'est-ce pas l'idéal pour aider le malade à comprendre et accepter les paroles de son médecin qui reste alors trop distancié ! Alors, pas de problème de bulle, simplement un éloignement. Cette distance marque la limite du pouvoir sur autrui. Elle doit correspondre à des conversations impersonnelles. Ainsi, Laurent avoue :

> « L'autre jour, quand nous étions en réunion, j'ai préféré me mettre au bout de la table afin de ne pas être à côté du directeur. Cela me permet de mieux l'écouter sans être impressionné ou influencé quand il nous parle du bilan de l'activité de la structure. »

→ La distance publique (supérieure à 2,50 m)

C'est celle des hommes politiques avec le public lors de leurs discours de campagne. C'est celle des conférenciers et des enseignants universitaires en général avec leur auditoire. Pour se faire entendre, l'orateur doit élever la voix ou bien utiliser un micro. Ses gestes et ses attitudes sont distingués et interprétés par les auditeurs. Cependant, la personne reste peu accessible, et le cadre de la relation n'est certainement pas celui d'une relation d'aide personnalisée. Cette distance publique ne nous concerne que très peu par rapport à notre sujet.

Nous avons compris pourquoi la distance personnelle (selon E. Hall) est celle qui convient le mieux à la relation d'aide optimale, c'est celle qui nous permet de respecter la bulle de l'autre et de créer un véritable climat de confiance.

Nous avons jusqu'à présent détaillé l'impact de la distance physique et proposé une « juste distance ». N'oublions pas que le soignant et le malade sont confrontés également à celle que nous pourrions appeler la « distance d'attachement ». Ce terme est paradoxal dans sa lecture mais compréhensible dans la réalité du soin. Il correspond aux liens humains et à l'attachement qui se construisent au fur et à mesure des contacts renouvelés, lors des traitements de longue durée par exemple. Il s'agit donc là aussi de ménager une « bonne distance », et ce n'est pas chose facile avec le temps.

Notons que les parties du corps les plus intimes sont souvent les parties cachées par les vêtements, comme le sexe, la poitrine, le ventre et les fesses. Cependant, le visage l'est aussi pour certaines personnes ! Est-ce parce que la propre personne ne le voit pas et/ou parce que c'est l'endroit des baisers amoureux ? Certains malades apprécient votre caresse sur la joue, comme d'autres peuvent en être gênés.

L'intimité varie également selon le sexe de la personne, son âge, sa religion.

Bien sûr, il n'y a pas que l'intimité physique qui est mise à l'épreuve dans les institutions. Tout ce qui concerne le malade, sa vie privée, ses souvenirs, ses objets personnels font partie entière de son intimité.

Voilà quelques pensées :

« Si M. J. est au téléphone avec sa femme, je préfère revenir plus tard faire la chambre. Je me sens gênée » révèle Marie-Pierre, ASH.

« J'aime la façon dont Marie-Pierre nettoie ma table de nuit. Elle fait attention à la photo de ma famille, elle repose délicatement le dessin de ma petite fille... » reconnaît M. J.

De différentes façons, la sphère intime de la personne soignée est approchée, d'autant plus quand la personne est touchée corporellement.

Le toucher

Tout au long de leur journée, les soignants et les patients sont plus ou moins confrontés au toucher. Les professionnels de santé sont amenés à toucher la personne soignée lorsqu'ils réalisent un soin. Par exemple, lors de l'installation du patient dans le lit, lors de la toilette, d'un pansement, de l'aide au repas ou bien des soins de *nursing*, les soignants entrent en contact avec le patient avec leurs mains.

Ces gestes peuvent être effectués et ressentis de différentes manières, selon les circonstances et les personnes. Dans tous les cas, soulignons l'importance de la délicatesse !

Dans notre ouvrage précédent, *Les soignants face au stress*, nous rappelions :

« J'ai honte parfois de voir comment certains de mes collègues relèvent les résidents dans leur fauteuil. Certains les prennent en arrière et en les serrant très fort, jusqu'à leur faire des ecchymoses, et d'autres attendent d'être à deux pour le faire délicatement en posant bien les mains en appui » signale Thérèse, ASH en EHPAD.

En considérant l'importance de la relation au toucher dans la bientraitance, nous pensons opportun de développer une sensibilisation au toucher et, pour compléter, au Toucher-Massage® dès le début du cursus de formation des soignants !

→ Le Toucher-Massage®

Dans son livre, *Le Toucher-Massage*, Joël Savatofski écrit :

> « Quand j'ai décidé d'écrire *Le toucher apprivoisé,* aux éditions Lamarre, je voulais attirer l'attention des soignants sur l'importance du toucher dans le cadre de soins, sur la nécessité des contacts physiques, permettant une communication plus authentique et non plus seulement verbale, sur la réalité et la qualité de la relation formelle. [...] J'avais rappelé à ce sujet que le toucher est sans doute le premier sens à apparaître et en tout cas le dernier à disparaître. On peut être sourd, muet, aveugle, mais on sent jusqu'au dernier moment.
>
> « Toucher, masser, doit être conçu plutôt comme un acte informel, que chacun peut s'approprier et dispenser généreusement quand la demande se fait sentir. Il fait partie intégrante du rôle propre du soignant.
>
> « Le Toucher-Massage®, terme que j'emploie depuis mes premières expériences de formation dans le milieu soignant, sous-entend le lien intime qui existe entre la qualité propre au toucher, action informelle, intuitive, relationnelle, et le massage, gestuelle plus élaborée aux effets multiples bienfaisants. »

Le Toucher-Massage® offre aux personnes qui l'utilisent la possibilité d'améliorer la qualité de leurs soins et de leurs relations avec les soignés, grâce à des gestes simples et naturels. Malgré la technicité et la répétition de certains soins, le soignant peut rester attentif au confort du malade et

Pour cela, il s'agit véritablement d'acquérir un savoir-faire pour oser toucher les patients dont le soignant a la charge. La formation au Toucher-Massage® initie à une gestuelle plus aisée et plus économique, afin d'adopter des positions ergonomiques pour les techniques de soins, en particulier la maîtrise du poids du corps et du « *balancing* » (position du corps) qui restent des outils indispensables pour prévenir les problèmes douloureux de maux de dos chez les soignants. Il s'agit de comprendre, et à tous les niveaux, que c'est une aide pour les soignants d'apprendre à faire des gestes calmes et doux. Trop de soignants se trouvent de façon régulière dans des situations d'urgence et n'arrivent plus à se poser, ne serait-ce que pour quelques minutes. Comme si le fait d'aller vite allait rallonger le temps ?

« Pratiquer pour, tout simplement, rencontrer l'autre, cet autre que l'on croit connaître et que l'on découvre différemment grâce au Toucher-Massage®... La formation est une réussite pour les soignants, car elle bouge les mentalités au cœur même de la relation soignant-soignant et soignant-soigné... C'est l'aboutissement d'un long chemin sur la prise en compte de la dimension relationnelle du soin-relation d'aide, de la gestion du stress, des soins palliatifs, de la douleur... Pour le soignant, c'est aussi la seule et rare occasion de s'arrêter, de se ressourcer sans culpabiliser... Dans notre service, la consommation de médicaments antalgiques ou de somnifères a diminué ! Enfin, les soignants ont appris à échanger entre eux, à mieux exprimer leurs émotions, à marquer un temps de pause et à pratiquer des massages minutes entre eux... C'est un épanouissement personnel et professionnel des soignants » (Myriam, cadre infirmier en chirurgie, hôpital de la région bordelaise)

La particularité du Toucher-Massage® permet de le proposer lors d'un soin ou selon la convenance de chacun, sans obligation. Quelques minutes suffisent pour se détendre et détendre l'autre. C'est vraiment un atout complémentaire non négligeable dans une démarche pour favoriser la bientraitance !

D'ailleurs, le Toucher-Massage® n'est pas réservé uniquement aux malades et aux familles. Il peut être aussi pratiqué au niveau des personnels des équipes afin de donner une autre dimension à la relation professionnelle. Il soude les membres de l'équipe et évitent certains conflits.

Il permet également aux soignants d'apprendre à recevoir, de s'autoriser à lâcher prise, à se détendre en peu de temps. L'importance de prendre soin de soi pour mieux s'occuper de l'autre est un des principaux critères favorisant la bientraitance.

l'impossible... en renonçant à nos folles espérances... en étant confrontés aux pertes nombreuses qu'amènent la mort et le temps... On ne peut devenir un être séparé, responsable, relié aux autres, conscient, sans passer par des moments de renoncement, de deuil, de lâcher-prise. »

Elle insiste sur les souffrances des personnes qui n'ont pas su renoncer à ce qu'elles ont finalement perdu. Le soignant auprès de « son » malade peut lui aussi ressentir les êtres qui partent comme autant de souffrances et les accumuler, pour devenir de moins en moins disponible. C'est pour cela que le professionnel doit agir en prévention, sans attendre de laisser le problème s'installer. Dans ce cas, le relais avec d'autres personnes de l'équipe nous paraît indispensable afin d'éviter la survenue de réactions de maltraitance et/ou d'un épuisement professionnel.

L'acceptation des renoncements nous permet de gagner en sérénité et d'être davantage disponible et bientraitant auprès de chaque patient.

Les injonctions parentales

L'histoire individuelle conditionne les actes et les réactions de chacun de nous au quotidien. Cette histoire vécue et construite reflète en particulier ce que l'on appelle les « injonctions parentales » : ce sont les différentes formulations impératives, les ordres et conseils éducatifs reçus et entendus lors de l'enfance. Par exemple :

- « Fais-moi plaisir, range ta chambre ! »
- « Allez, tu es un grand garçon, à 6 ans, on ne pleure plus, sois fort ! »
- « Fais un effort, tu peux travailler davantage ! »
- « Dépêche-toi, tu vas arriver en retard à l'école ! »
- « Tu as eu 16 en math, mais combien a eu la première ? La prochaine fois, tu seras le premier, sois parfait ! ».

Ces injonctions peuvent marquer l'individu et demeurer fort présentes lors de l'âge adulte dans les raisonnements de chacun de nous. Éric Berne (1910-1970), psychiatre américain et père de l'analyse transactionnelle, utilise le terme de scénario pour définir le plan de vie de chacun en voie de réalisation, conçu dès la petite enfance, et cela sous la pression parentale.

soignants vont ainsi accepter des postes ou des conditions de travail qui les mettent directement en danger. Cela peut être à l'origine de mauvais traitements donnés aux patients ou de soins inadaptés. C'est alors le patient qui va subir l'incompétence de la soignante et qui va endurer, sans rien dire.

« Fais un effort »

La personne se sent écrasée, anéantie par la tâche ou le travail. Cependant, elle s'accroche, coûte que coûte. Elle complique souvent les situations et a l'impression que les autres n'en font pas assez. C'est le cas du soignant qui est en « *burn out* ». Il s'active beaucoup et pense que les autres bâclent le travail et n'en font pas assez. Il va râler puis, à son tour, bâcler le travail au détriment du malade. C'est aussi le cas du patient qui garde le sourire malgré la situation douloureuse qui est la sienne.

« Dépêche-toi ! »

La personne concernée s'agite beaucoup, « brasse de l'air », finit en retard, ne trouve pas le temps de faire les transmissions et laisse tout en vrac sur la table. Quand vous prenez sa relève, vous avez l'impression qu'il y a eu beaucoup de travail et qu'il en reste encore beaucoup. Cette personne paraît peu disponible et ne permet donc pas une relation d'aide efficace. C'est aussi le cas du patient qui demande au dernier moment quelque chose d'important.

« Sois parfait ! »

Dans ce cas, la personne est obsédée par les détails et les finitions parfois secondaires. Elle a très peur d'oublier quelque chose, re-vérifie en permanence ce qu'elle a fait, ne veut pas être critiquée mais plutôt reconnue pour son travail. Elle peut fatiguer ses collègues par son hyperactivité et son excès d'exigences. Ce sont d'ailleurs ces personnes là qui sont le plus exposées au syndrome d'épuisement, le *burn out*.

Nous venons de voir que chaque injonction rémanente est en mesure de créer des dysfonctionnements et des situations dont la maltraitance fait

« Depuis la mort de mon père, à chaque fois qu'un patient vient dans mon service et qu'il a l'âge de mon père, je n'arrive pas prendre de la distance. Je cherche à ce que cette personne reste en contact avec ses enfants, je demande à ses enfants de venir voir leur père en les culpabilisant s'ils ne viennent pas, je demande en permanence au patient de communiquer sans me soucier de ses réels besoins, comme si cela allait me permettre de savoir ce que mon père aurait pu me dire si j'avais pu le voir avant qu'il meure... » avoue Francine en sanglotant.

La résilience

À l'origine, il s'agit d'un terme utilisé en physique pour désigner la résistance aux chocs d'un métal. Il est particulièrement utile pour évaluer les ressorts. Par extension, ce terme est utilisé pour nommer la capacité à rebondir ou à subir des chocs tout en les surmontant, voire même à en sortir grandi.

La résilience est pour Boris Cyrulnik, éthologue et neuropsychiatre :

> « La capacité à réussir à vivre et à se développer positivement, de manière socialement acceptable, en dépit du stress ou d'une adversité, alors que celle-ci comporte normalement le risque grave d'une issue négative. »

La résilience est définie comme la capacité d'une personne ou d'un groupe à bien évoluer et à continuer de se projeter dans l'avenir en présence d'éléments déstabilisants ou de conditions de vie difficiles, à se construire une vie positive là où d'autres baissent les bras et sombrent.

Dans la littérature, nous rencontrons un grand nombre d'exemples d'enfants résilients : la petite Cosette et Gavroche dans *Les misérables* de Victor Hugo, *Poil de Carotte* de Jules Renard, Rémi dans *Sans famille* d'Hector Malot...

Les scientifiques, dans un premier temps, puis les entreprises ont utilisé le terme de « résilience ».

La notion de résilience a d'abord été évoquée par Emmy Werner en 1950, qui constatait dans ces travaux que 28 % des enfants vivant dans la rue à Hawaï, sans structure d'encadrement et sans famille, donc

Par les ressources développées, les personnes résilientes augmentent souvent leur capacité à donner du sens aux événements, à développer l'estime de soi.

L'estime de soi

Voilà un extrait du *Petit cahier d'exercices d'estime de soi*, de Rosette Poletti et Barbara Dobbs :

> « L'estime de soi est le résultat du regard qu'une personne porte sur elle-même : sur son apparence physique, sur ses compétences, sur ses réussites professionnelles et personnelles, sur la richesse de sa vie affective. La réussite de l'un ou de plusieurs de ces domaines ne garantit pas l'estime de soi. Elle est le résultat d'un équilibre entre ces différents aspects. L'estime de soi est une valeur fragile et changeante qui augmente lorsque nous vivons en respectant nos propres valeurs et qui diminue chaque fois que notre comportement n'est pas cohérent avec elles. »

Nous allons compléter ce sujet avec un petit conte oriental, porteur de sagesse.

Conte

Tang était un petit ouvrier dans un royaume d'Orient. Il travaillait le cuivre et fabriquait de magnifiques ustensiles qu'il vendait sur le marché. Il était heureux de vivre et avait une bonne estime de lui-même. Il n'attendait plus que de trouver la femme de sa vie.

Un jour, un envoyé du roi vint annoncer que celui-ci voulait marier sa fille au jeune homme du royaume qui aurait la meilleure estime de lui-même. Au jour dit, Tang se rendit au château et il se trouva au milieu de plusieurs centaines de prétendants. Le roi les regarda tous et demanda à son chambellan de remettre à chacun cinq graines de fleurs, puis il les pria de revenir au printemps avec un pot de fleurs issues des graines qu'il leur avait fait remettre.

Nous vous proposons un test qui vous permettra de vous situer concernant ce critère (cela ne reste qu'un test avec ses nuances de réponses et interprétations !).

Test

Ce test va vous permettre de mieux comprendre votre comportement et dans quelles attitudes vous êtes le plus souvent. Il est extrait de *Prévenir conflits et violence* de Marie-Joseph Chalvin[1].

Répondez aux 60 questions suivantes le plus spontanément possible, sans chercher l'exactitude absolue et la vérité profonde. Cet auto-diagnostic est à considérer comme un test de personnalité à valeur indicative. Il vous décrit tel que vous vous voyez « ici et maintenant ». Malgré son côté aléatoire, il constitue un point de départ pour une réflexion sur vos comportements. Il vous donne une indication sur l'image que vous offrez aux autres.

Si une question vous laisse perplexe, laissez-la sans réponse.

La réponse « plutôt vrai » signifie que vous reconnaissez un de vos comportements familiers, la réponse « plutôt faux » signifie que vous avez rarement recours à ce type de comportement : mettez une croix dans la colonne choisie.

Lorsque vous aurez répondu aux 60 questions, vous utiliserez la grille de décodage pour construire votre histogramme, reflet de l'image que vous avez de votre style de communication.

Questionnaire

Mettez une croix dans la colonne qui vous concerne afin de pouvoir ensuite établir l'histogramme de vos comportements		**Plutôt vrai**	**Plutôt faux**
1	J'ai souvent du mal à refuser et à dire non		
2	Je suis sûr(sure) de mes droits, je les défends sans empiéter sur ceux des autres		
3	Je suis prudent(e), je ne me livre pas si je ne connais pas bien mon vis-à-vis		
4	Je décide et je tranche facilement		

→

1. Reproduit avec l'aimable autorisation de l'auteur.

Mettez une croix dans la colonne qui vous concerne afin de pouvoir ensuite établir l'histogramme de vos comportements		Plutôt vrai	Plutôt faux
27	Je me présente comme je suis, sans complexe		
28	Il en faut beaucoup pour m'intimider		
29	Je fais peur aux autres pour m'imposer		
30	Je me fais rarement avoir mais, si cela arrive, je sais prendre ma revanche		
31	J'exagère les faits, je caricature les situations pour obtenir ce que je veux		
32	Je suis débrouillard(e), je sais tirer parti du système		
33	Je suis à la fois bien avec moi-même et bien avec les autres		
34	Je sais exprimer mon désaccord sans excès, de façon à me faire entendre		
35	J'ai le souci de ne pas importuner les autres		
36	J'ai du mal à prendre parti et à choisir		
37	Je n'aime pas être seul(e) à exprimer un avis dans un groupe		
38	Je n'ai pas peur de parler en public		
39	La vie m'a appris à savoir me défendre et à lutter		
40	J'aime les défis, les risques, même excessifs		
41	Je suis souvent assez habile pour éviter les conflits		
42	Je « joue cartes sur table » pour mettre les gens en confiance		
43	J'ai de bonnes capacités d'écoute et d'attention		
44	Quand j'ai décidé une chose, je la mène jusqu'au bout malgré les imprévus		
45	J'exprime sans réticence ce que je ressens		
46	J'arrive à amener les gens à adhérer à mes idées, je suis persuasif(ve)		
47	Compliments, sourires, flatteries permettent d'obtenir ce que l'on veut		
48	J'ai du mal à maîtriser mon temps de parole		
49	Je sais manier l'ironie mordante		
50	Je suis serviable et facile à vivre, je me fais même parfois exploiter		
51	J'aime mieux observer que participer		
52	Je n'aime pas être au premier rang, je préfère les seconds rôles		

→

Passivité		Agressivité		Manipulation		Assertivité	
37		39		41		38	
50		40		42		43	
51		48		46		44	
52		49		47		45	
59		55		54		53	
60		56		57		58	
Total		Total		Total		Total	

Histogramme des rôles

Reportez sur ce schéma le nombre de points obtenus dans chaque colonne sous la forme d'une croix et réalisez un graphique en colonnes grisées ou en courbe.

15				
14				
13				
12				
11				
10				
9				
8				
7				
6				
5				
4				
3				
2				
1				
	Passif	Agressif	Manipulateur	Assertif

« Bonjour France. Comment vas-tu ? De qui préfères-tu t'occuper ce matin ? » demande Gaëlle à France. « Je préfère m'occuper de M. G. car il aime bien que ce soit la même personne et hier, c'était moi. Tu es d'accord ? » interroge France. « C'est d'accord, je vais voir Mme F. » précise Gaëlle. « Tiens, les sonnettes de M. G. et de Mme F. ! » dit Gaëlle. « J'y vais. Si j'ai besoin de ton aide, je viendrai te chercher. Je te laisse finir les bons de transport » propose France.

« Je boirais bien un café, qui le fait aujourd'hui ? » questionne Gaëlle, au retour de France. « Allez, c'est moi qui le fais aujourd'hui, cela fait longtemps que je ne l'ai pas fait... » répond France. « Dis-moi Gaëlle, pourrais-tu changer nos week-end au mois de mai, car il y en a un que je ne pourrai pas faire ? » demande France. « Si je te donne la réponse mercredi, cela te va ? » suggère Gaëlle. « Ça me va, merci » assure France. Elles partent toutes les deux, très calmes et motivées, faire les toilettes en ayant décidé de se retrouver pour s'occuper des patients les plus dépendants et ranger le linge ensuite.

« Bonjour Mme F. Vous avez bien dormi. Je vous ouvre les volets ? » questionne Gaëlle. « Oh, oui, merci. Je souhaite voir le jour ! » déclare Mme F. « Vous savez quels habits vous voulez mettre ce matin, il ne fait pas très chaud ? » demande Gaëlle en fermant la fenêtre et les rideaux. « Je vais mettre ma robe à carreaux, elle est en laine et je l'aime bien. Pourriez-vous me faire couler de l'eau bien chaude ? » demande Mme F. « Oui, bien sûr ! » répond Gaëlle, en déshabillant délicatement la dame et lui posant une serviette sur les épaules. À la fin de la toilette, après que Gaëlle a installé Mme F. sur le fauteuil, lui a donné son téléphone, son livre avec ses lunettes nettoyées, sa sonnette, et a posé sa couverture sur ses jambes, Mme F. lui propose : « Prenez ces chocolats, vous les partagerez avec vos collègues. Vous êtes toutes tellement bienveillantes. Je vais vous regretter quand je vais rentrer à la maison. Merci de laisser la porte entr'ouverte, j'adore entendre vos rires ». Gaëlle retrouve France : « Tu sais, pour le week-end, est-ce que cela t'arrange si on change uniquement le samedi ? » « Oh oui, c'est super, cela me va, merci » s'exclame France.

Voyons maintenant les comportements d'une personne quand elle n'est pas affirmée. Elle risque d'être passive, agressive ou manipulatrice. Ces trois derniers comportements cités sont à l'opposé de la notion d'assertivité car ils vont générer des situations complexes et, sans doute, instaurer des climats de perte de confiance, d'indécision, de conflits, de découragement et de banalisation... amenant de la maltraitance.

Revenons sur la situation de France et Gaëlle, selon ces trois dernières attitudes.

« Allez, réveillez-vous. Levez-vous. Vous devez vous douchez maintenant Mme F. » crie France en secouant la dame. « Mais, je n'ai pas bien dormi, j'ai mal à ma jambe, j'ai envie de vomir » chuchote Mme F. « Qu'est ce qu'il y a encore ? Je ne comprends rien à ce que vous dites. Je fais couler l'eau un peu froide pour vous réveiller » insiste France, sur un ton méchant.

Une personne est dite manipulatrice lorsqu'elle utilise les faiblesses des autres pour arriver à ses fins. Elle peut tour à tour flatter, tromper, semer le doute et finalement ne pas respecter ses engagements. L'image pourrait être celle de « Maître corbeau, sur un arbre perché, tenait dans son bec un fromage… ». Il n'y pas de climat de confiance établi, avec tous les problèmes que cela peut engendrer… pourrir l'équipe par exemple.

« Toi, Gaëlle, qui sais bien faire le café, fais-le. J'en ai envie. Tu sais, j'ai dit à Mme F. que tu allais t'occuper d'elle, tu pourras lui laver les cheveux puisque tu es coiffeuse. C'est l'occasion pour toi » insinue France, sournoisement.

« Bon, ce matin, j'ai choisi de m'occuper de vous M. G. car je vous aime bien. Alors, pour me faire plaisir, vous allez vous laissez faire. Oh, vous avez eu des chocolats ! Si vous étiez gentil, vous me les donneriez. Je vous mets le bassin. Je ne vous donne pas la sonnette, je reviens tout de suite » prétend France, en quittant la chambre avec les chocolats pour aller prendre son café en oubliant M. G.

Ces dernières situations nous montrent le peu de considération envers l'autre. Cela entraîne des sentiments d'impuissance ou de supériorité, parfois même de découragement.

Le climat relationnel est un des critères essentiels de la qualité des soins et de la vie au travail. C'est parce qu'une personne est assertive qu'elle instaure une relation empathique efficace. Et c'est ainsi qu'elle pourra partager ses émotions naturellement avec les autres.

L'expression des émotions

L'émotion est une caractéristique spécifique du monde animal et la tentation humaine de vouloir empêcher les émotions peut entraîner de curieuses manifestations. Ainsi, cela peut, au contraire, provoquer des

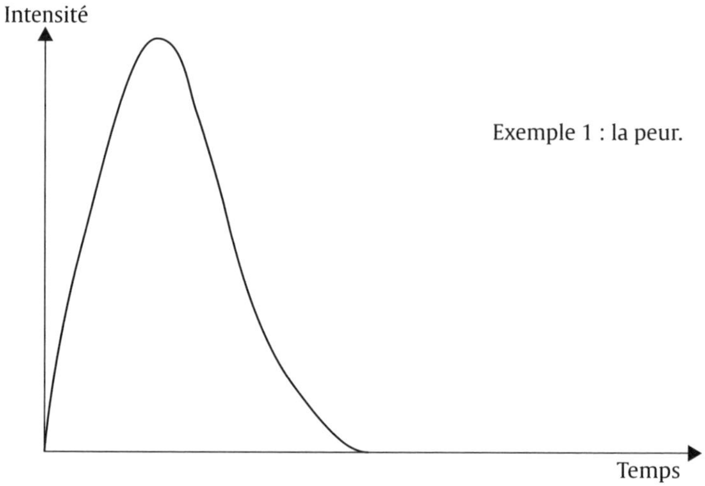

Figure 2 : Alarme d'un scop qui s'allume et qui s'arrête aussitôt. L'infirmière se rend compte que les électrodes ne collent plus bien sur le torse du patient.

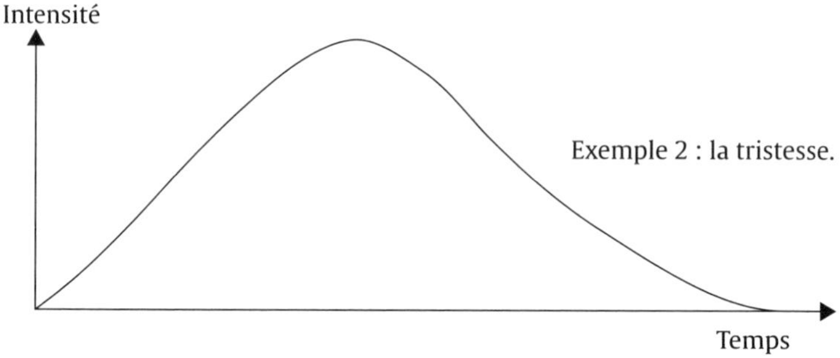

Figure 3 : Annonce de la mort d'un patient en soins palliatifs suivi dans le service depuis 3 mois.

ses actes. C'est pour cette raison que les émotions peuvent faire « peur » et que nous cherchons, souvent, à les montrer le moins possible. Selon leurs traits de personnalité, certaines personnes prennent conscience de l'impact de leurs émotions. Elles se demanderont alors : « Suis-je conscient de mes réactions ou suis-je envahi ? ». Quand la personne n'est pas « débordée », il

citer parmi les émotions principales car elle reste une des émotions la plus violente et parfois la plus belle.

L'amour est un mouvement vers quelqu'un. Il provoque une très forte attirance envers l'autre qui va créer un certain attachement.

→ La peur

Elle permet de rester vigilant, de demeurer attentif et de se préparer à la fuite pour éviter un danger. C'est une situation inconfortable qui génère du stress et de l'insécurité. Lorsqu'une personne est sous l'effet de la peur, elle peut le cacher ou bien le partager. Dans le premier cas, elle risque d'accentuer cet état, voire de le transformer, nous y reviendrons. Les soignants redoutent la violence des patients, redoutent de faire des erreurs. Exprimer sa peur demande un climat de confiance.

→ La tristesse

En principe, il y a tristesse lorsqu'une personne ressent une perte ou un manque. Cela peut être la perte d'un état, d'un objet ou d'un être cher. Les témoins de cette émotion, les proches vont alors percevoir le besoin de protection de la personne triste et tendre leurs bras comme un réconfort ou bien même pour se substituer à la perte. La tristesse peut être également une des étapes du travail de deuil, par laquelle la personne extériorise sa peine. Pleurer aide à aller jusqu'au bout de sa tristesse.

→ La colère

Parmi les émotions, c'est celle qui a mauvaise réputation. Elle intervient, parfois brutalement, lorsqu'une personne cherche à amener un changement face à un obstacle ou à une contrariété. Il ne faut pas la confondre avec la violence ou l'agressivité qui peuvent en être des formes d'expression mais pas de manière systématique. La colère permet de préciser les limites de l'acceptable, pour soi et pour les autres : elle est un mode d'affirmation de soi, qui peut prendre son sens en opposition à l'autre et en l'envie de revendiquer sa différence. Il est donc important de rester centré sur soi,

disproportion dans l'expression par rapport à un événement du présent. C'est la raison pour laquelle les réactions élastiques semblent exagérées et excessives. Après coup d'ailleurs, le sujet ne comprend pas pourquoi il a réagi de cette manière. Les sentiments élastiques les plus fréquents se traduisent par la colère, des mouvements d'humeur, de la timidité, de la confusion, voire parfois de la honte.

Par exemple, le brancardier qui insulte l'infirmière parce que le patient n'est pas dans sa chambre, alors qu'il vient le chercher pour l'amener à un examen radiologique : après plusieurs courses et maintes sollicitations divergentes, le brancardier se lâche et décharge sa colère sur la soignante, comme si elle était responsable de tous ses malheurs à ce moment précis.

→ La collection de timbres

Cette formule imagée traduit une accumulation de sentiments ou d'émotions ressentis mais non exprimés. Les sentiments sont ainsi stockés et ajoutés à d'autres sur un carnet imaginaire, d'où la « collection de timbres ». Lorsque le carnet est rempli ou surchargé, le collectionneur se donne alors le droit d'exprimer, sous une forme parfois explosive, la somme des émotions et sentiments stockés. Le prétexte de l'explosion peut être mineur, mais l'effet est souvent dévastateur.

Par exemple, c'est le cas de la cadre de soins qui refuse à un aide-soignant de partir vingt minutes plus tôt, un jour où le service est calme, pour aller voir le spectacle de son fils. La cadre ayant accumulé des griefs au sujet de l'AS, qu'elle n'a pas évoqués au fur et à mesure, va subitement rejeter la nouvelle demande et déballer, en vrac, tout un ensemble de critiques (pauses-cigarettes, retards, petites bévues, etc.).

La collection de timbres arrive aussi quand une personne subit une accumulation de dysfonctionnements qui vont faire que, à un moment, elle va craquer, d'autant que, au poste qu'elle occupe, elle n'a pas la possibilité d'analyser ou de faire bouger les choses. Bien sûr, dans l'idéal, il serait mieux qu'elle exprime ses difficultés aux personnes concernées ou à celles qui peuvent faire bouger les choses.

Il est dans les habitudes des patients de confier leurs émotions, leurs angoisses, leur solitude à leurs proches et en premier lieu aux soignants ; ces derniers sont en effet en première ligne, ne serait-ce que par les soins prodigués. Or, ces situations peuvent déstabiliser les soignants qui accumulent les confidences de l'ensemble de leurs patients et se retrouvent surchargés par les émotions des autres.

Les émotions sont contagieuses. Il arrive que les soignants partagent parfois des émotions avec certains collègues ou patients.

Il faut alors apprendre à gérer ces flux émotionnels au fur et à mesure pour éviter les trop-pleins et la fuite. Accumuler sans cesse peut conduire à « craquer » et, là aussi, à être victime de sentiments rackets nuisibles, parfois de colère et finalement de violence. Ces situations sont insatisfaisantes pour tout le monde car elles ne répondent pas aux besoins du moment, que cela soit pour les patients et les soignants. D'où l'importance de laisser venir ses émotions au juste moment et au bon endroit, de manière à éviter les situations critiques.

Ainsi, les groupes de parole, les pauses, les temps d'échanges informels peuvent servir de soupape et permettre d'exprimer en équipe certaines émotions. Nous développerons plus largement cette idée plus loin.

Pour terminer ce paragraphe, rappelons la nécessité pour les personnes qui sont en relation avec d'autres personnes malades, souffrantes, de prendre conscience de leurs difficultés et de prendre soin d'elles pour éviter des situations critiques.

Prendre soin de soi

À ce moment de notre réflexion sur les tenants de la relation, nous prenons conscience de la multiplicité de facteurs intervenant directement ou indirectement sur la qualité de la relation interpersonnelle soignant-patient. Améliorer la relation est un travail de chaque jour, qui se peaufine et s'élabore au fur et à mesure des rencontres et dont l'objectif ne doit pas nous échapper : une relation qualitative détermine une relation d'aide

→ La psychanalyse

La psychanalyse est avant tout une méthode d'observation et d'analyse de la pensée. Elle est une pratique d'écoute qui permet la découverte des mouvements inconscients de l'esprit. Le psychanalyste invite la personne à dire ce qui lui vient spontanément à l'esprit. Le but est d'aider une personne, face à des difficultés, à mener à bien ses projets de vie et/ou à soigner des symptômes.

→ Les psychothérapies

Les psychothérapies existent sous plusieurs formes : les thérapies comportementales et cognitives, l'approche centrée sur la personne, la *gestalt*, les thérapies familiales, l'analyse transactionnelle, les thérapies psychocorporelles, l'hypnose, les thérapies de groupe... Toutes ont des spécificités que nous ne développerons pas dans cet ouvrage.

En revanche, si nous les citons, c'est qu'il nous paraît important que les professionnels sachent que ces méthodes peuvent leur apporter une aide afin qu'ils connaissent mieux leurs modes de fonctionnement, de réactions, conditions indispensables pour être capable de s'adapter à toutes les situations de relation de soin. Pour mieux aborder l'autre, connaissons-nous nous-mêmes !

→ Les arts martiaux

À l'origine, les arts martiaux étaient des activités destinées à l'autodéfense en milieu hostile, et les maîtres de guerre en étaient les virtuoses. Aujourd'hui, les maîtres devenus pacifiques ont réintégré les fondements philosophiques à la pratique de leur art. Ainsi, les objectifs des arts martiaux englobent un évident entretien physique mais aussi un mode d'éducation personnelle. Ces disciplines (et le mot est ici tout à fait adapté !) valorisent et développent, par des postures et des enchaînements, l'apprentissage de la lenteur, de la concentration, de la respiration, du self-contrôle, tout en posant comme un postulat le respect de l'autre, qu'il figure un adversaire ou non.

Les initiatives créatrices

Sur le chemin du « prendre soin de soi », nous avons trouvé l'introspection nécessaire, une sorte de repli sur soi, une volonté d'aller vers soi par l'intermédiaire de techniques ! Il nous faut maintenant trouver l'équilibre, en développant une forme de rapport au monde extérieur grâce à la voie ouverte par la créativité. Nous entendons par créativité la faculté d'imagination et d'invention, offerte à chacun de nous, mais pas toujours exprimée. Créer devient une manière de se découvrir soi-même, d'oser être, de se surprendre et, par son ouverture à l'extérieur, de permettre à l'autre de nous connaître. La créativité incite naturellement aux changements de systèmes de références et de pensée, elle permet le lâcher prise. Elle peut s'exprimer de nombreuses manières, les voies de la création étant innombrables ! Nous allons en citer quelques-unes.

→ L'écriture

Elle permet de transformer les pensées, les événements de la vie et nos actes en mots. Elle est une richesse lorsqu'elle clarifie nos pensées et nos sentiments et nous libère souvent. Le passage à l'écrit, même s'il est malmené par les nouveaux univers du multimédia, confère une intimité créative à celui ou à celle qui fait l'effort de poser les mots sur la page blanche (ou l'écran blanc !) et, de la poésie au journal, tout est possible.

L'écriture est une mémoire qui nous offre une prise de recul sur ce que nous vivons et ressentons. Ne nous en privons pas ! C'est tellement accessible et sans contraintes (pages, cahiers, carnets, lettres, informatique…).

→ La peinture et la sculpture

Ces outils offrent la possibilité d'exprimer des ressentis à l'aide des mains plutôt que par les mots. Au-delà de l'expression brute, ces pratiques amènent à toucher la matière et à créer des formes, au sens esthétique ou spatial, sans avoir forcément pour but de produire quelque chose de codifié. Leur avantage est d'ouvrir de nouveaux territoires d'expression et de laisser l'inspiration venir puis les mains agir.

Travaillée en pleine conscience, l'activité physique facilite la libération des tensions liées aux émotions qui peuvent s'installer au niveau corporel.

→ Les sports individuels

Ils donnent la possibilité de se retrouver seul, confronté à soi-même, et ont l'avantage de se pratiquer, pour la plupart, à tout moment et sans grands moyens matériels ou d'intendance. La personne peut ainsi choisir le moment et la durée de sa pratique, en fonction de ses objectifs et de ses limites, ce qui la renforce sur la connaissance de ses possibilités. Le sportif individuel n'a pas à prendre en considération les contraintes souvent opposées par l'autre : nous trouvons là une véritable soupape de liberté pour un soignant, parfois soumis au stress !

→ Les sports collectifs

Pratiquer un sport collectif, c'est apprendre à gérer un collectif et définir sa propre place au sein d'un groupe, tout en respectant la place et le rôle de l'autre. Le sport collectif nous propose une autre notion du groupe, différente de celle de l'équipe de travail. Nous pouvons ainsi développer, par la pratique d'un sport collectif, notre conception de l'entraide et un fort sentiment d'égalité au sein d'une équipe. Cela peut permettre également de côtoyer dans un contexte différent des collègues qui sont d'un autre niveau dans la hiérarchie, et c'est un atout pour construire des relations humaines saines dans le milieu du travail.

En fait, toutes ces pratiques, individuelles ou collectives, convergent vers un même résultat : celui de mieux se connaître soi-même. Ces démarches d'épanouissement permettent de se détendre, d'occuper son temps de loisir, d'oublier le contexte du travail, de se ressourcer tout en ayant la possibilité de rencontrer d'autres personnes, du même milieu professionnel ou non, et de diminuer les tensions musculaires et nerveuses. Autant d'éléments qui, ensemble ou séparément, développent une plus grande confiance en soi et un appréciable sentiment de bien-être. Alors, parmi ces idées et les autres, c'est à vous de choisir selon vos goûts, votre temps disponible et vos aptitudes physiques et mentales, les activités qui correspondent le mieux à votre besoin du moment.

Ce sera la pause café ou cigarette pour les uns, la pause repas pour d'autres ou un simple moment improvisé à l'abri de l'écoute des soignés. Ces temps de vie, propices à la convivialité, ajoutent un aspect relationnel, voire même personnel aux échanges. D'autant plus que, le travail auprès de personnes malades demandant beaucoup d'attention, des temps de recul, des temps de relâche pour évacuer les tensions sont nécessaires.

Parfois, cette communication informelle, sous forme de conversation « passe-temps » (la météo, les actualités, la famille...), est un moyen pour les personnes de rentrer en communication d'une façon « *soft* », d'entrer en relation, de créer du lien. Par la suite, les échanges d'ordre professionnel se font plus facilement.

- *La communication formelle.* C'est une communication qui concerne tous les échanges officiels, toutes les interactions d'ordre professionnel entre les différents salariés (de façon linéaire ou hiérarchique). Cette communication est donc officielle et professionnelle dans des lieux adaptés, avec des temps précis et des personnes nommées (diffusions d'informations, réunions organisationnelles, projets institutionnels...).

  Elle peut se faire verbalement ou par écrit. La communication verbale permet le gain de temps, la facilité du contact, la possibilité de préciser certains points lors des échanges, mais elle risque d'être sujette à une interprétation hâtive, par manque de disponibilité...

  Quand cette communication est écrite, elle laisse une trace, la preuve d'un échange et ouvre la possibilité d'engager un travail de réflexion, de définir des pistes d'action, de donner des informations...

  Ces deux formes de communication sont complémentaires.

Malheureusement, le manque de temps parasite les temps de rencontres formelles. Cependant, le fait que toutes les personnes concernées entendent au même moment le même message permet de tendre vers une compréhension commune, d'autant plus que cette information a été délivrée de façon simple, précise et concise.

Qu'un temps privilégié existe pour échanger invite chacun à « prioriser » le contenu et à relativiser l'importance de l'information à donner.

Ces moments qui valorisent le travail des soignants rendent plus facile la reconnaissance de chacun au sein de la structure. Ils permettent la

La **loi du 7 août 1851** érige en établissements autonomes disposant de la personnalité morale, les hospices et hôpitaux jusqu'alors attachés à la commune de leur lieu d'implantation. Un prix de journée est imposé pour permettre aux établissements recevant des indigents non domiciliés dans leur commune d'être remboursés par la commune d'origine.

Entre 1890 et 1940, la création des assurances sociales et le développement du mouvement mutualiste font apparaître la nécessité d'une révision profonde du statut législatif et administratif des hôpitaux publics. Pour la première fois apparaît la notion de droit aux soins, et donc d'accès pour tous aux structures sanitaires.

La **loi du 21 décembre 1941, dite « Charte hospitalière »**, fixe les nouvelles institutions hospitalières. Cette loi tient compte de la naissance des Assurances sociales créées en 1928 et ouvre l'hôpital aussi aux non-indigents. Le directeur est nommé par le représentant de l'État. Il dispose du pouvoir de nomination sur l'ensemble du personnel, excepté le personnel médical dont la nomination appartient au ministre ou au préfet. L'apparition de cliniques dites ouvertes permet aux médecins libéraux d'hospitaliser leurs patients payant eux-mêmes les frais, en percevant directement les honoraires. Cette loi reconnaît le classement des établissements en centre hospitalier régional, en hôpital, en hôpital-hospice et hospice. L'apparition d'une organisation des services et d'une commission médicale se profile.

Le 28 janvier 1942, c'est la première fois que l'on reconnaît le droit des malades : les juges de la Cour de cassation imposent le principe de consentement préalable du patient lors d'un traitement ou d'examens.

Les **trois ordonnances de 1958** constituent une réforme hospitalo-universitaire. Celle-ci élargit les pouvoirs financiers du directeur, du Conseil supérieur de santé et de la Commission nationale de l'équipement hospitalier. Elle crée l'hôpital universitaire et relance le secteur public hospitalier, délaissé au profit des structures privées.

La **loi du 31 décembre 1970** définit un système hospitalier en prenant en compte les deux secteurs d'hospitalisation. Le secteur public

> accord, sauf en situation d'extrême urgence. […] Un droit à l'indemnisation permet aux patients victimes d'accidents médicaux, d'infections nosocomiales ou d'incidents iatrogènes d'être dédommagés à l'aide de l'Office national d'indemnisation des accidents médicaux (ONIAM). Cette loi tend également vers une solidarité envers la personne handicapée, invoque le droit à la personne de confiance, les droits et responsabilités des usagers, demande la participation des usagers au fonctionnement du système de santé.

Cette loi permet l'égal accès de chaque personne aux soins nécessités par son état, garantit la continuité des soins et la meilleure sécurité sanitaire possible. Elle impose le principe de la non-discrimination, notamment en raison des caractéristiques génétiques.

La **loi du 22 avril 2005 (loi Léonetti)**, relative aux droits des malades en fin de vie, apporte des dispositions primordiales concernant la relation de soins et améliore l'expression de la décision du patient, avec discussion en collégialité. En résumé, elle impose que les droits des patients soient respectés, qu'il y ait interdiction de toute obstination médicale déraisonnable, qu'un processus décisionnel (en cas de patient inconscient) soit établi dans le plus grand respect.

L'IRDES poursuit :

> L'**ordonnance du 2 mai 2005** instaure une nouvelle tarification à l'activité (T2A) qui privilégie les recettes sur les dépenses, les résultats sur les moyens. Cette nouvelle gouvernance, exercée par un conseil exécutif présidé par le chef d'établissement, est composée à parité par les responsables de l'administration désignés par le directeur et des médecins, présidents de la commission médicale d'établissement (CME), et responsables des pôles.
>
> Le **Plan hôpital 2007** a pour objectif de parachever les réformes de 1996. Les principaux axes passent de la régulation administrée à l'autonomie […], accompagnent des évolutions de la recomposition de l'offre hospitalière par l'État […], assouplissent et modernisent les hôpitaux publics.

« Le **Plan hôpital 2012** : le volet investissement du plan Hôpital 2007 doit être prolongé pour porter tous ses effets [...]. Près de 10 milliards d'euros d'investissements, dont 5 milliards apportés par l'État, en aides directes de l'Assurance maladie ont pour but d'améliorer l'efficience de l'offre hospitalière et de poursuivre la modernisation technique des établissements de santé avec le Plan hôpital 2007. »

Toutes ces lois nous montrent bien la volonté de tous de respecter les usagers, depuis très longtemps. En effet, ces grandes étapes ont permis de structurer l'organisation des établissements et, progressivement, d'assurer les meilleures qualité et sécurité des soins pour tous, tout en tenant compte de la gestion économique de la santé. Cependant, le vieillissement démographique, le coût croissant des technologies, la pénurie de personnel... rendent parfois difficile l'application de ces réformes. Malgré cela, l'hôpital se préoccupe de respecter les nouvelles attentes des usagers.

Nous allons donc reprendre certains critères énoncés dans ces réformes, qui correspondent le plus directement au concept de la bientraitance et aux professionnels sur le terrain.

La réglementation des droits des patients

Au fur et à mesure des lois citées ci-dessus, l'évolution est bénéfique pour le soigné. Celles-ci ont donc permis de définir les droits des patients, de réglementer de nouvelles dispositions légales et de proposer des chartes.

Revenons donc sur les lois fondamentales en matière de bientraitance.

→ Les droits des patients en fin de vie

Les lois relatives aux droits des patients promulguées en 2002 (loi relative aux droits des patients et à la fin de vie) et 2005 (loi Léonetti) apportent une évolution des droits des patients favorisant la bientraitance. Ceci se traduit concrètement dans les exigences de la troisième étape de la certification des établissements de santé (V2010). Ces textes impliquent le respect de la volonté et de la dignité du patient, tout en garantissant la qualité des soins et la sécurité juridique des professionnels de santé.

de l'hospitalisation, n'importe quel individu peut désigner une personne de confiance pour ses démarches de santé.

La personne étant choisie, il suffit de noter ses nom et coordonnées sur un papier libre. On peut regretter qu'il ne soit pas obligatoire d'en informer la personne pressentie, ni de recueillir son accord.

La loi cite « un proche, un parent ou un médecin », sans mention d'âge ni de capacité mentale pour remplir cette fonction. Un lien étroit semble préférable entre le malade et la personne de confiance, puisqu'il s'agit de transmettre des opinions, des positions, des consignes qui ne peuvent qu'avoir été discutées auparavant.

De même, la procédure collégiale aide à prendre la décision la plus adaptée pour le patient, dans certains cas.

→ La procédure collégiale

Elle permet au médecin de prendre une décision éclairée lorsque le patient est en fin de vie, qu'il puisse ou non s'exprimer, pour éviter de poursuivre des actes médicaux inutiles, disproportionnés ou n'ayant d'autre effet que le maintien artificiel de la vie. Le médecin doit organiser une concertation des avis de l'ensemble de l'équipe soignante médicale et non médicale, de la personne de confiance, de la famille. Cette réunion tient également compte de l'avis d'un médecin expert extérieur à l'équipe. Lors de cette réunion, il est tenu compte des directives anticipées.

La décision collégiale permet le respect de l'avis de toutes les personnes concernées par la situation, leur compréhension d'éventuels avis contradictoires, l'obtention d'une décision consensuelle. En effet, la prise de décision collégiale fait l'objet d'une procédure très définie qui permet le respect du temps nécessaire à chaque acteur concerné par la situation (médecin, famille, ensemble des personnels soignants) de cheminer vers la décision « la moins mauvaise possible » pour le patient. Il s'agit d'inciter les équipes soignantes à mettre en œuvre une réelle réflexion éthique.

De ce fait, la loi contribue à la bientraitance tant pour les patients que pour leurs familles et les soignants qui collaborent, comprennent et acceptent mieux les prises de décisions.

Tenant compte des changements sociaux favorisés par les crises sanitaires rencontrées depuis 1980 (sida, amiante, sang contaminé, maladie de Creutzfeldt-Jakob), de l'augmentation notable des maladies chroniques et de l'inflation des dépenses de santé, une consultation nationale directe, les États généraux de la santé, est réalisée sous l'impulsion de Bernard Kouchner, de 1998 à 1999. Les priorités retenues montrent la nécessité d'améliorer la représentation et les droits des usagers du système de santé.

Ces critères d'amélioration sont inscrits dans la loi du 4 mars 2002 relative aux droits des malades et à la qualité du système de santé, visant à favoriser la démocratie sanitaire. Il faut cependant attendre quelques années pour voir apparaître les décrets d'application concernant l'agrément des associations représentant les usagers dans les instances hospitalières ou de santé publique (31 mars 2005) et la création des commissions des relations avec les usagers et de la qualité de la prise en charge, les CRU (2 mars 2005).

Le 9 août 2004, la loi relative à la politique de santé publique re-précise le rôle de l'État, garant de la protection de la santé de la population, qui détermine les objectifs prioritaires et agit en partenariat avec les acteurs du système de santé, parmi lesquels les représentants des usagers, dorénavant présents à tous les niveaux de réflexion.

Les malades ont donc aujourd'hui des représentants qui siègent à la commission de surveillance de l'institution. Interlocuteurs de la direction de la structure, ils sont en mesure de faciliter l'expression des malades et de leur famille, de préserver les intérêts des usagers. Ils participent à certaines réunions institutionnelles, sont acteurs lors de l'accréditation, sont convoqués lors de réunions exceptionnelles. Ils servent de relais entre les malades et les professionnels de santé, en toute neutralité.

Les répercussions de ces réformes passent aussi par de nouvelles dispositions qui se succèdent dans une logique de changement favorisant la bientraitance.

Les nouvelles dispositions

Dans certains services, les malades porteurs de drains, de perfusions, de sondes d'intubation sont souvent attachés aux barrières de leur lit. D'autres sont attachés également car les soignants considèrent qu'ils pourraient se

→ Les nouveaux matériels

Ces dernières années, les fauteuils roulants, les lève-personnes, les « verticalisateurs », les plates-formes tournantes apparaissent dans les institutions. Leur utilisation améliore tout particulièrement les manutentions et les transferts. Ils soulagent les professionnels et les patients grâce à leur technicité et privilégient ainsi des gestes plus doux. Cependant, nous souhaitons vous mettre en garde quant à l'abus de certains appareils qui empêchent parfois le contact direct soignants-patients ou, même, restreignent la mobilité de certains malades, en particulier la marche.

Les réformes hospitalières ont également amené la création de différentes chartes.

La loi, du latin « *lex* », désigne une règle juridique suprême et une obligation d'application, à la différence des chartes, circulaires et recommandations qui orientent le travail des équipes mais n'entraînent ni obligation d'application ni risque de sanction.

Le respect des différentes chartes

Dans les années 1950, le ministère de la Santé demande aux établissements de créer un recueil de satisfaction des patients concernant la qualité des soins et du séjour hôtelier ainsi que l'attitude du personnel envers eux.

En 1958, les établissements doivent fournir au patient un document d'accueil apportant des informations qui peuvent lui être utiles afin qu'il ne se sente pas être devenu un numéro, mais bien demeurer une personne.

En 1970, un groupe de travail présidé par Bernard Ducamin, *Humanisation des hôpitaux*, aborde différents thèmes comme l'accueil, les consultations, les repas, les loisirs, l'information au malade.

Un peu plus tard, en 1974, la première chartre du malade hospitalisé voit le jour. En 1995, elle est complétée. Tous ces travaux menés au niveau européen aboutiront en France à la loi du 4 mars 2002 relative aux droits des malades et à la qualité du système de santé.

La charte est un outil de réflexion collective, un moyen de se fixer des objectifs, d'améliorer ses pratiques professionnelles pour favoriser la bientraitance des personnes aidées.

respecter le choix de vie, la protection financière et juridique, le droit aux soins, la fin de vie...

La création de ces chartes et leur application impliquent les différents acteurs qui gravitent autour du patient.

De même, l'initiative de projets (amenés essentiellement par certaines des réformes évoquées précédemment) nécessite le concours et l'intégration d'une grande diversité de contributions des différents professionnels et doit répondre à des besoins fondamentaux de la structure et de ses usagers.

Les responsabilités institutionnelles

Qu'il s'agisse d'une structure, d'un service, d'une personne, l'absence de projets provoque toujours la perte du sens et mène à une dérive où tout le monde se perd. C'est pourquoi les institutions élaborent des projets. Le projet, c'est ce que l'on se propose de faire. Avoir un projet, c'est être acteur, c'est se projeter, c'est faire partager, c'est tout simplement avancer. C'est pourquoi les institutions sont amenées à élaborer des projets en fonction des réformes et du contexte.

Les projets d'établissement

L'image projetée de l'établissement est le reflet d'une évolution culturelle dans laquelle la place de l'usager voulue par le législateur tient aussi à une logique politique et économique de la santé (loi n° 2002-303 du 4 mars 2002). Les projets d'établissement se réalisent grâce à la participation active de tous les professionnels et des usagers. Cette démarche contribue à une mutation profonde des modes de fonctionnement traditionnels et des relations humaines et sociales pour aboutir à une véritable culture d'établissement. Le fait de définir un projet d'établissement ou des projets de services motive les professionnels, leur permet de donner du sens à des actions communes. Cela valorise le rôle de chacun, responsabilise les acteurs et détermine des axes prioritaires communs.

souvent de manière empirique, les médecins et les professionnels de santé ont assuré un système d'assurance qualité et de gestion des risques – qui n'en portait pas le nom – pour réduire les dysfonctionnements nuisant aux patients ainsi qu'à leurs familles.

À partir de la loi hospitalière de 1996, les établissements ont dû adapter leur fonctionnement selon des normes internationales ISO (*International Standardisation Organisation*), pour satisfaire leurs usagers. La qualité permet de mieux communiquer sur les pratiques professionnelles et ce qui les fonde à l'aide de référentiels et procédures. Elle amène à identifier les points à améliorer et à mettre en action les projets de tous les professionnels de l'institution.

La conduite générale de la démarche qualité est assurée par le comité de pilotage, la direction qualité et la cellule gestion des risques.

→ Le comité de pilotage

Il est constitué des membres du corps médical, des cadres de santé et des usagers. Il a pour but de définir la politique générale de la structure. Il oriente et valide les travaux des groupes d'auto-évaluation. Il valide et suit le plan d'amélioration qualité.

→ La direction qualité

Elle comprend un directeur adjoint, un référent qualité et des assistantes qualité. Elle accompagne la mise en place des systèmes qualité spécifiques et les démarches qualité des services et favorise les actions d'évaluation des fonctions et des pratiques professionnelles au sein de l'établissement.

La direction est chargée du suivi de l'ensemble de la procédure d'accréditation menée au niveau national par la Haute Autorité de Santé.

→ La cellule gestion des risques

Elle est composée de membres représentants les services, du CHSCT, des représentants de vigilance. Elle est animée par le directeur qualité et le référent qualité.

Les mécanismes institutionnels de régulation ou d'amélioration

Des mécanismes institutionnels de régulation ou d'amélioration, comme le CHSCT, et une communication externe renforcent le concept de la bientraitance en institution.

Le Comité d'hygiène, de sécurité et des conditions de travail (CHSCT)

La loi hospitalière du 23 décembre 1982 a créé le Comité d'hygiène, de sécurité et des conditions de travail, plus connu sous le sigle CHSCT. Il est, en France, une institution autonome représentative du personnel au sein de l'entreprise. C'est un comité spécialisé, désigné par un collège composé de tous les élus titulaires de l'entreprise (délégués du personnel et comité d'entreprise). La création et l'organisation d'un CHSCT sont obligatoires dans les établissements comptant plus de 49 salariés. Le comité d'hygiène, de sécurité et des conditions de travail a pour mission de :

- Contribuer à la protection de la santé physique et mentale et à la sécurité des salariés de l'établissement et de ceux mis à sa disposition par une entreprise extérieure ;
- Contribuer à l'amélioration des conditions de travail, notamment en vue de faciliter l'accès des femmes à tous les emplois, et de répondre aux problèmes liés à la maternité ;
- Veiller à l'observation des prescriptions législatives et réglementaires prises en ces matières. »

Le CHSCT assure pour le professionnel la garantie de ses conditions de travail et la prévention des risques psychosociaux : il est donc une protection contre les risques de maltraitance.

Pour compléter tous ces dispositifs, la réalisation d'un listing exhaustif de l'ensemble des outils de communication interne et externe existant au sein de l'établissement reste indispensable. En matière de communication interne, parmi les moyens les plus courants, figurent les affichages papier dans des lieux réservés à cet effet (et/ou dans les services, en salle

Accompagnement des personnes atteintes d'une maladie d'Alzheimer. Mission du responsable d'établissement et rôle de l'encadrement dans la prévention et le traitement de la maltraitance.

→ La Haute Autorité de Santé (HAS)

La HAS a été créée par la loi du 13 août 2004 relative à l'assurance maladie afin de contribuer au maintien d'un système de santé solidaire et au renforcement de la qualité des soins, au bénéfice des patients. Le site internet http://www.has-sante.fr met à la disposition des internautes les productions correspondant au champ des missions de la HAS.

La HAS permet de promouvoir les bonnes pratiques et le bon usage des soins auprès des professionnels de santé et des usagers de santé, d'améliorer la qualité des soins dans les établissements de santé et en médecine de ville ; d'informer les professionnels de santé et le grand public et d'améliorer la qualité de l'information médicale, de développer la concertation et la collaboration avec les acteurs du système de santé en France et à l'étranger.

Pour les établissements de santé, la HAS a souhaité, pour cerner ce « phénomène de maltraitance ordinaire », que le Cabinet Compagnon Conseil effectue un travail d'écoute dont les résultats ont permis d'éclairer les travaux engagés dans le cadre de l'élaboration du nouveau manuel de certification des établissements de santé. Cette étude réalisée en 2008 est fondée sur des témoignages de malades, de proches et de professionnels, pris tels quels, dans toute leur subjectivité. Dans cette quête, la HAS a souhaité expliquer ce qu'est la maltraitance ordinaire, définir les droits des patients et les situations à risques. Voici un extrait d'un document publié par la HAS sur www.has-sante.fr :

> Des résultats de cette étude naît une nouvelle version de la certification qui insiste sur les points suivants :
>
> – la prise en compte, dans la procédure de certification V2010, des plaintes et réclamations de patients, traitées en interface avec le médiateur de la République ;

L'articulation avec les ressources extérieures

Afin d'éviter l'isolement du patient, l'institution permet à l'usager de s'ouvrir sur l'extérieur par différents moyens matériels et humains.

→ Les moyens matériels

Le patient vit son hospitalisation comme une rupture avec le monde extérieur, que ce soit dans le temps et ou dans la localisation. Le téléphone dans les chambres, la possibilité de recevoir et d'envoyer du courrier, l'accès à Internet, l'usage de la télévision permettent aux patients de continuer certaines activités, de garder un contact avec l'extérieur et ainsi de ne pas être coupés du monde des bien-portants.

L'aménagement d'une salle, au sein du service, favorise la convivialité et rend possibles des moments d'intimité. Cette pièce, aménagée chaleureusement, instaure un climat de confiance, espace singulier, ouvert aux patients et à leurs familles.

→ Les moyens humains

Voici quelques propositions pour agrémenter le séjour du patient. Nous espérons que vous en rencontrez d'autres.

La personnalisation

Les permissions de sortie, les visites autorisées, le passage de bénévoles, la création d'associations concernant des pathologies (Ligue contre le cancer, Vivre comme avant…) favorisent l'ouverture vers l'extérieur. La possibilité pour le patient de bénéficier de professionnels comme le coiffeur, l'esthéticienne, le pédicure aide à la valorisation de soi.

Certains dispositifs apparaissent progressivement et facilitent l'hospitalisation. Par exemple, pour un patient en soins palliatifs, le congé d'accompagnement permet au conjoint, aux ascendants ou descendants de se rendre disponible durant 3 mois. Le congé est sans solde mais les droits du salarié sont maintenus. Il accorde une disponibilité, sans risque de

> actions d'évaluation afin de garantir la qualité des services et des prestations. »

Chaque réseau :

> « met en place une démarche d'amélioration de la qualité des pratiques, s'appuyant notamment sur des référentiels, des protocoles de prise en charge et des actions de formation destinées aux professionnels et intervenants du réseau, notamment bénévoles, avec l'objectif d'une prise en charge globale de la personne. »

La charte du réseau définit les engagements des personnes physiques et des personnes morales. Ces réseaux s'adressent aux patients atteints de maladie grave ou chronique, comme le diabète. Ils les accompagnent grâce aux différents moyens mis en œuvre.

L'accompagnement des professionnels - le « bien-être » au travail

Dans le prolongement direct des chapitres précédents, l'obligation de l'accompagnement des professionnels est essentielle. Adapter l'environnement humain et matériel pour répondre aux besoins et aux aspirations des professionnels (selon la pyramide de Maslow vue précédemment) améliore le sentiment de bien-être au travail. Selon la définition de l'OMS, la santé est un état de bien-être total physique, social et mental de la personne. Ce n'est pas la simple absence de maladie ou d'infirmité. C'est la sensation agréable procurée par la satisfaction de besoins physiques et l'absence de tensions psychologiques qui permettra la prévention de l'épuisement professionnel évoqué lors de notre précédent ouvrage intitulé *Les soignants face au stress*.

La reconnaissance du professionnel, la sécurité au travail, la protection de la santé du travailleur, la charge psychosociale occasionnée par le travail, l'ergonomie, la prévention des accidents de travail et de la violence, les mesures prises par l'entreprise en matière d'environnement… encouragent le bien-être au travail.

→ Les possibilités d'aménagement

La possibilité pour le professionnel de santé de changer de service, d'évoluer dans son poste créée un climat favorable à la bientraitance. Soutenir les demandes de mutation des professionnels est indispensable pour la bonne santé des services.

De plus, la possibilité de bénéficier de crèches ou de garde d'enfants aide à l'aménagement de la vie professionnelle et personnelle, en rendant les contraintes horaires moins difficiles.

→ La validation des acquis de l'expérience (VAE)

La VAE est une mesure permettant à toute personne, quels que soient son âge, son niveau d'études, son statut, de faire valider les acquis de son expérience professionnelle pour obtenir un diplôme, un titre ou un certificat de qualification professionnelle. Cette mesure valide une compétence et donne accès à un diplôme, à une spécialisation ou à une nouvelle qualification et permet des changements de voies professionnelles.

L'accueil de nouvelles personnes

L'ouverture de l'institution vers des personnes nouvelles ou différentes permet de créer une dynamique d'entreprise, favorise la politique de bientraitance.

→ L'accueil de stagiaires

Il favorise les liens avec l'extérieur, permet de faire découvrir l'institution à des personnes en formation continue ou initiale, oblige à une certaine rigueur en tant que terrain de stages, apporte un avis extérieur quant au fonctionnement et à l'organisation. De même, les journées portes ouvertes pour les familles, le grand public, les jeunes qui auraient « envie » de s'engager dans les métiers de la santé œuvrent dans ce sens.

> « La capacité thérapeutique des infirmières n'est pas un savoir-être individuel. Il s'agit avant tout du savoir-faire d'une équipe qui s'acquiert notamment par le truchement de la ruse du "papotage"... »

Elle souligne que les informations partagées souvent dans l'informel, comme les petites manies de Mme V., les phobies de M. C., la façon d'installer Mme B., vont favoriser la qualité des soins et permettent d'enrichir les pratiques professionnelles de chacun et de soutenir parfois certains professionnels qui peuvent être en difficulté.

Dans ces propos, Pascale Molinier met en évidence l'importance de l'équipe pour les infirmières, modèle valable pour tous les acteurs gravitant autour du malade.

Mais qui dit travail en équipe dit transmissions. Elles restent primordiales pour favoriser la bientraitance car de leur qualité peut dépendre celle des soins : elles apparaissent donc comme un facteur important de bientraitance.

Une bonne équipe favorise l'entraide entre ses différents membres. De même, les transmissions restent primordiales pour développer sa cohésion.

Les transmissions

À chaque changement d'équipe, les transmissions s'effectuent avec des modalités très différentes selon les soignants, les services, le contexte. Elles peuvent concerner tous les membres de l'équipe et seront plus facilement efficaces sous la direction d'un cadre. Avec l'apparition des 35 heures, le temps de transmissions orales a été écourté, voire supprimé, dans certains services. La notion de transmissions ciblées a fait son apparition afin d'organiser et structurer les informations écrites de manière relationnelle pour en assurer une lecture rapide et efficace en attirant l'attention sur les problèmes principaux concernant le patient et en complétant le diagramme de soins. Les transmissions ciblées symbolisent la partie narrative du dossier de soins ; sous forme de synthèse, elles rendent compte de l'évolution du patient et invitent les soignants à rester objectifs. Les transmissions orales complètent les transmissions écrites.

acquis de l'expérience. Les modalités de son financement restent variables selon les structures.

→ L'analyse des pratiques professionnelles

La mise en place de groupes d'analyse des pratiques, animés par un psychologue ou un formateur, sensibilise l'équipe à la prévention de la maltraitance et ouvre des pistes d'actions concrètes bientraitantes.

Le formateur ayant des références en lien avec le métier, son travail peut pointer des problèmes et amener des ouvertures pour les résoudre : par exemple, si le problème de l'organisation ou de l'insuffisance de matériel se pose, les équipes vont ensemble chercher des solutions pour résoudre ce manque.

Cette analyse lutte contre la banalisation de la maltraitance ordinaire en mettant la situation clinique au centre de la réflexion.

L'analyse des pratiques permet aussi aux soignants de prendre soin d'eux en travaillant le sens et l'estime de leur travail. Les soignants deviennent plus autonomes.

→ La formation continue

Même si les formations ne bénéficient pas toujours au patient, elles ont l'avantage de permettre au soignant de s'interroger sur sa pratique, d'avoir des ouvertures différentes de celles déjà acquises.

La formation professionnelle est un bon outil de diffusion du savoir-faire et surtout du savoir-être. Elle repose sur l'expérience de chacun. Elle crée un lien entre tous les professionnels. Elle développe les compétences et entraîne des changements bénéfiques dans les pratiques.

Le plan de formation articulé au projet d'établissement, véritable outil de gestion des ressources humaines, participe à l'aboutissement des objectifs de la structure et accompagne l'évolution professionnelle des salariés. Il valorise aussi les priorités nationales et régionales de formation et les plans de santé publique.

Dans leur rapport, Claire Compagnon et Véronique Ghadi précisent :

Comme nous venons de le voir, la formation englobe des actions de préformation, de prévention, d'acquisition, de perfectionnement des connaissances et des techniques. La formation professionnelle est un régulateur dynamique reliant le professionnel et la structure. Elle rassemble les différents corps de métiers et instaure des rapprochements.

Les groupes de parole

Un groupe de parole a pour but de favoriser l'échange et de soutenir le personnel et les divers intervenants dans le monde du soin. C'est un groupe ouvert dans lequel les échanges reposent sur la confidentialité, le respect et le non-jugement, dans une relation de confiance, variable selon les modalités et encourageant la communication.

Les groupes de parole incitent les participants à s'exprimer sur le vécu de certaines situations de travail. Ils amènent une réflexion sur le travail, suscitent des prises de conscience, valorisent le rôle de chacun, favorisent la bientraitance.

Ils évitent les non-dits et simplifient l'échange entre les différents acteurs. Ils permettent aux professionnels de sortir du silence et de l'illusion de la toute-puissance de certains. Les participants confient ce qui fait pour chacun d'eux l'intime du soin, dans un cadre protégé où les émotions restent bienvenues.

Les nouveaux métiers ou nouvelles fonctions

Le monde du travail étant confronté à de nombreuses mutations dues à un contexte économique, social et personnel, une évolution des métiers s'avère nécessaire. De nouvelles pratiques professionnelles, de nouveaux besoins des usagers, de nouvelles technologies, de nouvelles lois font leur apparition.

De nouveaux rôles émergent dans le secteur de la santé, comme le métier de référent. L'usage du mot référent dans les institutions devient fréquent. Mais, au fait, qu'est-ce qu'un référent ?

Étymologiquement, référent découle de référer, verbe qui vient du latin « *referre* » et qui veut dire « reporter, rapporter », de « *re* » qui indique un

→ Le référent bientraitance

Les professionnels, « happés » par leurs contraintes, n'ont pas forcément le recul nécessaire pour voir la maltraitance et ses conséquences. De plus, le fait de banaliser la maltraitance évite de bousculer les habitudes de l'institution et, par conséquent, de se remettre en question !

Ces référents (souvent des aides-soignantes ou agents de service hospitaliers) sont choisis selon leur engagement, leur investissement et leur acceptation par leurs collègues. Ils apportent des formations à l'équipe, mettent à disposition des documents, créent des journées à thèmes, favorisent l'animation, participent aux réunions organisées par l'établissement, comme le comité de pilotage, le conseil de la vie sociale.

Le référent, parce qu'il met des mots sur les faits observés, suscite chez le soignant une réflexion et une remise en question sur sa pratique tout en étant accompagné, prise de conscience d'autant plus fructueuse qu'elle résulte d'un accompagnement et non d'un jugement.

Le fait de prendre en considération la notion de bientraitance responsabilise les soignants et valorise le « prendre soin ». De la même façon, nous avons pu voir l'arrivée des référents hygiène et qualité, deux exigences fondamentales et évidentes qui ont dû être officialisées par des notions de référents.

→ Le référent « annonce de diagnostic »

Un diagnostic de plus en plus précoce et de plus en plus précis donne au patient toutes les chances de bénéficier au mieux des progrès pharmacologiques spectaculaires de ces dernières années.

Mais cet acte diagnostique doit s'inscrire dans une réflexion plus globale prenant en compte l'individu malade dans toutes ses dimensions pour lui permettre de continuer à « être » avec et en dehors de sa maladie.

Lors de différents rendez-vous formels, dans un lieu aménagé pour cet accueil, le référent instaure un dialogue avec le patient, dans une relation de confiance, lui permettant de mieux comprendre sa maladie et son traitement. Il favorise la prise de conscience, ce qui permet en principe d'éviter le déni, et permet la circulation de l'information exacte au sein de l'équipe.

une formation complémentaire des secrétaires médicales qui leur permettrait de soulager plus efficacement les soignants dans leurs tâches administratives.

Nous insistons donc sur l'importance de rendre acteurs tous les professionnels concernés par la vie de l'institution et son bon fonctionnement.

De même, apporter aux professionnels des soupapes de sécurité allège le poids de certaines situations difficiles.

La protection des professionnels

Dans ce paragraphe, nous allons évoquer les mesures de protection pour les professionnels grâce à l'existence des ordres professionnels et de la prévention des risques psychosociaux. En effet, les soignants étant eux-mêmes dans un cadre sécurisant, ils seront plus à même de sécuriser et protéger la personne soignée. Car les professionnels de santé, aussi consciencieux soient-ils, peuvent se voir confrontés durant leur carrière à une procédure pénale. De tous temps, ils ont craint de faire des erreurs qui risquent d'entraîner des préjudices envers les usagers. À ce jour, certains redoutent d'être mis en accusation et de ne pas être protégés des plaintes. Cette situation, bien que psychologiquement difficile à vivre, ne doit pas être une fin en soi. Permettre un conseil juridique pour le personnel évite les rumeurs sur des situations vécues mal comprises et le développement de fantasmes de toutes sortes.

La mission des ordres professionnels permet également de représenter la profession concernée devant les pouvoirs publics, de définir les missions des professionnels et les différentes spécialisations. Les ordres permettent également l'évolution des pratiques et déterminent les bonnes pratiques, entre autres, par la constitution de sociétés savantes.

Les différents ordres professionnels

En 1940, l'Ordre des médecins fait son apparition. Il veille au principe de moralité, de probité, de compétence et de dévouement indispensable à l'exercice de la médecine et à l'observation, par tous les membres, des devoirs professionnels. Il assure la défense des ayants droit.

survenus dans le monde du travail ces dernières décennies ont favorisé l'apparition de risques nouveaux dans le domaine de la sécurité et de la santé au travail : les risques psychosociaux.

Ils recouvrent les risques professionnels perçus et vécus par les salariés comme portant atteinte à leur santé mentale et, secondairement, physique. Ils résultent d'une combinaison entre les dimensions individuelles, collectives et organisationnelles de l'activité professionnelle. On définit comme psychosociaux les risques professionnels qui portent atteinte à l'intégrité physique et à la santé mentale des salariés, c'est-à-dire toutes les situations de stress, violences internes – dont le harcèlement moral ou sexuel –, violences externes, suicide, dépression, troubles musculo-squelettiques.

Les facteurs d'exposition sont liés à la charge de travail, d'autonomie et d'organisation, au mode de management, aux relations interindividuelles. Si le professionnel est exposé à ces facteurs, des troubles physiques, psychiques ou comportementaux peuvent apparaître. Bien sûr, les facteurs individuels (sexe, âge, état de santé, contexte) influencent leur importance. On les appelle « psychosociaux » car ils sont à l'interface de l'individu (le « psycho ») et de sa situation de travail.

Le dépistage, la prévention et le traitement des risques psychosociaux sont l'affaire de tous au sein de l'entreprise. Il faut les prévenir et les traiter mais le rôle de chacun est différent selon que l'on se place au niveau de la direction de l'institution, du directeur des ressources humaines, des cadres, du médecin du travail, des représentants du personnel au comité d'entreprise ou au CHSCT. Le médecin du travail, les responsables des ressources humaines, les cadres orientent les salariés sur le plan médical ou mettent en place des dispositifs de suivi social, quand il s'agit de problèmes individuels.

Cependant, même si ces plaintes ont forcément un caractère subjectif, elles doivent être prises en considération comme « un indicateur d'alerte », qui trouvera sa légitimité à condition qu'il s'intègre dans un travail plus global et plus méthodique de repérage de l'ensemble de ces indicateurs d'alerte par l'entreprise.

L'analyse des risques psychosociaux permet de trouver les facteurs de risque et de définir des plans d'action de prévention. Un diagnostic de ces

Les facteurs des risques psychosociaux dits « ergonomiques » sont répertoriés à partir de deux modèles :
– le premier modèle, le questionnaire de Karasek (du nom de son principal créateur, sociologue américain), comprend 26 questions qui concernent trois dimensions de l'environnement psychosocial de travail évaluant le ressenti et le contrôle du professionnel sur sa situation de travail :
  * la demande psychologique comprend trois critères différents : la quantité-rapidité, la complexité-intensité et le morcellement-prévisibilité ;
  * la latitude décisionnelle comprend trois critères : la marge de manœuvre, l'utilisation actuelle des compétences, le développement des compétences ;
  * le soutien social ;
– le second modèle, le modèle de Siegrist, questionne sur le rapport entre l'effort fourni par le travailleur et la notion de récompense matérielle, sociale ou symbolique.

D'autres modèles ciblent les approches individuelles au stress comme le modèle de Hans Seyle, concernant l'adaptation de la personne, ou celui de Laborit, évaluant l'inhibition à l'action, ou encore celui de Lazarus, mettant en évidence la double évaluation à la situation.

Ces questionnaires peuvent être complétés par une estimation de l'état de santé du professionnel, par quelques indicateurs sur le lien qu'il fait entre sa santé et sa situation de travail, sur son environnement, et par un questionnement sur des situations qui, par leur accumulation, lui font ressentir un possible harcèlement moral au travail.

Selon l'enquête Sumer menée en 2003, les personnels soignants non médicaux sont exposés à des troubles psychosociaux principalement dus aux temps de travail très contraignants, aux cumuls des difficultés organisationnelles, au contact d'un public parfois difficile, à la pénibilité physique, à l'exposition à des produits dangereux…

Une nouvelle enquête Sumer a été réalisée en 2009 et les résultats diffusés en 2011.

Dans leur rapport remis à Xavier Bertrand en mars 2008, Philippe Nasse (magistrat) et Patrick Légeron (médecin psychiatre) évoquent les propos suivants :

« 5. Recenser les suicides de salariés au travail et procéder à une analyse psychosociale de ces suicides (« autopsie psychologique »).

« 6. Lancer une campagne publique d'information sur le stress au travail.

« 7. Former les acteurs au sein de l'entreprise et renforcer leur rôle.

« 8. Créer un portail Internet pour l'information des entreprises et des salariés.

« 9. Charger le futur Conseil d'orientation des conditions de travail de suivre la mise en œuvre de ces actions. »

Pour aider l'entreprise dans la prévention des risques psychosociaux, des espaces ressources sont à disposition sur le site www.travailler-mieux.gouv.fr ou auprès d'organismes tels que l'Institut national de recherche scientifique (INRS), la Caisse assurance et retraite maladie (CRAM), l'Agence nationale pour l'amélioration des conditions de travail (ANACT) qui proposent des outils de qualité.

Bien sûr, le rôle de la médecine du travail reste primordial dans la démarche préventive et curative.

L'absentéisme, les accidents de travail, les maladies professionnelles, l'épuisement professionnel, les démissions sont souvent les conséquences des troubles psychosociaux.

De plus, ces troubles se répercutent immédiatement sur le patient qui subit et développe une attitude de défense. Il y a alors un sentiment d'insatisfaction de la part des deux protagonistes, voire malheureusement de la maltraitance. Nous soulevons donc l'importance de la prévention grâce à l'élaboration d'un questionnement concret sur les conditions de travail, que l'on soit un professionnel de santé ou une personne de la direction, afin de cibler la nécessité de traiter les conséquences sur la santé des salariés mais aussi sur le fonctionnement des entreprises. De là doivent suivre des plans d'actions concrets amenant la prise en compte des problèmes rencontrés.

Pour conclure ce chapitre, il nous paraît important aussi de parler des devoirs de l'usager pour éviter la maltraitance.

Tout au long de ce chapitre, nous avons développé le thème de la bientraitance en impliquant tous les acteurs qui gravitent autour du patient ou du résident dans les institutions.

Nous espérons qu'il va vous aider à mieux vous situer concernant ce sujet qui reste, vous l'avez compris, très riche et inépuisable.

Être bientraitant n'est pas toujours facile, mais nous souhaitons que vous le soyez le plus souvent possible, quel que soit le contexte.

À vous, lecteurs, ne serait-il pas envisageable, à la fin de cet ouvrage, de vous demander de faire en sorte que la bientraitance soit une réalité, quel que soit l'endroit où vous êtes ?

Alors, nous aurons réussi notre mission !

dans votre démarche s'ils ne tiennent pas compte de votre histoire et de votre contexte, s'ils ne sont pas accompagnés d'un chemin individuel et collectif, ouvert au doute et au changement.

Nous avons abordé ce thème fondamental, qui nous tient à cœur, de différentes manières : en faisant principalement le lien entre la dimension humaine du soin et celle de l'organisation institutionnelle, avec des apports théoriques, par l'énumération de lois ou réformes institutionnalisés, mais aussi par nos expériences sur le terrain et les témoignages des personnes rencontrées, d'une façon objective et concrète.

Aujourd'hui, le concept de bientraitance est en plein essor dans les institutions de santé ; son développement et son respect constituent des obligations pour les structures et pour chacun de nous !

À ce jour, la Haute Autorité de Santé (HAS) veille à intégrer cette notion de bientraitance au sein des établissements de santé et médico-sociaux en renforçant les exigences de certification des établissements. C'est un véritable tournant pour faire face à ce fléau afin qu'il ne soit pas un effet de mode ou un label symbolique « bientraitance » à l'entrée de l'institution. Cela doit permettre à chacun de se donner les moyens d'être bientraitant, que l'on soit un individu ou une collectivité !

Nous espérons que cet ouvrage a été pour vous une source de repères pour mieux respecter les personnes aidées, que vous y avez trouvé suffisamment de réponses à vos questions et de pistes bienveillantes pour continuer l'accompagnement des personnes et de vous-même. Car la lutte contre la maltraitance, pour être efficace, ne peut passer que par la promotion de la bientraitance.

Marandola M., Lefebvre-Decaudin G., *L'intimité*, Lattès, 2004.

Maslach C., *Maslach burn-out Inventory ou MBI*, Consulting psychologist press, Palo Alto, 1986.

Maslow A.H., *L'accomplissement de soi*, Eyrolles, 2004.

Mauranges A., *Stress, souffrance et violence en milieu hospitalier*, MNH, 2001.

Meyer P., *L'irresponsabilité médicale*, Grasset, 1993.

Molinier P., *Qu'est-ce que le* care *?*, Payot, 2009.

Nuttin J., *Théorie de la motivation humaine*, PUF, 2000.

Peplau H., *Relations interpersonnelles en soins infirmiers* (traduction de l'édition américaine de 1988 par A. Pietrasik), InterÉditions, 1995.

Poletti R., Dobbs B., *Petit cahier d'exercices d'estime de soi*, Jouvence, 2008.

Ricœur P., *Les enjeux des droits de l'homme*, Larousse, 1988.

Ricœur P., *Soi-même, comme un autre*, Points, 1996.

Rogers C., *Le développement de la personne*, InterÉditions, 2005.

Rogers C., *Psychothérapies et relations humaines*, ESF, 2009.

Savatofski J., *Le Toucher-Massage*, Lamarre, 2004.

Viorst J., *Les renoncements nécessaires*, Robert Laffont, 2004.

Watson J., *Le* caring, *philosophie et science des soins infirmiers*, Seli Arslan, 1998.

Watzlawick P., *Une logique de la communication*, Poche, 1979.

Winnicott D., *Jeu et réalité*, Gallimard, 1993.

Conférences, enquêtes, recherches et mémoires cités

ALMA Réseau, *Enquête 2007*, Allo Maltraitance.

Code pénal, *Loi « secret professionnel »*, article 434-3, alinéa 2.

Compagnon C., Ghadi V., *La maltraitance ordinaire dans les établissements de santé*, rapport pour la HAS, 2009.

Organismes cités

AAPLM (Association d'aide professionnelle aux médecins libéraux), avril 2004, assistance au téléphone, effectuée par des psychologues cliniciens tous formés aux soutiens et à l'accompagnement (08 26 00 45 80).

AFBAH (Association française pour la bientraitance des aînés et des handicapés).

ALMA (Allo maltraitance personnes âgées).

ANESM (Agence nationale de l'évaluation et de la qualité des établissements et services sociaux et médico-sociaux).

ANESM, *Les recommandations des bonnes pratiques professionnelles, la bientraitance, définition et repères pour la mise en œuvre, Accompagnement des personnes atteintes d'une maladie d'Alzheimer, Mission du responsable d'établissement et rôle de l'encadrement dans la prévention et le traitement de la maltraitance.*

HAS (Haute Autorité de Santé).

INRS (Institut national de recherche et de sécurité).

www.travailler-mieux.gouv.fr

www.has-sante.fr

Bibliographie conseillée

BAUBY J.-D., *Le scaphandre et le papillon*, Pocket, 2007.

HENNEZEL M., *La mort intime*, Laffont, 2001.

JODOROWSKY A., *La sagesse des contes*, Albin Michel, 2007.

ROGERS C., *L'approche centrée sur la personne*, Randin, 2001.

SAVATOFSKI J., Prayez P., *Le toucher apprivoisé*, Lamarre, 1990.

SAVATOFSKI J., *Le massage minute*, Dangles, 2004.

SCHMITT É.-E., *Oscar et la vieille dame rose*, Poche, 2002.

Mise en page : Integra
Achevé d'imprimer en juin 2012
sur les presses de l'imprimerie Ten Brink
Dépôt légal : mai 2011
Imprimé aux Pays-Bas

Éditions ESTEM
DE BOECK DIFFUSION
5/7 rue de la Gare – 92130 Issy-les-Moulineaux
Tél. : 01 41 90 66 66
Fax : 01 41 90 66 67
E-mail : info@estem.fr
www.estem.fr

ISBN 2-84371-354-4

Partie 3 : Spécificité du module

Voies aériennes

Uniquement destinées à la conduction de l'air.
Les fosses nasales, le nasopharynx, le larynx sont extrathoraciques.
La trachée et les bronches se situent dans la cage thoracique.

Trachée

Tuyau élastique, long de 10 à 12 cm, qui fait suite au larynx et se termine au niveau de la bifurcation trachéale en regard de la 5e vertèbre dorsale.
Sa structure fibrocartilagineuse assure et maintient le passage de l'air. Les parois antérieures et latérales ont la forme d'un fer à cheval et comportent 16 à 20 anneaux cartilagineux. La paroi membraneuse postérieure est constituée d'un tissu conjonctivo-musculaire qui unit les extrémités des cartilages.
À sa partie terminale, la trachée se divise en deux bronches principales, la bronche souche droite et la bronche souche gauche.

Bronches souches

Bronche souche droite, destinée au poumon droit : elle continue à peu près le trajet de la trachée. Cela explique la facilité anatomique de pénétration d'une sonde d'aspiration.
Bronche souche gauche, destinée au poumon gauche : sa direction est plus horizontale que son homologue de droite.
Chaque bronche souche donne naissance à des bronches lobaires puis segmentaires.
À l'intérieur du poumon, la division bronchique se poursuit pour donner naissance en périphérie aux bronchioles lobulaires, bronchioles terminales, bronchioles respiratoires, canaux et sacs alvéolaires.

Parenchyme pulmonaire

Vaste surface d'échange entre l'air et le sang, essentiellement représenté par les alvéoles pulmonaires.

Poumons

Les poumons sont au nombre de deux. Le poumon droit est plus volumineux que le poumon gauche. Chacun des poumons est logé dans l'hémithorax correspondant.

Rapports anatomiques

C'est par l'intermédiaire de la plèvre et du fascia endothoracique que les poumons sont en rapport avec les structures avoisinantes.

Rapports externes : la face externe ou costale du poumon est en connexion avec le gril costal, les espaces et les muscles intercostaux, l'omoplate, la clavicule, le flanc de la colonne vertébrale, le bord latéral du sternum, la tête humérale.

Face médiastinale ou interne : cette face est en rapport avec les différents éléments du médiastin, en l'occurrence le hile, par lequel le pédicule pulmonaire avec ses éléments vasculo-nerveux pénètre dans le parenchyme pulmonaire. En avant et en dessous du hile se trouvent le cœur, le péricarde, la veine cave supérieure droite et la partie ascendante de la crosse de l'aorte à gauche. Au-dessus du hile se trouvent le thymus ou ses vestiges, la partie horizontale de la crosse aortique à gauche, et les troncs brachiocéphaliques à droite. En arrière, on trouve l'œsophage, le canal thoracique, l'aorte thoracique descendante, la veine azygos et la chaîne sympathique latéro-vertébrale.

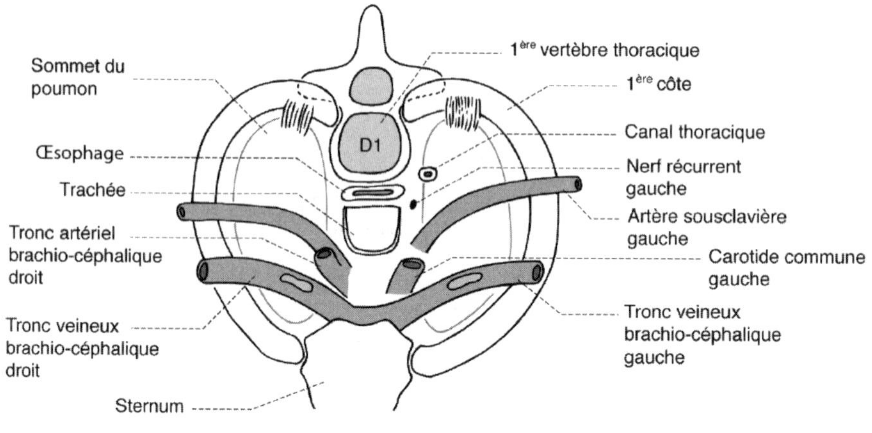

Figure 3 : Orifice supérieur du thorax, vue d'en haut

Vascularisation pulmonaire

Oxygénation du sang (hématose)

Les artères pulmonaires droite et gauche, provenant du ventricule droit, suivent les ramifications des bronches et se divisent comme elles. Au niveau des alvéoles, très en contact, elles forment des réseaux capillaires puis confluent vers les veines pulmonaires pour rejoindre finalement l'oreillette gauche. Il s'agit d'une organisation vasculaire fonctionnelle explorable par angiocardiographie.

Vascularisation sanguine nutritive

Les **artères bronchiques** naissent de l'aorte et des artères intercostales. Elles suivent l'arbre bronchique en émettant des collatérales jusqu'aux bronchioles respiratoires. Les **veines bronchiques** sont au nombre de deux. Les unes sont antérieures, les autres postérieures.

Nerfs

La ventilation est le résultat de l'action des muscles respiratoires sur les bronches, le parenchyme pulmonaire et la paroi thoracique. Le fonctionnement de ces muscles est gouverné par des systèmes de commande, les centres respiratoires, dispersés au niveau du pont et de la protubérance bulbaire. Les centres respiratoires reçoivent plusieurs types d'informations.

Afférences métaboliques

Elles se font par l'intermédiaire de chémorécepteurs (récepteurs chimiques) sensibles à l'hypoxie, à l'hypercapnie et à l'acidose. Les chémorécepteurs siègent au niveau périphérique (aorte, carotides) et au niveau central (bulbe). La pression partielle en gaz carbonique est le principal régulateur de la ventilation.

Afférences nerveuses

Récepteurs à l'étirement : leur stimulation entraîne soit une apnée soit une réduction de la fréquence respiratoire.

Récepteurs à l'irritation : ils sont situés dans l'épithélium des grosses voies aériennes. Ils sont sensibles à une brusque modification du volume pulmonaire (pneumothorax), à l'inhalation d'irritants (gazeux ou chimiques). Leur stimulation conduit à

Fiche 2
Physiologie

Hématose

Les poumons ont un rôle physiologique essentiel : la fonction respiratoire. Le but de la fonction respiratoire est la respiration cellulaire. Elle permet d'apporter l'oxygène aux cellules, indispensable à leur vie. Elle permet aussi le rejet du gaz carbonique produit par leur catabolisme.

La transformation du sang veineux, riche en gaz carbonique, en un sang « artérialisé », c'est-à-dire enrichi en oxygène, s'appelle l'hématose. Or, pour que ce processus se réalise, il faut trois conditions :

- une circulation d'air, la **ventilation** : elle permet le renouvellement de l'air alvéolaire ;
- une circulation de sang, la **perfusion** : elle est indispensable au transport des gaz ;
- un lieu d'échange, l'**alvéole pulmonaire** : elle est ventilée et perfusée et les échanges se passent par diffusion.

Tout processus pathologique altérant une de ces trois étapes conduit à une perturbation de l'hématose.

Mécanique ventilatoire

La ventilation a pour but de **renouveler l'air alvéolaire**. La circulation de l'air dans les voies aériennes se fait par mobilisation des volumes pulmonaires sous l'effet des variations de pressions dans la cage thoracique. De façon générale :

- **à l'inspiration**, la contraction des muscles respiratoires entraîne une diminution de la pression alvéolaire, ce qui conduit à un appel d'air à la bouche ;
- **à l'expiration**, c'est l'inverse, on observe une augmentation de la pression alvéolaire et un rejet de l'air ;
- **à l'état normal**, il existe une position d'équilibre dite de repos. Elle se situe entre une force élastique pulmonaire qui s'exerce dans le sens d'une rétraction et des forces thoraciques qui tendent vers une expansion pulmonaire. La compliance

Capacité vitale (CV) : plus grand volume mobilisable représenté par la somme des volumes de réserve inspiratoire, expiratoire et courant :

$$CV = VRI + VT + VRE.$$

Volume résiduel (VR) :

- à la fin d'une expiration profonde maximale, il persiste dans le poumon un volume d'air appelé volume résiduel ;
- c'est un volume non mobilisable ;
- il représente environ 25 % de la capacité pulmonaire totale.

Capacité pulmonaire totale (CPT) : somme des volumes mobilisables et non mobilisables.

Capacité résiduelle fonctionnelle (CRF) :

- somme du volume résiduel et du volume de réserve expiratoire ;
- elle représente environ 40 % de la capacité pulmonaire totale ;
- la capacité résiduelle fonctionnelle correspond au volume qui reste encore dans le poumon à la fin d'une expiration normale, lorsque tous les muscles sont relâchés et qu'il existe un équilibre entre force de rétraction élastique pulmonaire et forces thoraciques.

Débits bronchiques

Débit ventilatoire global (VE)

Produit du volume courant par la fréquence respiratoire : $VE = VT \times f$.

Débits maximaux expiratoires (VEMS et DEM)

VEMS

Volume expiré maximal au cours de la première seconde : le sujet respire calmement puis fait une inspiration maximale (voir figure 1, point A). Au moment où il atteint la capacité pulmonaire totale, le sujet maintient une pause de 2-3 secondes, puis effectue une expiration forcée (voir figure 1, point C). Le VEMS correspond au rapport AB/BC, calculé sur un graphique. Cependant, pour diminuer l'influence du volume pulmonaire sur les débits bronchiques, on utilise le rapport de Tiffeneau (VEMS/CV).

Ventilation alvéolaire (VA)

La ventilation a pour but le renouvellement de l'air alvéolaire où s'effectuent les échanges gazeux. Mais tout l'air inspiré ne parvient pas aux alvéoles. Une partie reste dans les voies aériennes supérieures, la trachée, les bronches et les bronchioles. Le volume d'air mobilisé qui ne participe pas aux échanges s'appelle **espace mort (VD)**. Le **débit ventilatoire (VE)** global correspond à la somme de la ventilation alvéolaire et de la ventilation de l'espace mort : VE = VA + VD.

Échanges gazeux

En régime stable, les quantités de gaz carbonique et d'oxygène échangées au niveau pulmonaire sont similaires à celles échangées au niveau cellulaire. Leur rapport exprime le **quotient respiratoire (R)** : $R = VCO_2 / VO_2$.

Ventilation alvéolaire

L'hypercapnie ne se manifeste que lorsque l'hypoventilation intéresse l'ensemble des alvéoles. Le CO_2 est totalement éliminé avec seulement 20 % d'alvéoles normalement ventilées. La **pression partielle de gaz carbonique dans le sang artériel (**$PaCO_2$**)** est inversement proportionnelle à la ventilation alvéolaire.

Vascularisation pulmonaire

La presque totalité du débit cardiaque passe dans la circulation pulmonaire. Ce débit est de 6 L/min au repos, mais il peut atteindre 30 L/min à l'effort car l'augmentation du débit est facilitée par la distension des capillaires qui opposent une faible résistance à l'écoulement du sang. Ainsi, la pression moyenne dans l'artère pulmonaire, qui est de 15 mmHg, augmente dans des situations pathologiques, notamment lorsque la pression partielle d'oxygène diminue dans le sang artériel.

Transfert des gaz

Le passage de l'oxygène dans le sang et le passage du gaz carbonique vers l'air alvéolaire se fait par diffusion d'une zone de pression partielle élevée vers une zone de pression partielle plus basse, à travers la barrière alvéolo-capillaire.

Effet shunt

L'effet shunt correspond à une zone normalement perfusée, mais mal ventilée. Il en résulte une diminution du rapport VA/Q, à l'origine d'une hypoxie.

Effet « espace mort »

L'effet « espace mort » correspond à une zone normalement ventilée, mais mal perfusée. Il en résulte une augmentation du rapport VA/Q à l'origine d'une hypoxie lorsque l'amputation du lit vasculaire est supérieure à 60 %.

Transport des gaz dans le sang

Transport de l'oxygène

L'oxygène est transporté dans le sang sous deux formes :
- sous forme d'**oxygène dissous dans le plasma**, en très faible quantité (0,3 mL pour 100 mL de sang) ;
- sous forme combinée à l'hémoglobine (Hb), l'**oxyhémoglobine (HbO_2)**. C'est le mode de transport préférentiel de l'oxygène (20 mL pour 100 mL de sang). La réaction s'opère ainsi dans les deux sens : $Hb + O_2 \leftrightarrows HbO_2$.

À l'état normal, la **saturation de l'hémoglobine en oxygène (SaO_2)** n'est jamais complète. Elle se situe à 97 %. La quantité d'oxygène fixée à l'hémoglobine est fonction de la pression partielle d'oxygène. Cette relation n'est pas linéaire mais a une forme sigmoïde, encore appelée courbe de dissociation de l'hémoglobine.

La **pression partielle d'oxygène dans le sang artériel (PaO_2)** varie en fonction de l'âge :
- adulte jeune : $PaO_2 = 90 \pm 5$ mmHg ;
- sujet de plus de 70 ans : $PaO_2 = 80 \pm 5$ mmHg.

Transport du gaz carbonique

Le gaz carbonique peut être transporté dans le sang sous plusieurs formes :
- sous forme dissoute dans le plasma : son coefficient de solubilité est 30 fois supérieur à celui de l'oxygène (2,8 mL de CO_2 sont solubles dans 100 mL de plasma) ;
- une très faible quantité de gaz carbonique se fixe à l'hémoglobine et aux protéines plasmatiques ;

Fonctions non respiratoires du poumon

Tableau I : Sites et systèmes d'épuration des particules

Tailles des particules	Site	Système d'épuration
> 5 µ	Rhinopharynx	Arrêt
De 1 à 5 µ	Voies trachéo-bronchiques	Tapis mucociliaire IgA sécrétoires
< 1 µ	Alvéoles	Surfactant Macrophages Antiprotéases Antioxydants

Mécanismes de défense

Tapis mucociliaire

Des fosses nasales jusqu'aux bronchioles respiratoires, les voies aériennes sont recouvertes de **cellules ciliées** et de **cellules à mucus**. Les particules inhalées, microorganismes, allergènes, poussières, débris cellulaires et carcinogènes, sont captés par le **mucus**. La propulsion de celui-ci est assurée par les battements ciliaires synchrones vers le pharynx pour être expectoré ou dégluti. La vitesse de transport des particules est de 20 mm/min dans les grosses bronches et la trachée, de 1 mm/min dans les voies aériennes distales. Ce phénomène s'appelle aussi clairance mucociliaire.

Épuration alvéolaire

Surfactant : c'est un film liquidien qui tapisse l'alvéole. Son rôle est de maintenir la tension de surface et d'empêcher le collapsus alvéolaire ou atélectasie. Le surfactant a aussi un rôle immunologique. Il stimule la phagocytose et la migration du macrophage alvéolaire. Il a également une action directe antibactérienne. Le surfactant peut fixer les particules solubles qui seront ensuite éliminées par les voies aériennes et surtout via l'interstitium vers la circulation lymphatique ou sanguine.
Macrophages : cellules capitales dans la défense du poumon profond. Ils représentent 80 à 90 % de la population cellulaire. Cependant, *Mycobacterium tuberculosis* ou *Toxoplasma gondii* survivent dans le macrophage.
Polynucléaires neutrophiles : peu nombreux au niveau alvéolaire (1 % de la population cellulaire).

Fiche 3
Repères sémiologiques

Signes fonctionnels

Douleur thoracique

Les douleurs d'origine respiratoire sont rythmées par la ventilation, majorées à l'inspiration profonde et, en cas de toux, calmées par le repos. Les affections pleuropulmonaires engendrent une douleur thoracique lorsque la plèvre est liée à un processus pathologique, soit directement (épanchement pleural), soit par contiguïté (pneumopathie ou cancer).

Mode de début : brutal ou progressif.

Siège et irradiations : les douleurs pleuropulmonaires irradient peu.

Type et intensité : en coup de poignard, point de côté ou déchirure.

Modifications de la douleur : au repos, à l'effort, etc.

Étiologies :

- embolie pulmonaire : douleur brutale, associée à une dyspnée avec polypnée, parfois une hémoptysie ;
- pleurésie : douleur progressive, toux sèche, avec parfois une dyspnée ;
- pneumothorax : douleur brutale, associée à une dyspnée avec parfois une toux sèche ;
- cancer bronchopulmonaire : douleur sourde et tenace, associée à une toux avec hémoptysie ;
- pneumopathie : douleur à type de point de côté ; parfois il existe une toux et une dyspnée.

Rôle infirmier :

- recueillir les données auprès du patient afin d'évaluer :
  - les circonstances d'apparition (en notant la date et l'heure, si possible),
  - le siège,
  - les irradiations éventuelles,
  - l'intensité,
  - le type de douleur ;

Rôle infirmier :

- rassurer, réconforter :
  - mettre le patient au repos, en position demi-assise,
  - le calmer, le rassurer,
  - faire appel au médecin et rester auprès du patient ;
- rechercher des manifestations de gravité :
  - mesurer le pouls et la pression artérielle,
  - mesurer le rythme respiratoire,
  - faire un électrocardiogramme,
  - noter l'état du patient et les modifications cliniques (polypnée, cyanose, angoisse, douleur) et faire préciser le mode de survenue de ces troubles ;
- ne pas oxygéner le patient avant les gaz du sang ;
- en cas d'urgence, préparer le matériel d'intubation ;
- effectuer les soins prescrits :
  - prélever les gaz du sang en urgence et mettre en route une oxygénothérapie nasale à bas débit (2 litres/min), adaptée ultérieurement selon les résultats des gaz du sang,
  - préparer les éléments pour une radiographie pulmonaire au lit.

Expectoration

Rejet par la bouche, au cours d'efforts de toux, de sécrétions provenant des voies aériennes inférieures. À l'état normal, l'arbre trachéo-bronchique sécrète environ 100 mL de mucus par 24 heures qui sont transportés, grâce à l'appareil mucociliaire, jusqu'au carrefour pharyngo-laryngé et ensuite déglutis inconsciemment.
L'expectoration est pathologique en cas de modifications qualitatives et/ou quantitatives du mucus bronchique.

Caractères de l'expectoration :

- date d'apparition : chronique avec ou sans poussée ou expectoration récente d'apparition brutale ;
- horaire : nocturne ou le matin au réveil ;
- caractère spontané ou provoqué après un effort ou un changement de position ;
- abondance : la connaissance du volume quotidien de l'expectoration est indispensable. Le recueil des crachats se fait alors dans un crachoir en matière plastique transparent gradué. Ainsi, en notant les résultats sur le dossier de soins, le personnel soignant peut suivre et juger l'évolution de l'expectoration.

Hémoptysie

Expectoration de sang rouge, aéré, au cours d'un effort de toux, provenant de la trachée, des bronches ou des poumons, parfois précédée de prodromes : sensation métallique dans la bouche, chatouillement laryngé, chaleur rétrosternale, angoisse, malaise. Les jours suivant l'hémoptysie, surviennent quelques crachats d'un aspect noirâtre appelés « queue de l'hémoptysie ». Numération-formule sanguine, hémostase et groupe sanguin sont demandés en urgence. Radiographie pulmonaire, fibroscopie trachéo-bronchique seront réalisées ensuite. En cas d'hémoptysie récidivante on peut réaliser une artériographie bronchique.

Classification :

- faible abondance : la plus fréquente, émission de quelques stries sanglantes dans un crachat purulent ou muqueux ;
- moyenne abondance : rejet de sang rouge, remplissant en moyenne la moitié d'un crachoir ; peut s'accompagner de signes vagaux, de chute tensionnelle ;
- grande abondance : ne survient que dans de rares cas, 500 mL de sang ou plus, urgence médicale, voire chirurgicale, car le pronostic vital est alors en jeu.

Étiologies : l'enquête étiologique repose sur l'examen clinique, l'imagerie thoracique et la fibroscopie bronchique, qui reste l'examen clé. Ainsi, on peut écarter les « fausses hémoptysies » comme l'hématémèse (vomissure de sang), l'épistaxis dégluti ou les gingivorragies. Les causes d'hémoptysie sont :

- **bronchopulmonaires :**
  - cancer bronchique : diagnostic confirmé par l'endoscopie et l'analyse histologique des prélèvements bronchiques,
  - tuberculose pulmonaire : diagnostic orienté par la radiographie du thorax ; les bacilles acido-alcoolorésistants (BAAR), mis en évidence après les tubages gastriques ou l'aspiration bronchique, confirment la tuberculose,
  - dilatation des bronches : cause d'hémoptysie récidivante, diagnostic grâce au scanner thoracique en haute résolution,
  - infections bronchiques, pneumopathies, aspergillome, hémorragie alvéolaire ;
- **cardiovasculaires :**
  - embolie pulmonaire : s'associe dans ce cas à une dyspnée et une douleur thoracique brutale ; urgence thérapeutique ; diagnostic : scintigraphie pulmonaire de perfusion et de ventilation et angiographie pulmonaire,
  - insuffisance ventriculaire gauche : s'associe facilement à d'une dyspnée d'effort.

Toux

Acte réflexe ou volontaire, déclenché par une irritation des voies respiratoires ou l'agression de certains organes avoisinants (plèvre, médiastin, sphère ORL, voire viscères sous-diaphragmatiques) et dont l'effort vise à expulser le contenu (air, sécrétions bronchiques, corps étrangers). L'acte de toux comprend trois temps : une respiration profonde, une mise sous tension de l'air inspiré, une brusque expulsion de cet air.

Mode d'installation :

- brutal : toux aiguë, correspondant à une irritation des voies aériennes ;
- insidieux : anomalies chroniques (bronchopathie chronique post-tabagique).

Circonstances de survenue : spontanée ou provoquée par l'alimentation (fausses routes ou fistule œsophago-trachéale) ou encore par des changements de position (pleurésie), par l'effort (insuffisance ventriculaire gauche, asthme), par l'émotion, la recrudescence saisonnière, l'exposition aux allergènes.

Productivité :

- sèche sans expectoration ;
- grasse : noter la productivité et le caractère de l'expectoration qui peut être muqueuse, purulente, mousseuse (œdème aigu du poumon) ou hémoptoïque.

Rythme : quinteuse, comme dans la coqueluche, ou incessante et superficielle.

Tonalité : rauque (laryngites), bitonale (paralysie du nerf récurrent) ou alternance de toux grave et aiguë.

Rôle infirmier :

- en premier lieu, demander au patient s'il pense avoir avalé un corps étranger ; si la réponse est non, recueillir des données afin d'apprécier les circonstances d'apparition ; noter la date et l'heure, si possible, les caractéristiques de la toux, et les signes éventuels d'accompagnement ;
- placer le patient dans une position favorisant ses expectorations et lui fournir un crachoir ;
- signaler au médecin l'existence de cette toux.

Rôle infirmier :
- appeler un médecin ;
- installer le patient dans un lit ;
- observer les signes d'accompagnement ;
- sur prescription médicale, ou en cas d'urgence importante, mettre en place une oxygénothérapie.

Hippocratisme digital

Hypertrophie des pulpes des dernières phalanges des doigts et des orteils, responsable d'une incurvation des ongles en « verre de montre » et d'un élargissement transversal des extrémités.
Étiologies : dilatation des bronches, cancers bronchopulmonaires, fibroses interstitielles diffuses, mais aussi des pathologies non pulmonaires (cardiopathies, endocardite, maladie de Crohn). L'hippocratisme digital est parfois idiopathique ou congénital, dans ce cas, il n'a aucune valeur pathologique. Son mécanisme d'apparition est incomplètement élucidé.

Sueurs

Sécrétion aqueuse contenant du chlorure de sodium et de l'urée. En pathologie, elle est retrouvée dans les états de choc (choc hypovolémique, choc septique, choc cardiogénique), les pathologies pulmonaires infectieuses (pleuro-pneumopathie, tuberculose pulmonaire commune où, dans ce cas, la sueur est nocturne) et dans les insuffisances respiratoires aiguës hypercapniques d'origine neurologique, thoraco-musculopleurale, ou parenchymateuse.

Percussion

Acte médical.
La sonorité normale du thorax à la percussion est grave.
Elle peut être :
- diminuée (épanchement pleural, pneumonie ou atélectasie) ;
- ou augmentée (pneumothorax et emphysème).

Bactériologique

Hémocultures systématiques.
Prélèvements des produits de suppuration (à la recherche de germes, BK) par fibroscopie bronchique, qui pourra aussi retrouver une cause locale en visualisant un obstacle (corps étranger, cancer, etc.).
Prélèvements pratiqués dans tout foyer accessible (ORL, dentaire).
Examen cytobactériologique des urines.

Biologique

Numération-formule sanguine : hyperleucocytose à polynucléaires neutrophiles.
Vitesse de sédimentation augmentée.

Étiologies

Abcès primitifs

Plus fréquents, ils proviennent d'une infection propagée au parenchyme pulmonaire par voie bronchique : sinusites chroniques, amygdalites chroniques, infections gingivo-dentaires, troubles de la déglutition.

Abcès pulmonaires secondaires

Dus à des lésions situées à distance.
Tout foyer infectieux peut, par le biais d'une septicémie ou d'une bactériémie, ensemencer un foyer pulmonaire : infection de voisinage (médiastin, sous-diaphragmatique), causes locales comme un cancer bronchique, un corps étranger bronchique (surtout chez l'enfant) ou une dilatation des bronches, séquelles de tuberculose…

Traitement

Antibiothérapie initiale empirique qui sera modulée par l'antibiogramme.
Durée du traitement : en moyenne 4 semaines.
Kinésithérapie et drainage postural, toujours de mise.
Chirurgie exceptionnelle.

- lymphocytes augmentés : sarcoïdose et pneumopathies d'hypersensibilité,
- polynucléaires neutrophiles augmentés : fibroses pulmonaires,
- polynucléaires neutrophiles et macrophages augmentés : fumeur,
- fibres d'amiantes ou corps asbestosiques,
- cellules malignes,
- agent infectieux : *Pneumocystis carinii, Legionella pneumophila*, cytomégalovirus.

Biopsies pulmonaires :

- prélèvements effectués sous contrôle de la vue, à l'aide de pinces fenêtrées moins blessantes que les pinces crocodiles ;
- déposés dans un flacon incomplètement rempli de fixateur (liquide de Bouin) et acheminés rapidement au laboratoire, correctement étiquetés, avec des renseignements précis et le compte rendu de la fibroscopie bronchique.

Biopsies transbronchiques ou biopsies distales :

- à l'aveugle en cas de pathologie interstitielle pulmonaire ;
- sous amplificateur de brillance en cas de lésion pulmonaire périphérique non accessible directement à l'endoscopie ;
- imposent une surveillance du patient après l'examen avec contrôle radiologique en raison du risque de pneumothorax ; pour cette même raison, les biopsies distales ne peuvent être réalisées qu'unilatéralement.

Cryothérapie :

- destruction tissulaire par le froid, obtenu grâce à la détente brutale de protoxyde d'azote (N_2O) liquide : il provoque une cristallisation des cellules, leur déshydratation et une altération de la vascularisation entraînant une destruction des tissus ; au bout de 8 à 10 jours, une escarre se constitue avec une cicatrice qui n'est jamais rétractile ;
- avantages : respecte l'armature cartilagineuse conjonctive et il n'y a jamais de perforation bronchique ; indolore : provoque une anesthésie locale et diminue les saignements ;
- indications : désobstruction trachéo-bronchique ; extraction de corps étrangers ; traitement des lésions hémorragiques ;
- matériel : sondes semi-rigides ou sondes souples ;
- la cryosonde est mise au contact de la lésion où est émis un impact ; la séance dure 30 à 60 minutes ;
- 7 à 10 jours plus tard, une seconde endoscopie est nécessaire pour retirer l'escarre.

▶ Matériel

Fibroscope :

- fibroscope (tube souple) décontaminé en début de programme, prêt à l'usage, branché sur la source de lumière froide et muni d'un système aspiratif fonctionnel.
- désinfecté dix minutes avant l'examen ;
- rincé à l'eau stérile avant utilisation ;
- placé sur des champs stériles.

Nécessaire pour anesthésie locale :

- lidocaïne spray à 5 % ;

Surveiller pouls, pression artérielle, rythme respiratoire, faciès, coloration des téguments pendant 2 heures.
Les anesthésiques locaux créant des difficultés à déglutir avec risque de fausse route, le patient reste à jeun 2 heures après l'examen.
Le risque d'un pic thermique pendant 24 à 48 heures après le lavage broncho-alvéolaire impose une prise de température biquotidienne.
Rechercher une éventuelle hémoptysie en cas de biopsie. Si la biopsie pratiquée est distale, prévoir une radiographie pulmonaire car il existe un risque de pneumothorax.
Si l'examen s'est déroulé en ambulatoire, le patient pourra regagner son domicile, accompagné d'un tiers, dès autorisation médicale.

Complications de l'endoscopie

Malaise vagal : prévenu ou traité par l'atropine.
Intoxication par excès de lidocaïne avec troubles neuropsychiques : prévenue ou traitée par benzodiazépines.
Saignements : traités par instillations d'un hémostatique ou d'adrénaline.
Crise d'asthme : prévenue par bêta-2 mimétiques.
Pneumothorax surtout en cas de biopsies transbronchiques.
Aggravation d'une insuffisance respiratoire.
Décalage thermique surtout après lavage broncho-alvéolaire.
Gêne laryngée pendant 24 à 48 heures.

Technique de soins infirmiers

Bronchoscopie

Réservée à la cryothérapie, au laser, aux extractions de corps étrangers ainsi qu'aux premiers soins dans les hémoptysies massives.
Indispensable en endoscopie interventionnelle.
Le canal opérateur de gros calibre permet l'extraction du corps étranger, la désobstruction bronchique par laser ou cryothérapie ou encore la mise en place de prothèses endobronchiques.
Actes réalisés au bloc opératoire sous anesthésie générale car la technique demeure très inconfortable.
Le matériel utilisé est, à l'exception de l'endoscope, le même que celui de la fibroscopie bronchique.
Assurer la surveillance postopératoire. Elle dure quelques jours en milieu hospitalier et est assortie le plus souvent de l'administration de corticoïdes et d'antibiotiques. Un contrôle radiologique a lieu avant la sortie.

- le séchage est soigneux ; il se fait au moyen d'air comprimé et concerne tous les canaux.

Désinfection :

- changer de gants après un lavage simple des mains ; conserver masque et lunettes de protection ;
- immerger totalement l'endoscope avec ses accessoires dans le bac plastique contenant la solution désinfectante ; ne pas oublier de vérifier la date de première utilisation du bain ;
- irriguer les différents conduits en éliminant les bulles d'air à la seringue (au moins cinq fois) ;
- le temps de trempage médicolégal est de 20 minutes (préférer 1 heure) pour obtenir une efficacité suffisante, compte tenu du risque potentiel lié aux mycobactéries et aux virus des hépatites. Cependant, il dépend de l'objectif poursuivi.

Rinçage terminal : le rinçage à l'eau stérile en flacon avec une seringue de 20 mL (au moins 5 fois) est abondant. Il peut se faire avec un pistolet à eau sous pression. L'essuyage se fait avec des compresses stériles.

Durée minimale	**10 minutes**	**20 minutes**	**> 1 heure**
Activité *in vitro*	Bactériesvégétatives Levures VIH	Idem + Virus des hépatites Mycobactéries Moisissures	Idem + Spores bactériennes

Séchage : toutes les pièces et la gaine extérieure de l'endoscope sont minutieusement séchées à l'air médical avant le stockage.

Stockage : le matériel est déposé à l'abri des contaminations microbiennes, dans une armoire verticale réservée à cet usage. Le lieu de stockage est aussi nettoyé et désinfecté régulièrement.

Rôle infirmier

S'assurer :

- que le protocole de désinfection est affiché ;
- qu'il est rigoureusement appliqué ;
- que les prélèvements obligatoires (points d'eau et endoscope) sont régulièrement faits.

Vérifier :

- le respect des temps requis ;
- la quantité de matériel utilisé et celle supplémentaire nécessaire pour ne pas rompre la chaîne d'activité ;
- la désinfection avant la première utilisation ; elle est suivie d'un rinçage minutieux d'au moins 10 min.

Dans le programme d'endoscopie, prévoir les patients aplasiques ou immunodéprimés en début de programme et les patients VIH ou porteurs d'hépatite B ou C en fin de programme.

Fiche 5
Allergies respiratoires

Épidémiologie

Les affections allergiques respiratoires (rhinites, asthmes hypersécrétants, bronchiolites, etc.), sont souvent en rapport avec un habitat particulier et une **mauvaise qualité de l'air inhalé** contenant en premier lieu des polluants domestiques (dioxyde d'azote, formaldéhyde, ozone, dioxyde de soufre) et la fumée de cigarette (tabagisme passif), et en second lieu avec des allergènes biologiques tels les pollens, les acariens et certaines endotoxines bactériennes.
Les **animaux domestiques** (chats, chiens, oiseaux, etc.) sont également des sources importantes d'allergènes qui restent en suspension dans l'air même en l'absence de l'animal.
De même, les blattes et les moisissures sont des sources d'allergènes.
Facteurs de risque des allergies respiratoires :
- âge ;
- antécédents personnels et/ou familiaux (terrain atopique) ;
- altitude basse ;
- type d'habitat (insalubrité, humidité, température, faible ventilation) ;
- pollution (chimique ou biologique) ;
- présence d'animaux domestiques (chats, chiens, hamsters, etc.).

La prévention des allergies respiratoires repose sur l'éviction de ces facteurs favorisants.

Pollution domestique

Pollution allergénique

Acariens :
- les allergènes des acariens sont présents dans leur corps morts, leurs sécrétions et leurs déjections ;
- niche écologique : tissus, moquettes, literie, rembourrages, capitonnages ;

Polluants photochimiques : oxydes d'azote et d'ozone. Ils prédominent plutôt en été. La plus grande part de leur origine est due à l'automobile.
L'ozone est un polluant « secondaire » qui se forme à la suite de réactions chimiques faisant intervenir les oxydes d'azote, les hydrocarbures et les rayons ultraviolets du soleil.
Prévention : aux pics de pollution, des mesures de circulation alternée des véhicules et un accès gratuit au réseau de transport collectif peuvent s'imposer.

Rôle infirmier et pollution

La pollution seule est rarement à l'origine d'un problème de santé, il s'agit plutôt d'un cofacteur. L'information des patients par le personnel infirmier reste indispensable. Mais il faut être certain d'être bien compris et éviter toute dramatisation. Le personnel de santé doit s'impliquer dans un combat qui permet à tous de respirer un air qui ne nuise pas à la santé. Cependant, ces actions ne doivent pas masquer la nécessaire prévention de la pollution domestique et surtout celle du tabagisme.
Certains sujets sont plus sensibles à la pollution et doivent être particulièrement protégés :
- enfants ;
- personnes âgées ;
- asthmatiques ;
- insuffisants respiratoires ;
- insuffisants cardiaques.

En période de pic de pollution, conseiller d'éviter les activités physiques intenses, d'éviter les facteurs aggravants comme la fumée de tabac, de favoriser une observance correcte du traitement médicamenteux, d'éviter les sorties à l'extérieur et éventuellement de porter un masque.

Rappels physiologiques

Immunité humorale et cellulaire

Les substances protectrices s'appellent des anticorps (Ac). Ce sont des immunoglobulines (IgG, IgA, IgD, IgM et IgE), synthétisées par les plasmocytes qui dérivent des lymphocytes B. On parle d'**immunité humorale**.
Lors d'une agression, les macrophages et les lymphocytes T interviennent parallèlement : après phagocytose, les macrophages transmettent aux lymphocytes T une information spécifique concernant l'antigène. Les lymphocytes T ainsi activés

Diagnostic

Le bilan allergologique a pour but de **détecter le ou les allergènes responsables** des symptômes. Les tests mettent en évidence les anticorps IgE fixés sur les mastocytes dans l'organe exploré. Ils provoquent une réaction locale (cutanée) ou syndromique (muqueuse nasale, bronchique ou digestive). Par prélèvement sérique, il est également possible de mesurer le taux d'IgE.

Interrogatoire

Il recherche un terrain atopique individuel ou familial :
- allergie alimentaire (trophallergène) fréquente chez l'enfant (lait, œufs, crustacés) ;
- eczéma atopique, urticaire, œdème de Quincke, choc anaphylactique ;
- rhinites, conjonctivites et asthmes allergiques.

Tests cutanés

Ils doivent être toujours orientés par l'interrogatoire et rattachés aux symptômes. En effet, 10 % de la population a des tests cutanés positifs sans aucun signe clinique. Ces tests se caractérisent par leur simplicité, leur innocuité, leur reproductibilité, une grande sensibilité et spécificité, et un faible coût.

Réalisation des tests cutanés

Après avoir vérifié que le patient ne prend pas de médicament (antihistaminiques ou anti-inflammatoires), le rassurer et lui expliquer que le test est simple, rapide, peu douloureux et sans aucun danger.
Avant tout test, le médecin recherche toujours un dermographisme. La peau de certains sujets répond de façon exagérée au frottement et à la pression modérée par la formation d'érythèmes et de papules et, dans ces cas, les tests cutanés ne peuvent pas être pratiqués.
La qualité de l'extrait allergénique et sa date de péremption sont vérifiées.
La batterie préparée dépend des situations (acariens, moisissures, phanères, insectes, pollens, latex).

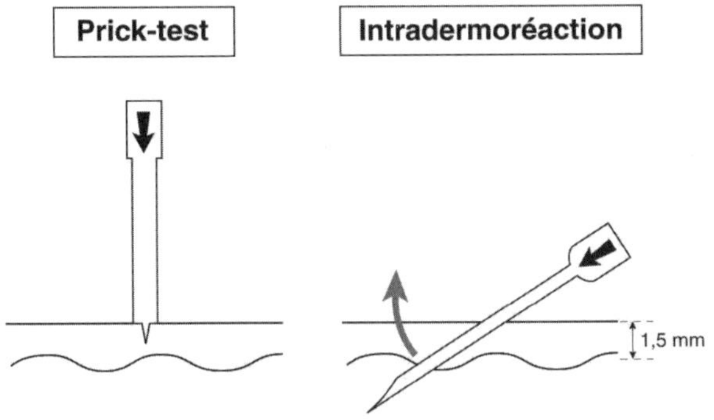

Figure : Prick-test et intradermoréaction

Tests biologiques

Dosage des IgE sériques totales : en complément des tests cutanés, taux normal inférieur à 200 UI/mL, faible spécificité.
Dosage des IgE sériques spécifiques : grande valeur clinique, en complément des tests cutanés mais rarement en première intention.
Phadiatop®, Trophatop® enfant, Trophatop® adulte : tests de dépistage, spécificité et sensibilité meilleures que celles du dosage des IgE totales.

Traitement symptomatique

Antitussifs antihistaminiques :

- **action :** activité antagoniste aux effets de l'histamine. On les classe en deux groupes selon le type de récepteurs (H_1 et H_2) sur lesquels ils agissent. Outre leurs actions fondamentales sur les manifestations allergiques et sur la régulation de la vigilance, certains antihistaminiques H_1 ont des propriétés antitussives ;
- **indication :** toux non productive et gênante, toux asthmatiques ou allergiques ;
- **contre-indications :** toux productive, insuffisance respiratoire, glaucome par fermeture de l'angle, risque de rétention urinaire liée à des troubles urétroprostatiques, âge inférieur à 1 an (rôle hypothétique dans la mort subite du nourrisson), début de grossesse ;

Fiche 6
Asthme

L'asthme est une BPCO.
Il se caractérise par la survenue d'épisodes paroxystiques de dyspnées sifflantes, volontiers nocturnes, réversibles spontanément ou sous l'effet d'un traitement.
Il traduit l'existence d'une obstruction bronchique totalement ou partiellement réversible.

Épidémiologie

L'asthme est une affection fréquente qui touche, en France, près de deux millions d'individus. Il provoque 2 000 décès chaque année.
C'est la **pathologie chronique la plus fréquente chez l'enfant**. La maladie peut disparaître à la puberté et réapparaître à l'âge adulte. 80 % des asthmes se révèlent avant l'âge de deux ans. Sa prévalence a doublé en 15 ans, atteignant aujourd'hui 10 %. Les garçons sont une fois et demi plus atteints que les filles.

Physiopathologie

Inflammation bronchique

Constante avec œdème, hypersécrétion, infiltration de la muqueuse bronchique, essentiellement par des polynucléaires éosinophiles, des mastocytes, des lymphocytes.
Lorsque l'inflammation se pérennise, on observe une hypertrophie glandulaire et musculaire lisse.

Hyperréactivité bronchique

Correspond à une réduction excessive du calibre bronchique.

Asthme aigu grave

Anciennement dénommé « état de mal asthmatique ».
Grande urgence médicale : met en jeu le pronostic vital et impose la prise en charge en soins intensifs spécialisés.
Souvent l'aboutissement d'une attaque d'asthme négligée, insuffisamment traitée.
Clinique :
- le patient est dans l'impossibilité de parler, avec des sueurs profuses ;
- polypnée superficielle (fréquence respiratoire > 30/min) et tirage par mise en jeu des muscles respiratoires accessoires ;
- thorax bloqué en distension, les sibilants peuvent être absents du fait de l'importance de l'obstruction ;
- cyanose tardive ;
- retentissement hémodynamique toujours présent avec tachycardie (> 120/min) et signes d'insuffisance cardiaque droite ;
- angoisse extrême, agitation, troubles de la conscience qui représentent des signes de gravité.

Gaz du sang : hypoxie et surtout hypercapnie avec acidose qui témoignent de l'hypoventilation alvéolaire globale.

Asthme à dyspnée continue

Asthme vieilli avec dyspnée permanente et épisodes paroxystiques, et expectoration souvent abondante.
À ce stade, il est parfois difficile de le différencier des autres BPCO.
Épreuves fonctionnelles respiratoires : recherchent une réversibilité partielle du syndrome obstructif après inhalation de bêta-2 mimétiques ou test aux corticoïdes.

Étiologies

Composante génétique indiscutable.
Autres facteurs prédisposants :
- allergie : terrain atopique individuel ou familial ; les circonstances de la crise orientent vers un allergène spécifique ;
- autres facteurs favorisants :
  - infections virales,
  - effort, reflux gastro-œsophagien,

Médicaments

Anti-inflammatoires

Corticoïdes en inhalation :

- **action :** anti-inflammatoire puissant sur l'inflammation bronchique ;
- **indications :** traitement de fond de l'asthme, de la toux spasmodique, de la bronchite asthmatiforme de l'enfant, des broncho-pneumopathies chroniques obstructives ;
- **posologie :** de moins de 1 000 µg/24 heures dans les asthmes légers jusqu'à 2 000 µg/24 heures dans les asthmes sévères ;
- **contre-indications :** tuberculose pulmonaire évolutive ou latente non traitée, ulcère digestif évolutif non traité et non surveillé ;
- **effets indésirables :** gêne pharyngée, raucité de la voix, toux, candidoses oropharyngées. l'administration en aérosol semble limiter les effets indésirables des corticoïdes ; garder à l'esprit qu'une administration locale peut engendrer les mêmes effets systémiques que l'administration orale ou parentérale ;
- **surveillance :** contrôle de la bonne utilisation des aérosols doseurs ;
- **utilisation pratique :**
  - la béclométasone dipropionate ou la budésonide sont administrées en aérosols doseurs : recommander au patient de se rincer la bouche et d'avaler un verre d'eau après l'inhalation, pour éviter la survenue de candidoses oropharyngées,
  - rôle conseil fondamental : expliquer au patient le mode d'utilisation des aérosols et vérifier la bonne exécution des gestes.

Corticoïdes sous forme orale et injectable :

- **action :** propriétés anti-inflammatoires et anti-allergiques, effet immunosuppresseur à fortes doses ; agissent sur le métabolisme des glucides, des protides, des lipides et des électrolytes ainsi que sur les éléments figurés du sang ou encore sur le thymus ;
- **indications** en pneumologie :
  - asthme : les corticoïdes *per os* ne sont envisagés qu'en dernier recours et par cures intenses et brèves ; les corticoïdes injectables sont utilisés dans les situations d'urgence en sachant qu'ils n'ont pas d'action immédiate,
  - œdème pulmonaire infectieux ou toxique, poussée aiguë d'insuffisance respiratoire, état de mal asthmatique, crise d'asthme, asthme rebelle, broncho-pneumopathies chroniques, sarcoïdose, fibrose pulmonaire, certaines pleurésies,
- **contre-indications :** aucune contre-indication pour un traitement bref ou vital ; en cas de traitement prolongé, les contre-indications sont les états infectieux

évolutifs, les viroses en évolution, la cirrhose alcoolique avec ascite, l'ulcère gastroduodénal évolutif, les états psychotiques ;
- **effets indésirables :** ceux des corticoïdes en général (œdèmes, hypokaliémie, troubles du cycle menstruel, prise de poids, déclenchement ou aggravation d'un diabète, arrêt ou ralentissement de la croissance chez l'enfant, atrophie musculaire, ostéoporose, fractures pathologiques, tassements vertébraux, ulcères gastroduodénaux, atrophie cutanée, retard de cicatrisation, ecchymose, acné, surexcitation, insomnie, glaucome, cataracte, accidents dus à la diffusion d'infections évoluant à bas bruit, avec, par exemple, l'aggravation d'une tuberculose non dépistée, la diffusion fulgurante d'une péritonite, d'une infection cutanée négligée, d'une otite ; l'arrêt du traitement peut entraîner un état dépressif, fièvre, myalgies, une insuffisance surrénalienne) ;
- **substances :** dexaméthasone, prednisolone, bétaméthasone ; les médicaments *per os* se prennent toujours au moment des repas, par prises fractionnées si la dose quotidienne est élevée ;
- **surveillance infirmière :**
  - corticothérapie courte, inférieure à 10 jours : pas de surveillance particulière, permet un arrêt brutal du traitement,
  - traitement prolongé à fortes doses : régime alimentaire pauvre en glucides, lipides et sodium, riche en protides et potassium ; surveillance de la pression artérielle, du poids, de la kaliémie, la créatininémie, la glycémie ; ne donner aucun autre médicament sans avis médical ; posologie réduite par paliers lors du sevrage.

Classe des cromones : s'adressent à des asthmes légers, utilisables uniquement sous forme inhalée :
- cromoglycate disodique : effet préventif dans les asthmes allergiques, les asthmes d'effort ou provoqués par des agents non spécifiques ;
- nédocromil : indiqué comme traitement de fond de l'asthme chez l'adulte.

Bronchodilatateurs

Bêta-2 mimétiques :
- **action :** action prédominante sur les récepteurs bêta-2 adrénergiques bronchiques, vasculaires et utérins ; stimulent les muscles lisses des bronches et provoquent ainsi une bronchodilatation ; aux doses thérapeutiques usuelles, ils agissent peu sur les récepteurs bêta-1 cardiaques ; lorsqu'ils sont administrés localement par nébulisation, ils n'entraînent pratiquement aucun retentissement cardiovasculaire ;

- **indications :**
  - aérosols doseurs en flacons pressurisés et les poudres pour inhalation buccale : crises d'asthme, traitement de fond de l'asthme (généralement en association avec des corticoïdes inhalés), autres broncho-pneumopathies obstructives et prévention de l'asthme d'effort,
  - solutions pour aérosol : crise d'asthme sévère, asthme aigu sévère et poussées aiguës des broncho-pneumopathies,
  - formes orales : traitement de fond de l'asthme et des autres broncho-pneumopathies obstructives et prévention de l'asthme d'effort,
  - injection sous-cutanée ou intramusculaire : crise d'asthme sévère,
  - perfusion intraveineuse : crise d'asthme sévère ou état de mal asthmatique ;
- **contre-indications :**
  - pour les médicaments inhalés : hypersensibilité à l'un des composants (rare),
  - pour les formes orales et parentérales : infarctus du myocarde aigu, angor, insuffisance coronarienne sévère et, de façon plus relative, hyperthyroïdie, affections cardiaques congénitales ou acquises, hémorragies utérines, ainsi que l'association aux IMAO et aux bêtabloquants ;
- **effets indésirables :** accoutumance au médicament et aggravation des crises, surtout si les prises sont trop fréquentes ; tachycardie, palpitations, troubles du rythme cardiaque, agitation, tremblements, sueurs surtout avec les formes orales ou parentérales ou bien en cas de surdosage ;
- **surveillance :** le patient doit être informé afin de prendre son traitement convenablement ; si les bêta-2 mimétiques en aérosol doseur sont très appréciés pour leur commodité et rapidité d'action, leur mauvaise utilisation peut donner lieu à des accidents très graves : une répétition trop fréquente des prises expose à une accoutumance avec aggravation progressive des crises et risque de crise à l'arrêt brusque du traitement ;
- **utilisation pratique :** le salbutamol comme la terbutaline peuvent être administrés *per os*, par voie parentérale ou en inhalation par aérosols doseurs, inhalateurs de poudre ou nébuliseur ; le salbutamol inhalé au nébuliseur doit être dilué dans du sérum physiologique de façon à obtenir un volume de 5 mL, tandis que la terbutaline se présente en unidoses de 2 mL prêtes à l'emploi.

Théophylline :

- **action :** bronchodilatation par relaxation des muscles lisses bronchiques ; provoque une accélération et une augmentation de l'amplitude des mouvements respiratoires (action analeptique) et a des effets psychostimulants ou diurétiques ;

- **indications :** crise d'asthme (traitement de seconde intention, après les bêta-2 mimétiques), traitement de fond de l'asthme à dyspnée continue ou à crises fréquentes, traitement du bronchospasme au cours des broncho-pneumopathies obstructives ;
- **contre-indications :** enfants de moins de 30 mois, intolérance à la théophylline, association avec l'énoxacine ;
- **effets indésirables :** troubles digestifs (nausées, vomissements, gastralgies), céphalées, excitation, insomnie. en cas de surdosage, vomissements, agitation, confusion mentale, troubles respiratoires puis dépression ventilatoire, convulsions (c'est parfois le premier signe chez l'enfant), tachycardie, fibrillation ventriculaire, hypotension ;
- **surveillance :** en raison des variations du métabolisme de la théophylline entre individus, il s'avère nécessaire de contrôler les doses responsables d'effets indésirables ; une théophyllinémie de 5-15 mg/L est le taux plasmatique efficace ; elle est toxique à partir de 20 mg/L ; la dose thérapeutique étant proche de la dose toxique, il faudra veiller à ce que la posologie soit appropriée et que les prises soient suffisamment espacées ;
- **utilisation pratique :** la théophylline est administrée sous forme de comprimés à libération immédiate ou à libération prolongée ; elle se présente aussi sous forme de suppositoires et de sirop ; la bamifylline existe en forme injectable : l'injection intraveineuse doit être pratiquée lentement, en au moins 3 à 4 minutes ; la perfusion intraveineuse se pratique sur 5 heures après dilution dans 500 mL de chlorure de sodium à 0,9 % ou de soluté glucosé à 5 %.

Atropiniques (anticholinergiques)

Action : inhibent l'augmentation du tonus des bronches et la bronchoconstriction réflexe.
Indications : crise d'asthme, traitement de fond de l'asthme et des broncho-pneumopathies chroniques obstructives.
Contre-indications : hypersensibilité à l'un des composants (exceptionnelle).
Effets indésirables : sécheresse de la bouche, irritation pharyngée.
Substances : ipratropium bromure et oxitropium bromure, administrés localement sous forme d'aérosols doseurs, ce qui évite tout effet indésirable systémique.
Surveillance infirmière : contrôle de la bonne utilisation des aérosols doseurs.

Antileucotriènes

De nombreuses molécules sont actuellement expérimentées. Elles ont une action essentiellement anti-inflammatoire. Leur place thérapeutique est encore mal définie (traitement additif dans l'asthme persistant léger à modéré).

Systèmes d'inhalation

Aérosols doseurs (sprays), chambres d'inhalation, systèmes Autohaler, inhalateurs de poudre sont des systèmes qui améliorent la pénétration des médicaments. Leur utilisation doit être clairement expliquée au patient. L'information doit être adaptée au niveau culturel et constamment réévaluée. On apprend à l'utilisateur à se prendre en charge lui-même et à diagnostiquer l'urgence.

Rôle infirmier

Lors d'une crise

Accueil du malade

Urgence pneumologique.
S'assurer que le matériel d'urgence nécessaire est complet et fonctionnel :
- chariot d'urgence ;
- appareil à ventilation assistée ;
- nécessaire à oxygénothérapie, à aérosolthérapie, à perfusion ;
- deux seringues électriques ainsi que scope, tensiomètre, saturomètre, nécessaire à gaz du sang, crachoirs et boîte de mouchoirs.

Noter d'emblée si le malade peut s'exprimer ou non. Face à ce patient anxieux, apeuré, apparaître parfaitement calme, rassurant, efficace afin de ne pas majorer son angoisse.
Installer le patient en position assise.
Brancher le scope et le saturomètre en adaptant les alarmes aux constantes du patient.
Surveiller les principales constantes : pouls (> 120 bpm), pression artérielle (augmentée), fréquence respiratoire (> 30 cycles/min) ; une chute de la pression artérielle est un critère de mauvais pronostic.
Penser à rassurer la famille.

Actions infirmières sur prescription médicale

Mettre en place une **oxygénothérapie** au débit prescrit puis réaliser des gaz du sang sous oxygène.
Administrer immédiatement un **aérosol de bronchodilatateur**, type bêta-2 mimétique (associé ou non à un atropinique) par nébulisation ; surveiller l'apparition éventuelle d'une tachycardie et la signaler au médecin.
Poser une **voie veineuse** destinée à l'injection de **corticoïdes** ou dans certains cas, sur décision médicale, à l'administration de salbutamol par seringue électrique. Toutefois, cette voie d'administration accroît les effets indésirables et la surveillance infirmière doit être accrue.

Surveillance de l'évolution de la crise

S'assurer de la normalisation des **constantes hémodynamiques** ainsi que de la **respiration** : à ce stade, doivent se normaliser la fréquence respiratoire, le rythme cardiaque, et n'exister aucune gêne respiratoire. De même, le patient doit retrouver une coloration rosée et un état de conscience normal. Le patient qui a retrouvé son calme peut alors s'exprimer.
Surveiller l'apparition d'effets secondaires dus aux bêta-2 mimétiques (tremblements, tachycardie ou simples palpitations, céphalées, vertiges, etc.).

Informations et conseils aux asthmatiques

Faire connaître les différents aspects de la maladie au patient asthmatique.
Lui expliquer l'intérêt des épreuves fonctionnelles respiratoires, et plus particulièrement l'importance de la mesure quotidienne réalisée à l'aide du débitmètre de pointe. Les variations observées au cours de la journée doivent lui être expliquées puisqu'elles sont de 20 % inférieures le matin par rapport au soir.
Enseigner au patient asthmatique :

- **les signes annonciateurs d'une crise :**
  - diminution de 30 % de l'état de base au débitmètre de pointe,
  - sensation de gêne respiratoire,
  - éternuements, bruits à l'expiration,
  - sensation de poitrine serrée,
  - nausée, vomissements, céphalée,
  - infections, fatigue ;

- **comment le traitement doit être pris :**
  - utilisation d'aérosols ; le patient doit pouvoir contrôler le nombre de prises quotidiennes : l'emploi de doses supérieures aux doses prescrites doit l'inciter à consulter son médecin,
  - injection sous-cutanée de terbutaline s'il n'y a pas d'amélioration : veiller à ce que le patient sache se faire une injection sous-cutanée lui-même ;
- **comment juguler une crise :**
  - évaluation de la gravité de la crise à l'aide du débitmètre de pointe,
  - réalisation d'exercices respiratoires relaxants ;
- **la connaissance des facteurs déclenchants :**
  - animaux, laine, plumes,
  - événements psychologiques,
  - infection, tabac,
  - brouillard,
  - règles, grossesse, ménopause.

Conseils en matière d'hygiène de vie

Éviter les métiers où l'empoussièrement est important, avoir un environnement domestique adapté à sa pathologie. L'air doit être sec et chaud.
Ne pas pratiquer de sport seul, éviter la haute altitude, la plongée, l'haltérophilie, l'équitation. Apprendre à connaître sa résistance à l'effort.
Avoir sur lui ses médicaments et son débitmètre de pointe.
Bénéficier d'un examen médical avant tout voyage.
Prendre connaissances des données météorologiques et climatiques.

Éducation du jeune patient asthmatique

L'éducation de l'entourage et la responsabilisation de l'enfant vis-à-vis de sa maladie sont très importantes pour réduire les crises et obtenir une bonne observance thérapeutique, en sachant que tout est souvent remis en cause au moment de l'adolescence.
Les parents doivent faire la chasse aux poussières et aux acariens. Mieux vaut éviter de calfeutrer la chambre de l'enfant, de trop la chauffer, d'y faire sécher du linge. Il faut l'équiper d'une literie en matériaux synthétiques, éventuellement recouverte d'une housse antiacariens. Il faut faire le ménage en l'absence de l'enfant et bien aérer après et surtout s'abstenir de fumer à la maison. La présence d'animaux au domicile reste déconseillée.

Le sport à l'école n'est pas contre-indiqué dans la mesure où il procure du plaisir à l'enfant et concourt à son bien-être. Aucun sport n'est interdit, à l'exception de la plongée sous-marine. L'enfant évitera la course d'endurance (au-delà de 5 min) et l'équitation (risque d'allergie). Si nécessaire, l'entraînement peut être précédé de la prise d'un bronchodilatateur pour prévenir les bronchospasmes. L'enfant l'aura à portée de main pendant l'effort.

Technique de soins infirmiers

Mesure par débitmètre de pointe ou peak flow

Méthode de surveillance de la maladie asthmatique.

La mesure, exprimée en L/min, a lieu avant et après chaque aérosol ou lors d'événements inhabituels (dyspnées, crises d'asthme, etc.) :

- patient debout, le menton levé ;
- curseur du débitmètre de pointe mis à zéro, ses doigts restent loin du trajet du curseur pour ne pas gêner son déplacement ;
- inspirer profondément, puis porter l'embout à sa bouche en le mordant légèrement, les lèvres bien closes. Tandis que le débitmètre de pointe est tenu dans l'axe horizontal de la bouche, le patient souffle le plus fort et le plus vite possible, au maximum, sans que la langue obstrue l'embout ;
- trois tests successifs sont effectués, entrecoupés de périodes de repos si besoin. Seule la valeur la plus haute est retenue. Elle est notée sur un carnet de soins ;
- l'embout en carton est jeté après chaque test. L'appareil peut être lavé à l'eau et au savon. Il doit être bien séché par la suite. Dans tous les cas, il est conseillé de se référer aux instructions spécifiques de nettoyage inhérentes à chaque marque.

Technique de soins infirmiers

Aérosols antiasthmatiques

Techniques

Aérosol doseur ou spray (protocole Boehringer-Bronchodual®) :

- ôter le capuchon de l'aérosol ;
- agiter le spray ;
- maintenir le fond de la cartouche dirigée vers le haut ;
- procéder à une expiration lente et maximale ;
- incliner légèrement la tête vers l'arrière afin d'ouvrir l'angle cavité buccale-trachée

et permettre une meilleure pénétration respiratoire du produit inhalé ;
- ouvrir la bouche en éloignant un peu l'aérosol de celle-ci (dans le but de diminuer la vitesse et la masse des particules) ;
- en début d'inspiration, appuyer sur la cartouche pour libérer la dose de produit médicamenteux ;
- inspirer lentement pendant environ 5 secondes ;
- enfin, retenir environ 10 secondes sa respiration.

Il existe une réelle difficulté à coordonner le geste de pression sur l'aérosol et le geste inspiratoire. Aussi, les pertes de médicaments sont très importantes. L'utilisation d'une chambre d'inhalation dans ce cas est préférable.

Chambre d'inhalation :
- agiter le spray après avoir ôté le capuchon ;
- positionner la chambre d'inhalation entre l'aérosol doseur et la bouche de la personne soignée ;
- adapter le spray à la chambre, fond de la cartouche vers le haut ;
- pulvériser une dose ;
- souffler ;
- mordre doucement l'embout buccal en veillant à bien fermer les lèvres ;
- inspirer profondément ;
- bloquer la respiration une dizaine de secondes ;
- respirer durant 3 ou 4 cycles, lentement, à l'intérieur de la chambre afin de bien la vider ;
- renouveler l'opération suivant le nombre de bouffées prescrites.

Inhalateur de poudre : l'inspiration active l'inhalateur, libérant une dose de poudre médicamenteuse. Il est recommandé chez les personnes âgées ayant des difficultés de coordination main-bouche. L'utilisation de l'aérosol est considérablement simplifiée :
- dévisser le capuchon ;
- placer l'embout buccal vers le haut ;
- tourner la molette vers la droite jusqu'au blocage, puis à gauche jusqu'à l'obtention d'un « clic » qui signifie que la dose est chargée ;
- souffler lentement, puis mordre doucement l'embout buccal en clôturant les lèvres ;
- inspirer profondément par la bouche en restant quelques secondes en apnée ;
- ôter l'inhalateur et le refermer ; respirer normalement par le nez, bouche fermée.

Éducation du malade à l'emploi des aérosols doseurs

Première phase :
- administrer les sprays en expliquant de façon claire, précise, avec un vocabulaire simple et facilement compréhensible, chaque étape du soin ;
- se mettre à la portée de l'asthmatique, qui fixe lui-même ses objectifs ;
- l'aider dans cette tâche en fonction de ce qu'il sait et de ce qu'il lui reste à acquérir ;
- cette étape dure jusqu'à la totale compréhension du geste.

Deuxième phase :
- le patient fait le geste en présence de l'infirmière et avec son aide ; période d'intense apprentissage où l'infirmière doit être aidante, rassurante, réconfortante ;
- ne pas hésiter à valoriser le malade, à le féliciter ; évaluer et réajuster les résultats ;
- cette phase dure aussi longtemps qu'il le faut, rythmée par le malade jusqu'à maîtrise du geste.

Troisième phase :
- le patient fait seul son aérosol en présence de l'infirmière, qui ne parle pas et se contente d'observer ;
- n'intervenir qu'au terme du soin à moins qu'une erreur soit commise ;
- laisser parler le malade, lui laisser faire son autocritique, son évaluation et son réajustement ;
- accompagner l'asthmatique en sachant demander les réajustements nécessaires ;
- cette phase dure jusqu'à la maîtrise complète et l'efficacité du geste.

Quatrième phase :
le patient fait seul son aérosol sans la présence de l'infirmière mais sous son contrôle : cette surveillance permet à l'infirmière d'être sûre de la bonne exécution du soin, et d'informer le médecin traitant des prises ; pour cela, se servir du compteur présent sur certains aérosols doseurs.

Recommandations au patient :
- respecter la posologie prescrite ; tout dépassement de la dose journalière, peut provoquer des effets indésirables ;
- soignant comme soigné doivent être alertés par un accroissement des doses ; le médecin doit être rapidement consulté afin de faire le point sur l'asthme, son évolution et son traitement ;
- l'utilisation de corticoïdes en aérosol doseur nécessite, après chaque inhalation, un rinçage buccal qui limite le risque de mycose buccopharyngée.

Diagnostic Prévalent

Asthme
- Dégagement inefficace des voies respiratoires
- Perturbation des échanges gazeux
- Anxiété [préciser le degré]
- Intolérance à l'activité

Fiche 7
Bronchite aiguë

Inflammation aiguë des bronches et/ou des bronchioles.

Épidémiologie

Facteurs de risque des infections respiratoires

Chez l'adulte :
- âge (surtout au-delà de 65 ans) ;
- immunodépression ;
- tabagisme ;
- alcoolisme ;
- malnutrition ;
- pollution domestique et/ou industrielle ;
- saison hivernale.

Chez l'enfant :
- jeune âge ;
- antécédents d'otites ou d'affections ORL ;
- saison hivernale ;
- mode de vie (halte-garderie, crèche, école) ;
- état immunitaire ;
- importance de la charge contaminante ;
- conditions socio-économiques (précarité, insalubrité) ;
- température et humidité de l'habitat ;
- pollution atmosphérique urbaine et domestique ;
- tabagisme passif.

Les germes le plus souvent en cause sont *Streptococcus pneumoniae* (pneumocoque) et *Haemophilus influenzae*.

Étiologie

Habituellement d'origine virale, la bronchite aiguë est parfois responsable d'une surinfection bactérienne.

Clinique

Débute par une **atteinte rhinopharyngée.**
Secondairement, l'atteinte trachéo-bronchique évolue en **phase sèche** avec fièvre, toux sèche, myalgies, céphalées et douleurs rétrosternales, puis en **phase humide** 2 à 4 jours plus tard, pendant lesquels la toux devient productive avec expectorations séromuqueuse et les douleurs s'estompent.
Forme banale : évolution vers la guérison en 10 à 15 jours. Dans ce cas, une toux résiduelle peut persister pendant quelques semaines.
Des complications peuvent survenir lorsqu'il s'agit du petit enfant, d'un insuffisant respiratoire chronique obstructif, d'un asthmatique ou d'un porteur de bronchectasies.

Traitement

Antitussifs

Calment une toux sèche et irritative en abolissant le réflexe de la toux.
Antitussifs vendus sans ordonnance : préférer les produits contenant un seul principe actif à ceux en contenant plusieurs dont les effets peuvent s'opposer.
Garder à l'esprit qu'une toux risque d'être le symptôme d'une maladie grave : inciter le patient à consulter un médecin en cas de toux persistante accompagnée ou non d'autres signes.

Antitussifs opiacés (dérivés ou apparentés de l'opium)

Les plus efficaces mais les plus dangereux :
– à haute dose, ils peuvent provoquer une dépression respiratoire mortelle ;
– en cas d'utilisation prolongée ils peuvent entraîner un état de dépendance.
Ils doivent donc être utilisés pendant une période courte et avec précaution chez l'enfant. Il faut notamment vérifier l'âge indiqué pour chaque préparation.
Action : diminuent l'excitabilité du centre nerveux de la toux ; ont une action dépressive sur le centre respiratoire, voisin du centre de la toux.

Indication : toux non productive et gênante.
Contre-indications : toux de l'asthmatique, insuffisance respiratoire, enfant de moins de 30 mois.
Effets indésirables : dépression respiratoire (surdosage), risque de dépendance (utilisation prolongée), constipation, nausées, vomissements, bronchospasmes, somnolence ou état vertigineux.
Substances : codéthyline, pholcodine, dextrométhorphane et noscapine. Ces deux derniers produits sont particulièrement appréciés pour leur action dépourvue d'effet dépresseur à dose thérapeutique et l'absence de risque de dépendance.
Surveillance infirmière :
- état de vigilance du patient ;
- fréquence respiratoire.

Antitussifs non opiacés

Dépourvus d'effet dépresseur respiratoire, ils peuvent être administrés à l'insuffisant respiratoire :
- **éprazinone** (comprimés) : action antitussive et fluidifiante ; effets indésirables digestifs, cutanés et exceptionnellement neurologiques (céphalées, somnolence) ;
- **oxéladine** (comprimés et sirop) ; n'entraîne pas de somnolence ;
- **clobutinol** (solution buvable, sirop, comprimés et solutions injectables) : léger effet analeptique respiratoire (accélération et augmentation de l'amplitude des mouvements respiratoires) ; contre-indications : début de grossesse, épilepsie ou antécédents convulsifs ; effets indésirables : digestifs (nausées, vomissements), agitation, réactions cutanées et, en cas de surdosage, troubles neuropsychiques à type de convulsions.

Expectorants et fluidifiants bronchiques

Facilitent l'évacuation des sécrétions bronchiques.

Expectorants

Incorporés dans de nombreux sirops vendus sans ordonnance. Leurs effets bénéfiques ne sont pas toujours démontrés.
Action : agissent en hydratant les sécrétions.
Indications : traitement symptomatique des toux productives et des rhumes.

Substances : solutions salines (chlorure d'ammonium ou benzoate de sodium) ou substances végétales (dérivés de la terpine ou de la térébenthine, huiles essentielles à base d'eucalyptus ou de thym).

Fluidifiants bronchiques (mucolytiques) sous forme orale

Action : stimulent les cellules sécrétrices de mucus et permettent une production qualitative et quantitative normale de mucus ; rétablissent la viscosité et l'élasticité du mucus, nécessaires à la mobilisation et à l'expectoration des sécrétions pathologiques ; augmentent les mouvements ciliaires de l'épuration.
Indications : affections bronchiques avec encombrement respiratoire (bronchites aiguës, trachéo-bronchites, bronchites chroniques peu évoluées), à condition que le patient puisse évacuer les sécrétions bronchiques par réflexe de toux ou grâce à la kinésithérapie respiratoire.
Contre-indications : ulcère gastroduodénal, début de grossesse et allaitement. Association avec des antitussifs (empêche l'évacuation des sécrétions), avec les atropiniques (assèchent les sécrétions).
Effets indésirables : troubles digestifs à type de gastralgies, nausées, vomissements, diarrhée. Exagération de l'encombrement chez les personnes incapables d'expectorer avec risque d'inondation broncho-alvéolaire pouvant nécessiter une aspiration bronchique en urgence.
Substances : acétylcystéine et carbocistéine (sirops, solutés buvables, granulés ou comprimés).
Surveillance infirmière : état respiratoire.

Diagnostic Prévalent

- **Bronchite**
- Dégagement inefficace des voies respiratoires
- Intolérance à l'activité
- Douleur [aiguë]

Fiche 8
Bronchite chronique

Se caractérise par une toux avec expectoration durant 3 mois consécutifs, pendant au moins 2 années successives sans autre cause évidente.

Épidémiologie

Favorisée par le tabagisme et la pollution atmosphérique, elle peut évoluer vers la surinfection bronchique, la bronchite chronique obstructive, l'insuffisance respiratoire chronique, l'emphysème et le cancer bronchopulmonaire. On compte deux millions et demi de bronchiteux chroniques en France. Un patient sur trois évolue vers un syndrome obstructif générant 20 000 à 40 000 décès par an.

Physiologie

Les gros troncs bronchiques présentent une hypertrophie des glandes muqueuses, une prolifération des cellules à mucus aux dépens des cellules ciliées, conduisant à une altération du transport mucociliaire. Sur les petites bronches, il apparaît une sténose inflammatoire et une obstruction par des bouchons muqueux.

Étiologie

Le rôle du tabagisme est primordial, fonction de l'âge, du début de l'intoxication et de la quantité consommée. Les facteurs socioprofessionnels, la pollution atmosphérique et le climat s'ajoutent souvent au tabagisme.

Évolution

Bronchite chronique simple

Simple toux productive, elle ramène une expectoration séromuqueuse ou mucopurulente, à recrudescence matinale. À ce stade, il n'y a pas de dyspnée. Les explorations fonctionnelles respiratoires sont normales. L'arrêt du tabac permet un retour à l'état normal.

Bronchite chronique obstructive

Avec la **toux productive** apparaît une **dyspnée d'effort** qui va progressivement et insidieusement s'aggraver. L'auscultation retrouve des râles bronchiques diffus. Sur le cliché thoracique, il existe un épaississement des parois des bronches donnant une image en rail. Les explorations fonctionnelles respiratoires mettent en évidence un trouble ventilatoire obstructif. La fibroscopie bronchique permet d'effectuer des prélèvements à visée bactériologique et d'éliminer l'éventualité d'un processus tumoral chez un fumeur.

Complications

Emphysème centrolobulaire.
Insuffisance respiratoire avec apparition d'une hypoxie.
Pneumopathies infectieuses.
Embolie pulmonaire.
Pneumothorax.
Cancer broncho-pulmonaire.

Pronostic

Un VEMS < 1 L/s est un facteur de mauvais pronostic.
Après l'apparition d'une dyspnée, 30 % des patients décèdent dans les 5 ans.

Prise en charge et traitement

Modification des habitudes et de l'hygiène de vie

Elle comporte l'aide au sevrage tabagique, la réorientation professionnelle, la lutte contre l'obésité et l'éradication des foyers infectieux ORL et dentaires. On adjoint une vaccination antigrippale tous les ans et antipneumococcique tous les 5 ans ainsi qu'une immunostimulation non spécifique *per os* ou injectable.

Traitement médicamenteux

Les antibiotiques sont prescrits en cas de surinfection bronchique et les bronchodilatateurs en cas d'hyperréactivité bronchique.

Kinésithérapie respiratoire

Drainage bronchique, rééducation respiratoire et réentraînement à l'effort.
Le retentissement psychologique est indéniable avec une sensation de mieux-être, une confiance en soi retrouvée, une revalorisation de l'image corporelle. Cependant, la rapidité du désentraînement nécessite des conseils pour le retour à domicile avec un **programme d'activité**, une autoévaluation périodique, une surveillance spécialisée régulière. Il faut absolument éviter le retour à un « confort » de vie sédentaire, corollaire de la non-observance des mesures hygiéno-diététiques et d'une nouvelle dégradation des capacités respiratoires.

Programme de réhabilitation

Exercices sur bicyclette ergométrique ou sur tapis roulant : à 60-70 % de la VO_2 max pendant 30 minutes, 5 fois/semaine.
Séances de kinésithérapie : 6 jours sur 7 ; comprennent 2 fois 20 minutes de ventilation dirigée et 35 minutes d'exercices respiratoires.
Marches à l'extérieur : 60 minutes environ, 4 fois/semaine, parcours balisés, de difficulté et de distance progressives.
Séances de gymnastique : 60 minutes 4 fois/semaine.
Mesures diététiques et aide au sevrage tabagique : schémas d'exercices respiratoires, épreuves d'effort personnalisées (marche, bicyclette…), autoévaluation périodique, diététique.

Explorations fonctionnelles respiratoires

Spirographie

Permet la mesure des **volumes pulmonaires mobilisables** et des **débits bronchiques.**

Spiromètre à eau ou à cloche

Matériel de référence.
Avantages : robustesse, fidélité, longévité et maintenance facile.
Inconvénients : difficilement transportable du fait de son encombrement.
Les appareils actuels sont automatisés. Leur étalonnage journalier est nécessaire afin de repérer les distorsions informatiques.

Spirographes secs

Fonctionnent en circuit fermé. Si le spirographe à soufflet présente des résistances importantes, d'où une utilisation limitée, le spirographe à piston ne présente pas cet inconvénient. Ces appareils sont portables et d'une grande facilité d'utilisation, de nettoyage et de stérilisation.

Pneumotachographes

Permettent la mesure directe des **débits instantanés**. Les volumes sont obtenus par intégration des débits, ce qui permet de dessiner la courbe ou boucle débit-volume.
Système de mesure simple où la représentation graphique est plus explicite. Cependant, la présence de salive ou les dérives informatiques imposent un étalonnage pluriquotidien.

Mesure du volume résiduel par dilution de l'hélium

On introduit dans un spiromètre une concentration (C1) connue d'hélium (2 à 10 %). Après quelques minutes de respiration, l'hélium se répartit dans les poumons et dans le circuit du spiromètre de façon homogène sans traverser la membrane alvéolo-capillaire. À la fin d'une expiration normale, on mesure la nouvelle concentration (C2) d'hélium, ce qui permet, par le calcul de concentration, de connaître la **capacité résiduelle fonctionnelle** et le **volume résiduel**.

Pléthysmographie

Il s'agit de la méthode la plus sophistiquée d'**exploration du souffle**. On demande au sujet de respirer dans un caisson étanche, rigide, de la taille d'une petite cabine téléphonique.
La pléthysmographie barométrique mesure les variations de pression dans le caisson et permet le calcul de la totalité des gaz intrathoraciques (en particulier le volume résiduel) et les résistances des voies aériennes. Ces résistances reflètent la **perméabilité bronchique**.

Tests de bronchomotricité ou épreuves pharmacodynamiques

Tests de bronchodilatation

Tests de réversibilité de l'obstruction bronchique. Les objectifs sont soit diagnostiques (asthme) soit thérapeutiques (mise en place d'un traitement bronchodilatateur) ou pronostiques.
Lorsque le VEMS augmente de 15 % par rapport aux valeurs initiales, l'épreuve est considérée comme positive.

Tests de bronchoconstriction

Tests de provocation bronchique envisagés en milieu spécialisé avec une grande prudence.
Recherchent une **hyperréactivité à différents produits bronchoconstricteurs**.
Ces épreuves sont prescrites en présence d'une suspicion d'asthme, d'une toux spasmodique, d'une dyspnée post-exercice.
Lorsque le VEMS chute de 20 % par rapport à sa valeur initiale, le test est positif et il est arrêté. On calcule alors la dose nécessaire (PD 20) de produit pour induire cette chute du VEMS de 20 %.

Capacité du transfert pulmonaire

La mesure de la capacité de transfert pulmonaire évalue la **capacité de diffusion**, c'est-à-dire la qualité des échanges gazeux entre alvéoles et capillaires pulmonaires.

Technique de soins infirmiers

Explorations fonctionnelles

Réalisées par des pneumologues ou des techniciens spécialement formés.

Avant l'exploration

Le patient doit avoir interrompu les bronchodilatateurs selon les durées suivantes :

- **arrêt impératif :**
  - bêta-2 mimétiques : 12 heures,
  - bêta-2 mimétiques longue action : 24 heures,
  - atropiniques de synthèse : 12 heures,
  - associations : 12 heures,
  - théophylline immédiate : 12 heures,
  - théophylline retard : 48 heures ;
- **arrêt éventuel :**
  - cromoglycate de sodium : 5 jours,
  - nédocromil de sodium : 5 jours,
  - corticoïdes inhalés : 8 jours,
  - corticoïdes à action immédiate : 2 à 3 semaines,
  - corticoïdes à action prolongée : 4 à 8 semaines,
  - anti-histaminiques classiques : 48 heures,
  - anti-histaminiques nouvelle génération : 1 à 4 semaines.

Réexpliquer au malade le déroulement de l'examen ; lui préciser qu'il doit garder ses prothèses dentaires, s'il en a, pour pouvoir mordre l'embout buccal du spiromètre et ainsi éviter toute fuite. Il n'est pas nécessaire d'être à jeun.

Le jour de l'examen, s'assurer que le patient est normovigilant et non encombré.

Vérifier l'étalonnage des appareils, le matériel, essentiellement le lavage et le séchage de la grille du pneumotachographe, l'élimination des fuites, le changement de la membrane, d'une électrode, le remplacement du diaphragme, d'un compteur de pression.

Pièces buccales : changées entre chaque patient si le matériel est à usage unique ; stérilisées si le matériel est réutilisable, selon le même protocole que le matériel d'endoscopie, puis protégées et emballées sous sachet.

Durée du test : une demi-heure environ, une demi-heure supplémentaire en cas de test pharmacodynamique.

Pendant l'exploration

Expliquer au patient qu'il ne risque pas de s'étouffer, que l'examen n'est pas douloureux, qu'il n'y a pas de risque de contamination (BK, VIH, autres germes).

Insister sur le caractère indispensable de sa collaboration.

Pour les enfants, évaluer si la présence des parents est souhaitable ou non.

Tests de bronchodilatation :

- installer le patient en position assise ou éventuellement debout ;
- le médecin mesure les volumes pulmonaires et les débits bronchiques à l'état basal ;

- le médecin demande au patient d'inhaler le bronchodilatateur ; le plus souvent, il s'agit un bêta-2 mimétique, éventuellement d'un anticholinergique, en aérosol doseur à la même posologie qu'en thérapeutique, c'est-à-dire 200 µg ;
- technique d'inhalation : l'aérosol est délivré au cours d'une inspiration profonde, suivie d'une apnée de 10 secondes qui limite le dépôt des particules dans les voies aériennes supérieures ;
- le médecin opère de nouvelles mesures des volumes et des débits 30 minutes après l'administration de l'aérosol.

Tests de bronchoconstriction :

- conditions de sécurité optimale : en milieu hospitalier avec médecins et matériel de réanimation à proximité ;
- test effectué à distance d'un épisode infectieux bronchopulmonaire, d'une exposition allergénique importante (pollens), d'une crise d'asthme, d'une exposition à un pic de pollution atmosphérique (ozone, NO_2) ;
- expliquer le déroulement de l'épreuve et ce que l'on attend du patient, le rassurer et vérifier l'absence de prise de médications actives sur la bronchomotricité ;
- veiller à ce que le patient n'ait pas fumé dans les deux heures qui précèdent le test ;
- le médecin mesure les volumes pulmonaires et les débits bronchiques à l'état de base : le VEMS doit être supérieur à 80 % de la valeur théorique ;
- en pratique, on utilise un nébuliseur avec un dosimètre branché sur un filtre à particules ; le produit le plus souvent utilisé est un dérivé cholinergique (méthacholine), administré à doses croissantes de produit à partir de 50 µg et en progressant toutes les 3 minutes par doublement jusqu'à la dose maximale cumulée de 1 550 µg ; la dose est divisée par 2 pour l'enfant et l'adulte asthmatique ;
- des effets secondaires peuvent se manifester à forte dose et disparaître spontanément au bout de 30 minutes (flush au niveau de la face et du cou, nausées, sueurs, céphalées, salivation, hyperventilation, hypotension). En fin d'exploration, l'importance de l'obstruction bronchique induite peut imposer un traitement par bêta-2 mimétiques.

Après l'exploration

Vérifier que le patient sorte toujours de la salle d'exploration avec une explication sur les résultats, un compte rendu écrit du médecin, un double des examens et éventuellement le rythme des explorations ultérieures.

Diagnostic Prévalent

Bronchite chronique et BPCO

- Perturbation des échanges gazeux
- Dégagement inefficace des voies respiratoires
- Intolérance à l'activité
- Déficit nutritionnel
- Risque d'infection

Fiche 9
Broncho-pneumopathies chroniques obstructives (BPCO)

Trouble ventilatoire obstructif défini par une diminution du VEMS et une diminution du rapport de Tiffeneau (VEMS/CV).
Elles comprennent l'asthme, la bronchite chronique obstructive et les emphysèmes.
La dilatation des bronches et la mucoviscidose occupent une place à part (voir schéma page suivante).

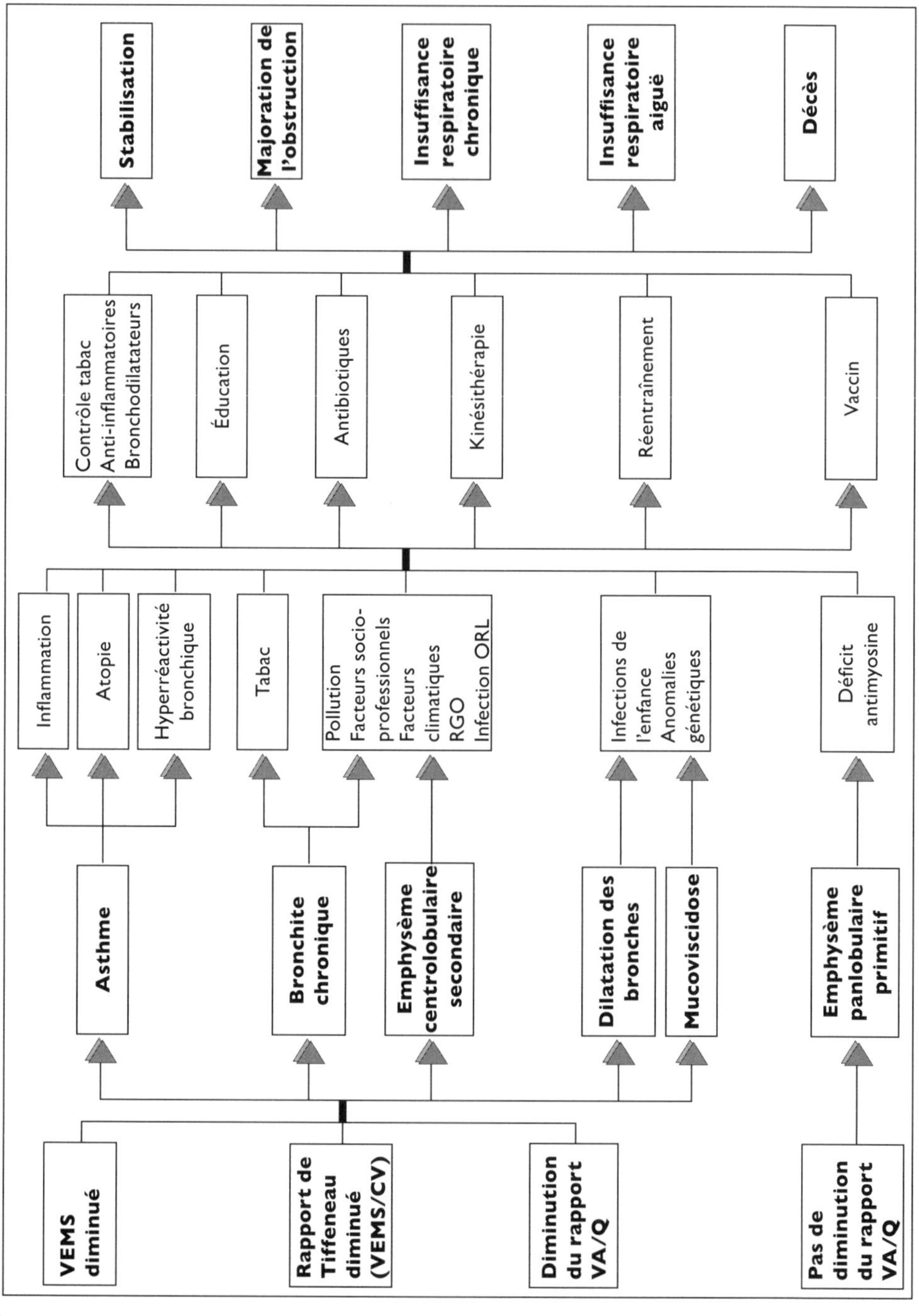
VEMS diminué
Rapport de Tiffeneau diminué (VEMS/CV)
Diminution du rapport VA/Q
Pas de diminution du rapport VA/Q
Asthme
Bronchite chronique
Emphysème centrolobulaire secondaire
Dilatation des bronches
Mucoviscidose
Emphysème panlobulaire primitif
Inflammation
Atopie
Hyperréactivité bronchique
Tabac
Pollution
Facteurs socio-professionnels
Facteurs climatiques
RGO
Infection ORL
Infections de l'enfance
Anomalies génétiques
Déficit antimyosine
Contrôle tabac
Anti-inflammatoires
Bronchodilatateurs
Éducation
Antibiotiques
Kinésithérapie
Réentraînement
Vaccin
Stabilisation
Majoration de l'obstruction
Insuffisance respiratoire chronique
Insuffisance respiratoire aiguë
Décès

Fiche 10
Cancer primitif du poumon

Épidémiologie

Première cause de mortalité par cancer.
Beaucoup plus fréquent chez les hommes que chez les femmes (7,3 % contre 1,3 %).
Pronostic très sévère.
À cinq ans, seuls 9 % des hommes et 13 % des femmes sont encore en vie.
Le cancer du poumon est 3,5 fois plus fréquent chez les ouvriers et les employés que chez les cadres supérieurs.

Causalités et facteurs de risques

Tabagisme

Il est responsable d'environ 60 000 décès chaque année en France (1 décès sur 9), 55 000 chez les hommes, 5 000 chez les femmes.
80 % des cancers du poumon en France sont secondaires au tabagisme.
Entre un non-fumeur et un fumeur, le risque de développer un cancer est dix à vingt fois plus élevé selon le type, la durée et l'intensité de l'intoxication.
Évaluation tabagique :

Nombre de paquets-année = (nombre de cigarettes/jour × nombre d'années) / 20

Expositions professionnelles

Expositions professionnelles ou domestiques à des éléments toxiques (amiante, arsenic, chrome, nickel, etc.) ou radioactifs (radon, rayons X, etc.).

Circonstances de découverte

Toux

Fréquente, amène rarement le patient à consulter car elle est considérée comme banale et liée au tabagisme.

Douleurs thoraciques et surinfections bronchiques

Elles sont également fréquentes, comme l'expectoration. Toutefois, une nécrose tumorale, une infection en amont d'une sténose peuvent entraîner une expectoration purulente avec ou sans fièvre. Tous les épisodes infectieux récidivants dans le même territoire doivent faire rechercher un cancer sous-jacent chez un patient tabagique.

Hémoptysie

Elle alerte davantage et peut être d'abondance très variable.

Signes d'une compression

Syndrome de Pancoast-Tobias

Extension du cancer vers l'apex pulmonaire.
Douleurs de la face interne du bras et de l'avant-bras.

Syndrome cave supérieur

Compression de la veine cave supérieure par la tumeur : urgence médicale. Il associe un œdème de la face, une turgescence des jugulaires, une dilatation des veines du thorax et des céphalées.

Autres compressions

Compression œsophagienne : dysphagie.
Compression nerveuse :

- nerf récurrent gauche : avec paralysie de la corde vocale qui réalise la classique voix bitonale (dysphonie) ;
- nerf phrénique : avec paralysie diaphragmatique.

Syndromes paranéoplasiques

Hippocratisme digital.
Syndrome de Schwartz-Bartter : rétention d'eau avec hyponatrémie intense. Lié à la sécrétion d'une substance voisine de l'hormone antidiurétique naturelle.

Métastases

Elles peuvent révéler un cancer bronchique.

Signes généraux

Asthénie, anorexie et amaigrissement, non spécifiques.
Échelle d'évaluation des signes généraux d'après l'OMS :
- 0 : normal, pas de plainte, pas de symptôme ;
- 1 : symptômes mais activité normale ;
- 2 : le malade reste au lit moins de la moitié du temps ;
- 3 : le malade reste au lit plus de la moitié du temps ;
- 4 : malade alité toute la journée.

Diagnostic

Radiographie

Opacité arrondie, plus ou moins homogène.
Recherche des signes d'extension (adénopathies médiastinales, atélectasie, atteintes osseuses ou pleurales).

Fibroscopie bronchique

Visualise directement la formation tumorale (bourgeon, infiltration de la muqueuse, compression extrinsèque).
Biopsies : étude histologique.
Formes très périphériques : étude cytologique de l'aspiration bronchique et des biopsies distales.
Dans les cas difficiles : exploration chirurgicale.

Tableau 1 : Types histologiques du cancer primitif du poumon

Type histologique	Caractéristiques	Traitements
Cancers épidermoïdes	Type histologique le plus fréquent Population cellulaire de type épidermique Selon les critères, la tumeur est dite bien, moyennement ou peu différenciée Développement volontiers endobronchique, le plus souvent sur une grosse bronche, d'accès facile à la fibroscopie	Exérèse chirurgicale si possible
Adénocarcinome	Population cellulaire de type glandulaire	Exérèse chirurgicale si possible
Carcinomes à petites cellules	Cellules de petite taille Tumeurs proximales extensives avec envahissement médiastinal	Chimiothérapie et radiothérapie
Autres types histologiques	Plus rares	

Bilan préthérapeutique

Bilan d'extension

Scanner thoracique.
Scintigraphie osseuse.
Échographie abdominale.

Tableau 2 : Classification des tumeurs

Abréviation	Critères	Stades
T	Taille et extension de la tumeur	T1 à T4
N	Existence, taille et localisation d'adénopathies	N0 à N3
M	Existence de métastases	M0 à M1

Terrain

Recherche d'une contre-indication chirurgicale.
Exploration fonctionnelle respiratoire indispensable.
Le VEMS postopératoire doit être supérieur à 1 litre, sachant que, grossièrement, le poumon droit assure 60 % de la ventilation et le poumon gauche 40 %.

Traitement

Chirurgie

Cas opérables (20 à 25 %) : exérèse large de la tumeur complétée par un curage ganglionnaire. Pneumonectomie ou lobectomie, selon l'extension.

Chimiothérapie

Dérivés du platine.
Protocoles qui définissent la dose délivrée, le nombre et la périodicité des cures et les précautions d'administration et de surveillance.
Nombreux protocoles dont le choix dépendra de la nature histologique de la tumeur, du terrain et du stade de la maladie.

Radiothérapie

Rôle infirmier : veiller à ce que le patient évite le port de vêtements synthétiques ou rugueux ainsi que les lotions alcoolisées, utilise un savon neutre et évite cosmétiques et bains moussants. Le patient doit laisser la peau au maximum à l'air en interdisant toute exposition solaire. L'application d'un dermocorticoïde peut améliorer les lésions.

Traitements palliatifs

Antalgiques pour permettre une sédation rapide des manifestations douloureuses.
Lutte contre la dyspnée.
Lutte contre l'anorexie.
Lutte contre les hémoptysies.

Prévention du tabagisme

Limitation de la publicité : loi Veil du 9 juillet 1976 (limitation de la publicité pour le tabac, notamment en direction des jeunes) et loi Évin du 10 janvier 1991 (interdiction de toute publicité pour le tabac et de fumer dans tous les lieux publics).
Information sur les dangers du tabac.
Augmentation du prix des cigarettes.

Technique de soins infirmiers

Chimiothérapie

Bilan préthérapeutique

La veille si le traitement a lieu en ambulatoire et le jour même si le patient est hospitalisé :

- numération-formule sanguine avec numération des plaquettes systématiquement demandée ;
- bilans hépatique et rénal prescrits ;
- électrocardiogramme réalisé sur prescription médicale en raison de la cardiotoxicité de certains antimitotiques ;
- radiographie pulmonaire face.

Prise des constantes (pouls, pression artérielle, température) systématique.
Recherche une douleur, l'évaluer et la signaler au médecin.

Bonnes pratiques de préparation des cytostatiques

Connaissance des médicaments :

- présentation : poudre, liquide ;
- solvant de reconstitution : nature, volume ;
- stabilité, conditions de conservation, protection contre la lumière ;
- compatibilité avec le matériel utilisé (verre, poche plastique, filtre, site implantable) ;
- calcul précis des quantités à prélever et des doses à administrer ;
- attitude en cas de contact accidentel.

Locaux de préparation :

- pièce réservée ;
- à l'abri des courants d'air ;
- entretien et désinfection faciles ;
- surface de préparation lisse, lavable ;
- matériel et produits nécessaires à disposition ;
- accès réglementé ;
- interdiction de fumer, de manger et de boire.

Matériel de travail :

- protection individuelle : deux paires de gants en vinyle, une casaque avec manches tricotées, resserrées aux poignets, des lunettes enveloppantes, un calot, un masque et des surchaussures ;
- matériel de préparation : champ de soin (face absorbante et face imperméable), conteneurs rigides avec large ouverture, sacs plastiques résistants, compresses stériles, papier absorbant, aiguilles gros calibre, antiseptique, alcool à 70°, étiquettes.

Bonne pratique de manipulation :

- formation pratique ;
- information complète ;
- écarter les femmes enceintes et les sujets intolérants aux médicaments.

Réalisation du traitement antimitotique

Avant l'administration :

- instituer et organiser le dossier de soins, regroupant toutes les données relatives et nécessaires au traitement spécifique ;
- aller chercher à la pharmacie les antimitotiques et les traitements adjuvants prescrits (antiémétiques par exemple) ;
- lire le protocole de chimiothérapie, qui doit être parfaitement clair et lisible, dactylographié, facilement compréhensible. En cas de doute ou d'incertitude, ne pas hésiter à demander des éclaircissements au médecin ;
- mettre en place la voie veineuse en utilisant la chambre implantable du patient ;
- s'assurer de l'absence d'inflammation sur le site d'injection et en périphérie ; signaler au médecin toute anomalie ;
- n'utiliser que des aiguilles de Huber et rechercher un retour veineux ;
- préparer les produits à injecter sous la hotte à flux laminaire en respectant les conditions d'utilisation et de désinfection, en se protégeant aussi ;
- vérifier et respecter toutes les règles d'utilisation des antimitotiques ;
- réaliser certains traitements préventifs d'effets secondaires comme les méthodes de casques réfrigérants destinés à lutter contre l'alopécie. Ils sont posés quelques minutes avant les injections selon les recommandations d'usage.

Pendant l'administration :

- demander au patient de signaler toute sensation anormale ;
- déceler tout signe d'extravasation ;
- surveiller l'apparition d'effets indésirables immédiats liés aux produits administrés ;
- manipuler avec précaution les excréta (double paire de gants, casaque, détergent pour le bassin, l'urinal, le bocal à diurèse, etc.), aussi longtemps que nécessaire.

Après l'administration, participer à la prévention ou au traitement des effets secondaires :

- nausées, vomissements ;
- mucite, stomatite : dans ce cas, les soins de bouche sont réalisés plusieurs fois par jour avec les produits spécifiques prescrits ;
- infections : la température est prise 2 fois par jour ; rechercher la présence de frissons ;
- douleur : évaluée et signalée ; participer à son soulagement ;
- informer le patient des règles d'hygiène nécessaires à domicile et lui remettre un livret de conseils qui lui est destiné.

Pendant l'intercure :

- rester en contact avec le malade : lui donner le numéro de téléphone du service qu'il doit contacter devant toute inquiétude (hyperthermie, fatigue extrême, autre signe anormal) ;

- prévoir un ou plusieurs contrôles avec numération-formule sanguine, plaquettes, ionogramme, urée, créatinine ;
- vérifier que le patient a bien reçu un traitement de sortie en particulier contre les effets secondaires.

Incidents et accidents

Extravasation :

- signes : brûlure, douleur, œdème ou induration, absence de retour veineux ;
- appliquer le protocole en vigueur dans le service si cela se produit et avertir immédiatement le médecin ;
- évaluer la gravité : volume extravasé, agent en cause et retard dans le geste d'urgence ;
- arrêter immédiatement la perfusion et conserver le dispositif d'injection en place, de façon à retirer le maximum de produit avec ce dernier ;
- le médecin responsable injecte alors par le dispositif de perfusion du chlorure de sodium isotonique de façon à diluer le principe actif, un anesthésique local et un corticoïde ; il existe pour certains produits des antidotes spécifiques qui sont à injecter avant le retrait du dispositif ;
- selon prescription, appliquer localement et fréquemment, dans les premières heures, un anti-inflammatoire local et des pansements froids qui limitent, par vasoconstriction, la diffusion ;
- surveiller la zone d'extravasation avec un marquage des contours par un crayon indélébile permettant un bon suivi de l'évolution.

Projection cutanée ou blessure :

- lavage abondant a l'eau et savon doux ;
- rinçage abondant.

Brûlure :

- pommade adoucissante (cold-cream) ;
- consultation en médecine du travail.

Projection oculaire :

- lavage abondant à l'eau (5 min) ;
- ou solution ophtalmologique ;
- consultation en médecine du travail.

Bris de flacons :

- isoler la zone contaminée ;
- revêtir gants, masque, blouse a usage unique ;
- absorber avec un tissu le maximum de liquide ;
- ramasser méticuleusement les débris de verre ;
- placer matériel et débris dans des conteneurs spécifiques ;
- laver abondamment la zone avec du détergent (pas de javel car risque de formation de dérivés toxiques) ;
- rincer et sécher.

Diagnostic Prévalent

- **Cancer**
- Peur ou anxiété [préciser le degré]
- Chagrin (deuil) par anticipation
- Douleur [aiguë]
- Fatigue
- Incapacité (partielle ou totale) d'organiser et d'entretenir le domicile

Fiche 11

Cancer secondaire du poumon (métastase)

On distingue classiquement :
- le nodule pulmonaire unique ;
- les nodules multiples ou en « lâcher de ballons » ;
- la lymphangite carcinomateuse.

Diagnostic

Dyspnée, douleur thoracique, hémoptysie et parfois altération de l'état général. Diagnostic histologique lorsque les tumeurs sont accessibles à la fibroscopie. Cytologie sur lavage broncho-alvéolaire, biopsies distales, ponction pulmonaire transthoracique après repérage scannographique ou échographique.

Traitement

Celui du cancer primitif. Si la chirurgie des métastases pulmonaires est envisageable dans les lésions uniques, la chimiothérapie demeure le traitement de choix. La radiothérapie est utilisable sur des lésions uniques ou localisées du fait du risque de fibrose pulmonaire.

Diagnostic Prévalent

- **Cancer**
- Peur ou anxiété [préciser le degré]
- Chagrin (deuil) par anticipation
- Douleur [aiguë]
- Fatigue
- Incapacité (partielle ou totale) d'organiser et d'entretenir le domicile

Fiche 12
Dilatation des bronches

La dilatation des bronches (DDB) ou bronchectasie se caractérise par une augmentation permanente et irréversible du calibre des bronches avec destruction des éléments de soutien (fibres élastiques, muscles, cartilage) et terminaison en cul-de-sac.

Physiopathologie

La bronchectasie est la séquelle d'une agression infectieuse. On distingue plusieurs types de lésions : diffuses ou localisées. Elles s'accompagnent d'une néovascularisation en provenance des artères bronchiques, responsables parfois d'hémoptysies.

Étiologies

DDB diffuses

Infections sévères de l'enfance.
Anomalies congénitales.

DDB localisées

Séquelles de tuberculose.
Sténose bronchique, corps étranger, tumeur.

Clinique

Expectoration : caractérisée par son abondance (200 à 400 mL/24 heures), son mode de rejet en pseudo-vomique, prédominant le matin, favorisée par certaines positions, son odeur fade ou fétide, son aspect muco-purulent, sa sédimentation en plusieurs couches.
Cette bronchorrhée s'accompagne d'une toux quinteuse, pénible, parfois d'une dyspnée, d'une hémoptysie.

L'examen physique retrouve un hippocratisme digital.
L'auscultation décèle des râles bronchiques, un foyer de sous-crépitants de siège fixe.

Examens complémentaires

Biologie : hyperleucocytose.
Examen cytobactériologique de l'expectoration avec numération des germes : vérifie l'absence de BK.
Radiographie du thorax : accentuation de la trame bronchique, images en rail, aréolaires, floconneuses.
Scanner du thorax : précise l'étendue, la topographie et le type des lésions.
Explorations fonctionnelles respiratoires : mettent en évidence un syndrome obstructif ou mixte.
Gaz du sang : évaluent le retentissement sur l'hématose.

Traitement

Médical

Suppression de tout irritant bronchique, et en particulier du tabac.
Traitement des foyers infectieux ORL et dentaires.
Kinésithérapie : drainage bronchique.
Antibiothérapie en cas d'exacerbation aiguë, ou en cure séquentielle.
Vaccination antigrippale tous les ans et antipneumococcique tous les 5 ans.
Immunostimulants.
Oxygénothérapie au long cours en cas d'hypoxie sévère.

Chirurgical

Résection pulmonaire. Lobectomie en présence de DDB localisées et compliquées.
Transplantation pulmonaire ou cardio-pulmonaire en dernier recours chez le sujet jeune lorsque l'insuffisance respiratoire est très évoluée.
Embolisation d'une artère bronchique après artériographie en cas d'hémoptysie grave ou récidivante.

Technique de soins infirmiers

Artériographie bronchique

Visualise la circulation bronchique. Dans les hémoptysies graves, non chirurgicales ou récidivantes, notamment chez les sujets porteurs de dilatations des bronches, cet examen permet de localiser l'origine du saignement et d'envisager une embolisation de l'artère responsable.
Le cathéter est introduit dans l'artère fémorale, au pli de l'aine, puis monté dans l'aorte thoracique sous amplificateur de brillance.

Avant l'examen

Expliquer brièvement le déroulement de l'examen au patient.
Préparer le site de mise en place du cathéter (rasage, désinfection).
Vérifier que le patient ne présente aucune manifestation allergique à l'iode.
Patient à jeun.

Surveillance post-examen

Informer le patient, lui donner des explications et lui demander de signaler toute sensation anormale.
Mesure de la température et de la pression artérielle pendant 24 heures, toutes les 30 minutes les 8 premières heures, puis toutes les heures.
Le sujet doit rester en décubitus dorsal pendant 24 heures.
Surveiller le membre inférieur du côté de la ponction au même rythme que les constantes hémodynamiques.
Rechercher des signes de cyanose, un refroidissement ou des fourmillements du membre.
S'assurer systématiquement de l'efficacité du pansement compressif (pas de saignement au point de ponction).

Fiche 13
Embolie pulmonaire

Définition

Occlusion aiguë de l'artère pulmonaire ou de ses branches par un caillot migré d'une veine thrombosée, en général des membres inférieurs.
Complication la plus fréquente et la plus grave des thromboses veineuses profondes.
Fréquence en France d'environ 100 000 par an avec 20 000 décès. Nombre de thromboses veineuses profondes estimé à environ 600 000 par an.

Physiopathologie

L'embolie pulmonaire est à l'origine de perturbations des échanges gazeux avec essentiellement une hypoxémie.
Si embolie sévère : hypertension artérielle pulmonaire génératrice de dilatation des cavités cardiaques droites et éventuellement d'insuffisance cardiaque droite, voire dans les cas les plus graves de collapsus cardiovasculaire.

Signes cliniques

Signes fonctionnels :
- dyspnée (80 % des cas) ;
- douleurs thoraciques (60 %) ;
- toux (50 %) ;
- hémoptysie, plus tardive en générale discrète (25 %) ;
- syncope, parfois inaugurale, en général critère de gravité (10 %).

Signes physiques :
- fièvre, modérée, 2 fois sur 3, parfois avec des sueurs ;
- cyanose des extrémités (20 %) ;
- tachycardie supérieure à 90/min (90 %) ;
- foyer pulmonaire ou syndrome pleural (50 %) ;

- signes d'insuffisance cardiaque droite dans (30 à 50 %), réalisant un tableau de coeur pulmonaire aigu, élément de gravité ;
- recherche de signes de phlébite, notamment des membres inférieurs, systématique mais assez souvent négative.

Examens

ECG : montre des signes de cœur pulmonaire aigu.
Radiographie des poumons parfois évocatrice.
Gaz du sang : montre une hypoxie (baisse du taux d'oxygène sanguin) et une hypocapnie (baisse du gaz carbonique).
Dosage du D-dimère : surtout utile pour le diagnostic d'exclusion de la thrombose et de l'embolie pulmonaire, car il n'est pas spécifique.
Scintigraphie pulmonaire : doit être réalisée en urgence : met en évidence le défaut de perfusion d'un territoire pulmonaire.
Parfois angiographie pulmonaire sélective après cathétérisme de l'artère pulmonaire.
Écho-Doppler des veines des membres inférieurs : confirme la phlébite.

Traitement

Anticoagulant

Traitement anticoagulant à la phase aiguë qui repose sur l'héparinothérapie :
- débuté dès le diagnostic affirmé ou parfois même lorsqu'il est fortement suspecté ;
- par voie IV continue par SAP après un bolus initial.

Un relais par les AVK, de préférence précoce, est réalisé pour limiter les risques de thrombopénie à l'héparine.
L'INR doit être maintenu entre 2 et 3, et la durée de traitement anticoagulant oral est en moyenne 3 à 6 mois après un premier épisode de thrombose.

Embolectomie

Indication opératoire dans de rares situations, critiques sur le plan hémodynamique, avec contre-indication ou échec des thrombolytiques. Réalisée sous circulation extracorporelle dans les EP massives ; mortalité opératoire importante.

Rôle infirmier

Faire immédiatement appeler le médecin par un tiers.

Accueil du malade

Mettre le malade en confiance et le rassurer.
Repos strict au lit en position assise : manipulation délicate en raison du risque de migration du thrombus.
Après prescriptions, pratiquer les **gaz du sang** en air ambiant puis appliquer l'**oxygénothérapie** au débit indiqué. Immédiatement après, mettre en place les **éléments de surveillance** :
- scope : fréquence cardiaque, fréquence respiratoire et tracé électrocardiographique ;
- oxymètre : capteur placé à l'index du patient ;
- Mapa : appareil de mesure automatique de la pression artérielle.

Poser une **perfusion** avec les solutés prescrits, mesurer la température et refaire les gaz du sang, cette fois sous oxygénothérapie.
Réaliser tous les préparatifs pour une **radiographie pulmonaire** au lit.
Contacter les services spécialisés pour obtenir en urgence :
- échographie-doppler veineux des membres inférieurs ;
- échographie-doppler cardiaque ;
- scintigraphie pulmonaire de perfusion et de ventilation, qui confirmeront le diagnostic.

Mettre en place le **traitement anticoagulant** : administrer l'héparine à la seringue électrique, en respectant la dose prescrite (mg/24 heures ou UI/24 heures). Parfois, c'est un thrombolytique qui est prescrit.

Dans le service

Prendre les **constantes toutes les heures**, puis espacer progressivement les mesures du pouls, de la pression artérielle, de la fréquence respiratoire, de la saturation et de la température corporelle.
Réitérer les **contrôles électrocardiographiques** et les **gaz du sang** sur prescription médicale.
Veiller au **repos strict** du patient jusqu'à l'arrêt de la prescription.
Vérifier que le système d'**oxygénothérapie** est fonctionnel (débit, humidificateur).
S'assurer que l'**héparinothérapie** se passe bien :

- TCA et héparinémie sont pratiqués tous les jours ;
- l'ajustement des doses d'héparine a lieu suivant les résultats sur 24 heures ;
- rechercher tout saignement (méléna, hématurie, gingivorragie, ecchymoses) ou toute douleur gastrique ; la présence d'un de ces signes est immédiatement signalée au médecin ;
- toute injection intramusculaire est contre-indiquée lors d'une héparinothérapie.

Dix jours avant le retour à domicile

L'éducation du malade concerne essentiellement la **prise d'anti-vitamine K** :
- expliquer au patient qu'il s'agit d'un anticoagulant oral et que certaines précautions sont importantes comme éviter les blessures en utilisant un rasoir électrique plutôt qu'un rasoir mécanique, ou encore proscrire aspirine et anti-inflammatoires ;
- insister sur le respect scrupuleux de la posologie du médicament, ainsi que sa prise régulière et à heure fixe ;
- expliquer au patient l'importance de ne pas s'automédiquer et de consulter son médecin traitant au moindre doute, auquel il signale tout saignement ainsi que toute douleur gastrique ou abdominale ;
- le patient doit signaler à tout soignant (médecin, dentiste, infirmiers) qu'il est sous anticoagulant ; que les injections intramusculaires lui sont interdites ;
- éviter certains aliments riches en vitamine K comme le chou, les abats qui risquent de réduire l'effet des anticoagulants oraux ;
- importance du suivi biologique par dosage du TP et de l'INR au rythme fixé par le médecin avec réajustement de la dose d'anticoagulant si nécessaire.

Lors de sa sortie, lui remettre une **liste complète des aliments déconseillés** ainsi qu'un carnet de suivi du traitement notifiant doses prescrites et les résultats du TP et de l'INR. Le patient le présentera lors des diverses consultations médicales pour qu'y soient notés les doses réajustées et les résultats biologiques.

Technique de soins infirmiers

Angiographie pulmonaire

Visualise la circulation pulmonaire. Examen de référence pour le diagnostic d'embolie pulmonaire.
L'opérateur introduit un cathéter par voie veineuse (brachiale, fémorale, sous-clavière ou jugulaire interne). Guidé grâce à l'amplificateur de brillance, il va jusque dans les

cavités cardiaques droites puis dans chacune des artères pulmonaires. La mesure des pressions de l'artère pulmonaire est réalisée, puis le produit de contraste est injecté, visualisant le thrombus. En cas d'embolie pulmonaire grave, il est possible d'injecter *in situ* un thrombolytique pour détruire le caillot.

L'angiographie numérisée ou digitalisée réalisée par voie veineuse périphérique offre un meilleur confort d'examen. Plus rapide et plus sûre pour le patient, elle limite la quantité de produit de contraste injecté. L'exploration de la vascularisation pulmonaire est plus grossière mais le diagnostic d'embolie est fiable.

▸ Avant l'examen

Préparation du point de ponction : nettoyage et rasage large au niveau des plis de l'aine pour un cathétérisme par voie fémorale et au niveau du bras pour un cathétérisme huméral.

Vérifier que les examens complémentaires (groupe sanguin, numération et formule sanguine, bilan de coagulation, ionogramme sanguin, radiographie thoracique, électrocardiogramme) ont été pratiqués et que les résultats se trouvent effectivement dans le dossier du patient.

Poser la perfusion prescrite une heure avant l'examen.

Malade à jeun au moins les six heures précédentes.

▸ Après l'examen

Surveiller :

- le point de ponction : vérification du pansement compressif à la recherche d'un éventuel hématome ;
- les pouls distaux, la coloration, la température et une possible douleur du membre ponctionné qui évoque une ischémie ;
- le pouls et la pression artérielle témoins de l'apparition d'un choc hémorragique ;
- la diurèse, pour dépister des complications rénales dues à l'injection d'iode et d'éventuelles complications vésicales (rétention urinaire).

Informer rapidement le médecin de toute anomalie.

Le malade peut boire deux heures après le retour de l'examen et manger six heures après.

Il doit rester au lit quelques heures après l'examen et garder le plus possible le membre ponctionné allongé, sans le plier, et le plus immobile possible afin de limiter les risques d'hématomes.

Le lendemain de l'examen, le médecin prescrit parfois un ionogramme et un contrôle de la créatininémie à la recherche d'une insuffisance rénale aiguë, liée à l'injection d'iode. Cette complication survient surtout chez les personnes diabétiques où le risque est majoré.

Diagnostic Prévalent

Embolie pulmonaire

- Mode de respiration inefficace
- Perturbation des échanges gazeux
- Diminution de l'irrigation tissulaire (cardio-pulmonaire)
- Peur ou anxiété [préciser le degré]

Fiche 14
Emphysèmes

Augmentation permanente des espaces aériens distaux, au-delà des bronchioles terminales, avec destruction des parois alvéolaires.

Emphysème diffus centrolobulaire

Il complique la bronchite chronique du fumeur dont il représente une forme évolutive.

Physiopathologie

Il existe une destruction des bronchioles respiratoires mais le réseau capillaire périalvéolaire est épargné. Ainsi, on observe un effet shunt par diminution du rapport VA/Q à l'origine d'une hypoxie.

Tableau clinique

Il s'agit habituellement d'un homme fumeur de plus de 50 ans, avec un long passé de toux et d'expectorations, qui présente :

- une dyspnée ;
- une obésité ;
- une cyanose ;
- une distension thoracique modérée ;
- des râles bronchiques à l'auscultation ;
- parfois, des signes d'insuffisance cardiaque droite.

On nomme parfois ce tableau « bleu bouffi ».

Examens complémentaires

Radiographie du thorax : distension thoracique avec raréfaction vasculaire à l'origine d'une hyperclarté qui prédomine aux sommets. Les coupoles diaphragmatiques sont aplaties et les côtes horizontalisées. La silhouette cardiaque est élargie, les artères pulmonaires sont dilatées.

Gaz du sang : présence d'une hypoxie parfois associée à une hypercapnie.
Explorations fonctionnelles respiratoires : syndrome obstructif et distension avec augmentation de la capacité pulmonaire totale de plus de 20 % du VR et de la CRF.
Numération-formule sanguine : polyglobulie.

Évolution et traitement

Ils sont comparables à la bronchite chronique.

Emphysème diffus panlobulaire

Il s'agit d'une maladie primitive, dégénérative, plus rare. Il est en relation avec une altération de l'équilibre protéases/anti-protéases conduisant à une destruction de l'interstitium alvéolaire. On peut rencontrer ce type d'affection chez les sujets porteurs d'un déficit génétique en alpha-1 antitrypsine. Le tabagisme accentue ce processus de destruction.

Physiopathologie

Il existe une destruction concomitante des parois alvéolaires et du réseau capillaire péri-alvéolaire. En conséquence, le rapport VA/Q n'est pas modifié ; il n'y a pas d'effet shunt et pas d'hypoxie.

Tableau clinique

Il s'agit habituellement d'un jeune homme de 30 à 40 ans, qui présente :
- une dyspnée isolée invalidante ;
- une maigreur ;
- l'absence de cyanose ;
- une distension thoracique majeure ;
- une hypersonorité à la percussion, un murmure vésiculaire mal audible, l'absence de ronchus et de sibilances ;
- l'absence de signe d'insuffisance cardiaque droite.

On nomme ce tableau « rose poussif ».

Examens complémentaires

Radiographie du thorax : très importante distension thoracique.
Gaz du sang : longtemps normaux.

Explorations fonctionnelles : précisent l'importance du trouble ventilatoire obstructif et de la distension thoracique. Il s'y associe une altération du transfert alvéolo-capillaire (DLCO effondrée).
Numération-formule sanguine : aucune polyglobulie.

Évolution et traitement

Le pronostic chez le sujet jeune est péjoratif, pouvant conduire à envisager une greffe pulmonaire.
Au contraire, lorsqu'il apparaît après 60 ans, il est souvent bien toléré.
Le traitement est le même que celui de la bronchite chronique. Dans les déficits enzymatiques, on effectue parfois des perfusions hebdomadaires d'alpha-1 antitrypsine.

Diagnostic Prévalent

Emphysème
- Perturbation des échanges gazeux
- Dégagement inefficace des voies respiratoires
- Intolérance à l'activité
- Déficit nutritionnel
- Risque d'infection
- Sentiment d'impuissance

Fiche 15
Épanchement gazeux de la plèvre (pneumothorax)

Présence d'air dans l'espace pleural, normalement virtuel, due à l'existence d'une brèche de la paroi thoracique et de la plèvre pariétale (pneumothorax traumatique) ou de la plèvre viscérale (pneumothorax spontané).

Étiologies

Pneumothorax spontanés

Idiopathique, c'est-à-dire sans cause, le plus fréquent.
Emphysème bulleux sur BPCO.
Staphylococcie.
Tuberculose.
Pathologie tumorale bronchique ou pleurale.

Pneumothorax traumatiques

Pneumothorax iatrogènes.
Fractures costales.
Plaie par arme blanche.

Diagnostic

Clinique

Point de côté, toux d'irritation, dyspnée et cyanose si le pneumothorax est mal toléré, tympanisme à la percussion, abolition des vibrations vocales et silence auscultatoire.

Radiologique

Hyperclarté de l'hémithorax, poumon réduit de volume, parfois déplacement du médiastin.

Examens complémentaires

Fibroscopie, spirométrie et scanner thoracique.

Évolution et traitement

Décollement modéré : évolution favorable en quelques jours ou quelques semaines après un repos et une abstinence de tout effort ; peut être accélérée par exsufflation à l'aiguille.
Pneumothorax complet et mal toléré : drainage aspiratif immédiat.
Récidive : symphyse pleurale (talquage sous thoracoscopie) ou vidéochirurgie.

Technique de soins infirmiers

Pose de drain thoracique

But : évacuer de façon continue les épanchements liquidiens ou gazeux situés dans l'espace pleural. Il permet, grâce à une pression négative, de restaurer l'espace pleural et de faciliter la réexpansion du poumon. La pose du drain thoracique peut se faire soit au bloc opératoire dans le cas d'une chirurgie thoracique, soit au lit du malade dans certains cas (service de réanimation).

Au bloc opératoire

Préparation du patient :
- en décubitus dorsal, un coussin sous l'omoplate du côté de la pose du drain ;
- afficher la radio pulmonaire pour visualiser le site à drainer ;
- préparer l'hémithorax avec une antisepsie cutanée selon le protocole en vigueur dans le service.

Matériel :
- matériel d'aspiration nasale :
  - prise de vide (dépression),
  - manomètre,
  - tuyau de raccordement en caoutchouc,
  - bocal de recueil ;

- matériel nécessaire à l'intervention :
  - pack de drapage stérile,
  - drains et trocarts selon l'indication thérapeutique et la morphologie du patient,
  - système d'aspiration type colonne de Jeanneret ou unité de drainage à usage unique ;
- si besoin, matériel pour anesthésie locale avec produit anesthésique local, seringues et aiguilles.

Déroulement opératoire :

- habillage stérile du chirurgien avec gants stériles ;
- antisepsie de la zone opératoire ;
- anesthésie locale ;
- incision de la peau au bistouri froid ;
- confection d'une bourse autour de l'orifice du drain avec un fil non résorbable tressé ;
- perforation de la plèvre avec un instrument contondant (ciseaux de Mayo ou pince de Kocher) ;
- introduction du drain à l'aide du trocart adapté ;
- retrait du trocart ;
- aspiration avec, selon le cas, examen bactériologique, cytologique, anatomopathologique ;
- clampage du drain avec deux clamps à tuyau qui seront remplacés par une pince de Moore ;
- fixation du drain ;
- raccordement au système d'aspiration ; la dépression est indiquée par le chirurgien (en général – 20 cm d'eau) ;
- confection du pansement ;
- contrôle radiologique immédiat du bon positionnement du drain.

Ranger la salle, nettoyer et décontaminer le matériel.

Suivi infirmier :

- patient transféré en salle de soins post-interventionnels ou dans le service d'hospitalisation ;
- durant les manipulations du patient, veiller à maintenir le système d'aspiration plus bas que celui du drainage ; dans le cas d'une colonne de Jeanneret, clamper le drain provisoirement ;
- transmettre les consignes de surveillance infirmière pour maintenir une efficacité permanente du système de drainage.

En salle d'endoscopie ou au lit du malade (pleurotomie)

Geste aseptique.

Préparation du patient :

- rassurer le malade ; délivrer les sédatifs prescrits en cas d'anxiété majeure ;
- vérifier que le dossier médical est complet, que les radiographies sont présentes et qu'il existe un chariot d'urgence complet et en état de fonctionnement à proximité ;
- installer le patient en décubitus latéral, tourné du côté opposé au drainage, le bras

en abduction ; l'hémithorax est propre, au besoin rasé.

Préparation du matériel

- masques, gants et casaques stériles pour le praticien et pour l'aide ;
- champs stériles ;
- plateau stérile avec compresses, cupules et pinces ;
- antiseptique local à base de povidone iodée ;
- kit à anesthésie locale (lidocaïne à 1 %, seringues et aiguilles intramusculaires) ;
- bistouri et lames pour l'incision cutanée ;
- pinces à clamper ;
- système d'aspiration avec manomètre ;
- nécessaire à suture ;
- matériel de drainage à usage unique ;
- remplir la colonne d'eau jusqu'au trait indiqué et régler le système de drainage à – 20 cm d'eau ;
- drains pleuraux à double lumière de diamètres au choix du praticien ;
- valve anti-retour, à placer entre le drain et la valise de drainage.

Déroulement :

- servir le matériel au médecin ;
- surveiller les réactions du sujet (dyspnée, tirage) ;
- mesurer le pouls, la pression artérielle ;
- rassurer le patient et lui expliquer la progression de l'acte ;
- une radiographie pulmonaire de face est réalisée au terme de la pose de drain.

▶ Suivi infirmier

Surveillance du système de drainage :

- quotidienne ; mesures d'asepsie rigoureuse (ex. : compresses iodées protégeant chaque raccord de drain) ;
- vérifier la pression négative d'aspiration ; la valeur de la dépression doit respecter celle prescrite ; le bullage doit être modéré ;
- mesurer la quantité de liquide pleural recueillie sur 24 heures et la noter dans le dossier de soin ;
- en cas de lavage pleural quotidien, déduire chaque jour la quantité de solution injectée du volume aspiré ; noter la qualité du liquide (couleur, viscosité) ;
- vérifier l'étanchéité du système et la perméabilité des tubulures (tuyaux non coudés, sans boucles, le patient non couché dessus) ainsi que celle du drain ;
- respecter les conditions de mise en marche et de fonctionnement de la valise d'aspiration. Celle-ci peut être suspendue au lit du malade et être manipulée avec précaution. En effet, tout renversement de la valise provoque des mouvements de liquide, faussant les données et obligeant à changer de valise ;
- en pratique on distingue trois situations de surveillance :
  - bullage : la présence de bulles dans le système de drainage survient quand le patient tousse ; ce bullage signifie la présence d'une brèche parenchymateuse ;
  - siphonage : le niveau liquide de la colonne d'aspiration suit les mouvements respiratoires du patient ; le siphonage signifie que la présence du drain est nécessaire ;

- drain exclu : s'il n'y a ni bullage ni siphonage, on parle de drain exclu ; dans ce cas, le drain peut être enlevé.

Surveillance du patient :

- mesurer la température deux fois par jour ;
- surveiller l'état clinique du patient (dyspnée, cyanose, etc.) ;
- mesurer la pression artérielle et le pouls quotidiennement ;
- vérifier la propreté du pansement et le refaire dès que nécessaire ;
- signaler au médecin toute douleur et participer à son traitement ;
- la mobilisation du patient se fait drains clampés ;
- le lever est organisé et surveillé pour éviter tout arrachement des drains ;
- en cas de complication (saignement, détresse respiratoire) :
  - prévenir immédiatement le médecin,
  - pratiquer en urgence gaz du sang, radiographie pulmonaire et numération globulaire,
  - mettre le patient sous oxygène nasal,
  - laisser le patient à jeun dans l'hypothèse d'une réintervention.

Lavage pleural

Le dispositif d'un drain pleural à double lumière est un procédé pratique et hygiénique évitant toutes manipulations intempestives (désadaptation du drain, clampage, déclampage, etc.) en cas de lavages pleuraux quotidiens.
Stopper l'aspiration et clamper le drain.
Brancher sur la voie libre une perfusion de sérum physiologique isotonique, associée à un antiseptique local à base de povidone iodée gynécologique ou à un antibiotique selon la prescription, puis l'administrer en une heure.
La perfusion terminée, attendre 30 minutes que l'action locale ait lieu.
Replacer alors le drain en aspiration, le déclamper, évacuant ainsi la solution administrée, puis débrancher la perfusion.

Ablation du drain

Acte médical.
Dans le cas où existent deux drains, après clampage du premier, on coupe l'autre drain et on le clampe. L'autre est laissé en place pour maintenir l'aspiration. Le médecin demande au patient de bloquer sa respiration en inspiration forcée. Pendant que le médecin tire le drain, serrer les fils cutanés en bourse. Un pansement sec est appliqué au niveau de l'orifice du drainage. L'embout du drain retiré est prélevé pour mise en culture.
Une radiographie de contrôle est systématiquement demandée. Assurer la surveillance et les réfections du pansement.
L'ablation des fils de suture à lieu environ 8 jours après l'ablation des drains, sur prescription médicale.

Diagnostic Prévalent

Pneumothorax
- Mode de respiration inefficace
- Risque de diminution du débit cardiaque
- Douleur [aiguë]

Fiche 16
Épanchement liquidien de la plèvre (pleurésie)

Accumulation de liquide dans l'espace pleural.

Diagnostic

Clinique

Altération de l'état général, toux sèche, douleur, dyspnée, mise en évidence d'un syndrome d'épanchement liquidien (abolition des vibrations vocales, matité, silence auscultatoire).

Radiologique

Radiographie pulmonaire de face et de profil : opacité homogène effaçant l'angle costo-diaphragmatique, remontant (selon l'abondance du liquide) plus ou moins haut dans le thorax.

Ponction pleurale

Ponction pleurale exploratrice : liquide systématiquement analysé avec cytologie, bactériologie (germes, BK), biochimie (dosage des protides).

Pleurésie non purulente

Bilan complété par des tubages gastriques et une fibroscopie bronchique.

Tableau : Étiologie des pleurésies non purulentes

Liquide pleural		Étiologie
Aspect	**Composition**	
Clair et citrin	Protides < 30 g/L (transsudat)	Insuffisance cardiaque Insuffisance rénale Cirrhose éthylique
Clair et citrin	Protides > 30 g/L (exsudat)	Pleurésie infectieuse : – tuberculeuse : l'épanchement est riche en lymphocytes et pauvre en glucose – bactérienne : décapitée par une antibiothérapie, le liquide pleural est riche en polynucléaires altérés – virale Pleurésie néoplasique secondaire : l'épanchement pleural est abondant, sérohématique et récidivant Cancer primitif de la plèvre
Rosé (hémothorax)	Hématies	Traumatisme du thorax
Laiteux (chylothorax)	Triglycérides > 5 g/L	Obstacle situé sur les voies lymphatiques du médiastin : – lymphome – carcinome – plaie opératoire ou traumatique du canal thoracique

Pleurésie purulente

Épanchements pleuraux à liquide louche ou franchement purulent, parfois à liquide clair riche en polynucléaires neutrophiles altérés (supérieurs à 60 % de la formule du liquide).
Suit presque toujours une pneumopathie.
Peut être aussi secondaire à un syndrome d'inhalation, un cancer bronchique, un foyer de bronchectasies.

Diagnostic

Clinique

Tableau clinique aigu ou torpide.
Syndrome infectieux (fièvre élevée, frissons, altération de l'état général), point de côté, toux, syndrome d'épanchement pleural.

Biologique

Examens biologiques : hyperleucocytose à polynucléaires neutrophiles et augmentation de la vitesse de sédimentation.

Radiologique

Radiographie thoracique : soit une opacité dense et homogène de l'hémichamp thoracique, soit une image enkystée pouvant respecter la base.

Ponction pleurale

Ponction pleurale (à l'aide d'une aiguille de gros calibre) : liquide franchement purulent, parfois d'odeur nauséabonde (germes anaérobies). Analyse bactériologique essentielle. Les germes responsables ne sont retrouvés que dans 50 % des cas. Quand ils le sont, il s'agit d'anaérobies, de gram-négatifs (Klebsiella, pyocyanique, Proteus) ou de gram-positifs (streptocoque, staphylocoque).

Bilan étiologique

Il recherche un affaiblissement de l'organisme, un foyer infectieux à distance :
- hémocultures (septicémie) ;
- fibroscopie bronchique (cancer bronchique surinfecté, abcès, foyer parenchymateux ou corps étranger) ;
- tomodensitométrie thoracique (cancer ou une dilatation des bronches).

Traitement

Antibiothérapie précoce et prolongée (4 à 6 semaines), à forte dose par voie intraveineuse initialement, puis *per os*. Elle sera modulée suivant l'antibiogramme :
- gram-positifs : bêtalactamines ;
- gram-négatifs : aminosides, céphalosporines de 3e génération ;
- anaérobies : métronidazole.

Lorsque le germe n'est pas isolé, une antibiothérapie la plus large possible est utilisée en association : amoxicilline-acide clavulanique et aminoside.

Ponctions-lavages journalières par pleuro-cathéter, qui se font au début avec du sérum physiologique et un antiseptique. Parfois, on injecte dans la cavité pleurale un fibrinolytique afin de prévenir l'enkystement.

Le lavage est un temps important. Il est réalisé par instillation directe dans le drain de fractions de 250 ou 500 mL (sérum physiologique isotonique avec antiseptique).

L'aspiration est continue entre les lavages. L'arrêt des lavages est conditionné par l'amélioration radiologique et la propreté du liquide. Le drain pleural peut être mis en place lors d'une pleuroscopie et après nettoyage de la cavité pleurale et effondrement des poches (pleurésies enkystées).

Drainage-aspiration : on met en place un drain pleural de gros calibre à double lumière en cas d'échec des ponctions-lavages par pleuro-cathéter ou d'emblée s'il existe une fistule bronchopleurale.

Kinésithérapie respiratoire : elle a un rôle important. Elle doit être précoce et prolongée pour éviter les risques de séquelles fonctionnelles.

Chirurgie : elle a sa place si la fistule bronchopleurale persiste malgré le traitement local, si la pachypleurite engainante entraîne un syndrome restrictif sévère malgré une kinésithérapie prolongée ou s'il persiste d'importantes poches séquellaires.

Traitement associé : il restaure l'atteinte de l'état général. Il comprend la nutrition, essentielle, avec une alimentation riche en protides, la correction des troubles hydroélectrolytiques ou d'un déficit associé et une oxygénothérapie selon les données des gaz du sang. Enfin, sont envisagés le traitement des autres foyers infectieux (sinus, dents, œsophage, etc.).

Technique de soins infirmiers

Ponction pleurale

Consiste à introduire une aiguille dans la plèvre pour en prélever le contenu.

Ponction pleurale simple

Préparation du patient :

- installer le patient assis sur un plan dur, au bord du lit ou au bord d'une table d'examen ;
- placer un coussin sur les cuisses du patient et lui demander de faire le dos rond ; les avant-bras, ainsi posés sur le coussin, dégagent la région à ponctionner ;
- protéger le bas du dos du patient avec une serviette en papier à usage unique.

Préparation du matériel :

- matériel de ponction :
  - plateau stérile à ponction (compresses, champs, cupule, pinces),
  - compresses stériles,
  - gants stériles pour l'opérateur,
  - antiseptique dermique,
  - sérum physiologique isotonique,
  - adhésif tissé,

- trois flacons à prélèvements stériles, transparents, héparinés et identifiés au nom du malade,
- kit à anesthésie locale avec 1 flacon d'anesthésique, 2 aiguilles intramusculaires, 2 seringues de 10 ou 20 mL,
- protection non stérile pour le malade,
- deux cathéters à ponction pleurale,
- conteneur pour aiguilles usagées,
- champ percé stérile,
- tubulure de caoutchouc stérile ;

- matériel d'aspiration :
  - kit d'aspiration à usage unique (poche, tubulure, stop-vide),
  - prise de vide avec manomètre.

Technique :

- asepsie large de la peau ;
- prise des repères par délimitation de la matité et vérification radiologique ;
- installation du champ stérile fendu ;
- anesthésie locale plan par plan en allant jusqu'à la plèvre ;
- prélèvement du liquide pleural ;
- répartition dans 3 flacons pour analyse cytologique, chimique et bactériologique ;
- pose du cathéter ;
- rétraction du mandrin ;
- connexion au cathéter du raccord en caoutchouc souple, lui-même assemblé à la poche d'aspiration ;
- aspiration douce, dirigée par le médecin ;
- rétraction de l'aiguille ;
- désinfection du point de ponction ;
- mise en place d'un pansement occlusif ;

Suivi infirmier :

- faire acheminer rapidement les trois prélèvements au laboratoire ;
- faire réaliser une radiographie pulmonaire au lit du patient, systématique, qui recherche un éventuel pneumothorax et guide le suivi radiologique ;
- le patient reste allongé, au repos ;
- le pansement occlusif est laissé en place 24 heures ;
- surveiller : pouls, pression artérielle et état respiratoire du malade, qui doit normalement s'améliorer ; alerter le médecin devant toute manifestation anormale (dyspnée, toux, etc.).

Ponction pleurale à épanchement important

La ponction peut se faire en deux temps si la quantité de liquide est importante. Le médecin seul décide du seuil de fraction, car il existe un risque d'œdème aigu du poumon.

Ponction pleurale avec lavage

Indications : pleurésie purulente ou hématique.

Matériel supplémentaire pour le lavage pleural :

- robinet à 3 voies ;
- deux poches de 250 mL de sérum physiologique isotonique ;
- deux poches de 500 mL de sérum physiologique isotonique ;
- povidone iodée gynécologique.

Rôle infirmier :

- placer le robinet à 3 voies entre le cathéter et la tubulure caoutchouc ;
- grâce au jeu du robinet à 3 voies, une solution de sérum physiologique iodé à 20 % est introduite par fraction dans l'espace pleural puis réaspiré ; le volume de perfusion-lavage est décidé par le médecin ;
- noter sur le dossier de soin la réalisation du geste, le volume de solution antiseptique perfusé et celui réaspiré, la tolérance du malade au soin.

Diagnostics Prévalents

Pleurésie (épanchement pleural)

Douleur [aiguë]

Mode de respiration inefficace

Risque d'infection (pneumonie)

Hémothorax

Risque de trauma ou de suffocation

Anxiété [préciser le degré]

Fiche 17
Inhalation de corps étrangers

Urgence médicale vitale qu'il faut savoir reconnaître rapidement.
Signes : toux persistante d'apparition brutale, cyanose, pleurs.
Elle peut également provoquer une détresse respiratoire aiguë. Une hospitalisation peut être nécessaire pour endoscopie.
Chez l'enfant, la prévention consiste principalement à tenir hors de sa portée tous les petits objets pouvant venir obstruer ses voies aériennes supérieures et à savoir pratiquer la manœuvre de Heimlich.

Diagnostic Prévalent

- **Syndrome de détresse respiratoire aiguë de l'adulte**
- Dégagement inefficace des voies respiratoires
- Perturbation des échanges gazeux
- Risque de déficit du volume liquidien
- Risque de diminution du débit cardiaque
- Anxiété [préciser le degré] ou peur

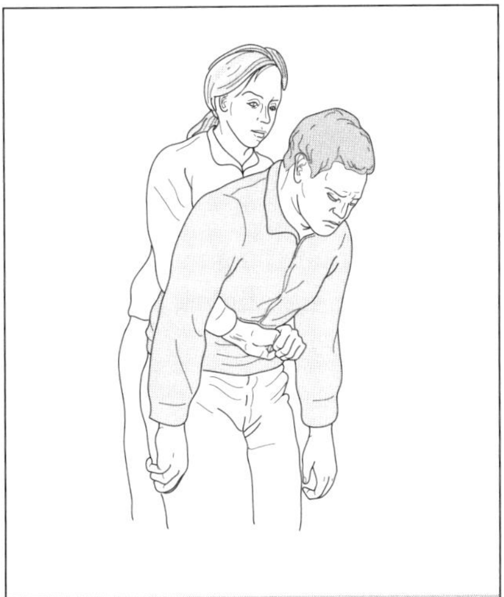

Manœuvre de Heimlich debout

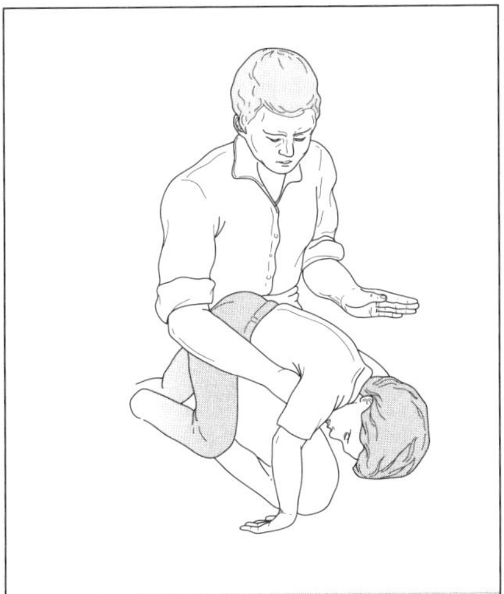

Manœuvre de Mofenson

Fiche 18
Insuffisance respiratoire aiguë

Impossibilité du système respiratoire à maintenir les échanges gazeux.
Urgence médicale imposant la prise en charge en soins intensifs.

Diagnostic

Clinique

Signes respiratoires

Dyspnée majeure.
Irrégularité ou ralentissement de la fréquence respiratoire (facteur péjoratif).
Polypnée à chiffrer.
Cyanose présente avec tirage et utilisation des muscles respiratoires accessoires.
S'y associent battement des ailes du nez, sueurs profuses, céphalées en relation avec l'hypercapnie.
Encombrement bronchique important et toux inefficace.

Retentissement hémodynamique

Signes d'insuffisance cardiaque droite (tachycardie, turgescence jugulaire, reflux hépato-jugulaire, œdèmes des membres inférieurs).
Modification de la pression artérielle (hypertension artérielle ou au contraire collapsus avec des signes de choc, marbrures, extrémités froides, oligurie).

Retentissement neuropsychique

Angoisse, agitation ou, au contraire, torpeur et au maximum coma.

Biologique

Hypoxie sévère ($PaO_2 < 60$ mmHg).
Parfois niveaux extrêmes d'hypoxie ($PaO_2 < 40$ mmHg), d'hypercapnie ($PaCO_2 >$ 80 mmHg) et d'acidose.

Étiologies

Antécédents d'insuffisance respiratoire chronique.
Pneumopathies infectieuses.
Asthme aigu grave.
Pneumothorax, pleurésie.
Œdème aigu du poumon cardiogénique ou lésionnel.
Intoxication médicamenteuse.
Embolie pulmonaire.

Prise en charge thérapeutique

Oxygène nasal initialement à faible débit (1 L/min) afin d'éviter l'aggravation de l'hypercapnie.
Kinésithérapie respiratoire, drainage, aspirations.
Bronchodilatateurs en intraveineux et/ou par nébulisation.
Corticoïdes intraveineux.
Héparine.
Antibiothérapie.
Drogues adrénergiques (Dopamine®, Dobutrex®).
Ventilation assistée selon la clinique (épuisement, troubles de la conscience) et la persistance d'un pH < 7,30. Ventilation au masque, en cas d'échec : ventilation assistée par intubation nasotrachéale.

Analeptiques respiratoires :

- **action :** agissent sur le centre respiratoire bulbaire ; accélèrent et augmentent l'amplitude des mouvements respiratoires ; l'almitrine améliore l'oxygénation tissulaire en augmentant la pression partielle d'oxygène dans le sang artériel ; à doses élevées, elle stimule la respiration ;
- **indications :**
  - voie orale : insuffisance respiratoire,

- voie parentérale : décompensation respiratoire aiguë d'une broncho-pneumopathie obstructive ou sevrage de l'assistance respiratoire artificielle ;
- **contre-indications :** crise d'asthme et autres syndromes spastiques ne pouvant être levés, grossesse et allaitement, affections hépatiques sévères ;
- **effets indésirables :** rares ; amaigrissement, neuropathies périphériques avec sensations de fourmillements au niveau des membres, troubles digestifs, troubles psychiques à type de somnolence ou d'agitation ;
- **surveillance :**
  - fréquence respiratoire,
  - paramètres/gazométriques ;
- **utilisation pratique :** l'almitrine est administrée par voie orale de façon discontinue avec une fenêtre thérapeutique de 1 mois tous les deux mois ; elle peut être administrée par perfusion dans une veine de gros calibre après dilution dans une solution glucosée isotonique ; elle ne doit pas être mélangée à d'autres produits.

Oxygène :

- **action :** l'oxygénothérapie consiste à introduire de l'oxygène dans l'arbre respiratoire d'un patient afin d'augmenter son taux d'oxygène sanguin ;
- **indication :** traitement de courte durée de l'insuffisance respiratoire aiguë ou traitement de longue durée de l'insuffisance respiratoire chronique ;
- **contre-indications :** tenir compte des gaz du sang ;
- **effets indésirables :** apnées chez l'insuffisant respiratoire ; ce type d'accident est possible chez l'adulte en cas d'inhalation prolongée d'oxygène pur sous pression ;
- **administration :** l'oxygène peut être délivré grâce à des obus de taille variable ; les plus petits permettent la déambulation, notamment à domicile ; le concentrateur d'oxygène (ou extracteur) constitue une source d'oxygène permanente ; cet appareil comprime l'air ambiant ensuite délivré au patient ; l'oxygène liquide présente surtout l'avantage d'avoir un réservoir portable, peu encombrant ;
- **surveillance infirmière :**
  - état du patient,
  - gaz du sang,
  - chez l'insuffisant respiratoire, ne jamais dépasser un débit de 2 à 3 L/min ; chez le nourrisson, ne pas dépasser une concentration de 35 à 40 % d'oxygène.

Rôle infirmier

Accueil du malade

Veiller à l'**installation adéquate** du patient, s'inquiéter de son **état de conscience** (normal, obnubilé, comateux) et transmettre rapidement ces informations au médecin.

Repérer, mesurer et noter :

- la fréquence et le rythme respiratoire à la recherche d'une polypnée ;
- la coloration et l'aspect des téguments (cyanose, sueurs profuses) ou tout autre signe de souffrance respiratoire (gêne respiratoire bruyante à type de sifflements, balance thoraco-abdominale, battement des aides du nez, toux, expectoration, douleur thoracique) ;
- la pression artérielle (hypotension avec état de choc ou hypertension lors d'hypercapnie) ;
- la fréquence cardiaque (tachycardie).

Diagnostic

Sur prescription médicale, réaliser en urgence les examens suivants :

- gaz du sang en air ambiant ;
- numération-formule sanguine ;
- plaquettes ;
- ionogramme, dosage de l'urée et de la créatinine ;
- radiographie pulmonaire de face au lit ;
- examen cytobactériologique des crachats.

Enregistrer un électrocardiogramme.

Suivi

Ventiler le malade au masque nasal, grâce à un relaxateur de volume, procédé qui évite l'intubation.

Administrer une oxygénothérapie au débit prescrit selon les résultats des gaz du sang.

Veiller au dégagement des voies aériennes par les aspirations nasopharyngées ou intratrachéales et par la kinésithérapie respiratoire.

Maintenir la respiration spontanée du malade en le stimulant constamment pour conserver son éveil. Lui parler et le faire participer simplement aux soins dès que possible.

Aider à la mise en place du traitement étiologique et à sa surveillance (drainage pleural, administration d'héparine, d'antibiotiques, de corticoïdes, de bronchodilatateurs).

Surveiller :
- l'état général ;
- les constantes ;
- la coloration des téguments ;
- l'état de conscience ;
- l'existence d'une toux, d'expectorations ou de douleurs.

Redoser les gaz du sang sous oxygénothérapie.

Si l'état du malade ne s'améliore pas rapidement, alerter le médecin et préparer un éventuel transfert en service de réanimation pneumologique.

Technique de soins infirmiers

Oxygénothérapie

But : apporter artificiellement de l'oxygène à un malade de façon à rétablir ou à maintenir un taux normal d'oxygène dans le sang.

Indications : troubles de la ventilation pulmonaire, état de choc, défaillance cardiaque, embolie pulmonaire, anémie ou intoxication.

▸ Matériel

Source d'oxygène (prise murale ou obus).

Manomètre (le modèle à bille est le plus précis).

Kit d'humidification stérile, à usage unique.

Tuyau prolongateur, suffisamment long pour permettre à la personne soignée un large périmètre de marche.

Sonde à oxygène nasale (10 CH, environ 3 mm, longueur environ 40 cm).

Rouleau de sparadrap.

Boîte de mouchoirs.

3 doses de 10 mL de sérum physiologique isotonique.

Bâtonnets, sérum physiologique et mouchoirs nécessaires aux soins de nez.

▸ Technique

Avertir le patient :
- lui expliquer avec des mots simples le but du geste, c'est-à-dire améliorer le taux d'oxygène dans le sang ;
- l'informer qu'il s'agit d'un acte indolore.

Adapter le matériel en fixant le manomètre à la prise murale, puis en vissant à fond

l'humidificateur au manomètre et enfin en raccordant l'humidificateur au tuyau prolongateur.
Installer le malade en position assise.
Le faire se moucher ou, si besoin, procéder à un soin de nez. Si ce soin doit avoir lieu, il se fait exclusivement au sérum physiologique, car l'utilisation de corps gras est interdite en cas d'oxygénothérapie.
Vérifier que l'oxygène arrive effectivement jusqu'à l'extrémité de la sonde :
- relier le tuyau adaptateur à la sonde, ouvrir l'oxygène à un débit d'environ 2 L/min ;
- tremper l'extrémité de la sonde dans un verre d'eau ;
- si l'oxygène passe, des bulles se forment ; fermer l'oxygène.

Se laver les mains.
Mettre en place la sonde nasale :
- mesurer la distance de l'aile du nez au lobe de l'oreille et repérer la longueur nécessaire ;
- humidifier la sonde avec du sérum physiologique à l'aide d'une compresse (vaseline ou corps gras interdits) ;
- introduire la sonde par la narine jusqu'au repère ;
- en cas de déformation de la cloison nasale ou de polypes, choisir la narine la plus perméable.

Fixer la sonde sur le nez et le front du patient avec le sparadrap sans gêner le champ visuel. Vérifier la bonne position de la sonde.
Ouvrir et régler le débit d'oxygène en respectant la prescription médicale.
S'assurer que l'humidificateur bulle bien.

Surveillance

Vérifier : fréquence respiratoire (normale ou polypnée), comportement (agitation ou somnolence), coloration des téguments (cyanose ou téguments rosés).
Demander au patient de signaler toute sensation anormale (céphalées).
Changer la sonde une ou deux fois par jour, voire plus en cas de sécrétions nasales collantes :
- faire moucher la personne à chaque changement ;
- instiller quelques gouttes de sérum physiologique au changement de sonde afin de diminuer la sécheresse des muqueuses nasales provoquée par l'oxygène ;
- s'assurer de l'alternance régulière dans les narines (droite, gauche).

Veiller à ce que l'humidificateur contienne toujours de l'eau ou le remplacer dès qu'il est presque vide.
Réaliser des soins de nez dès que nécessaire et pratiquer sur prescription les gaz du sang.

Oxygénothérapie par masque ou lunettes nasales

Lunettes nasales :
- déconseillées car nettement moins fiables (plus de fuites d'O_2), sauf en cas de prescription médicale ;

- poser les lunettes à la base du nez, passer les deux tuyaux de part et d'autre des deux oreilles, puis revenir vers le cou et fixer les deux tuyaux ensemble.

Masque :

- plus efficace que la sonde chez un malade inconscient ;
- poser le masque sur le visage et placer l'élastique autour de la tête du patient

Patient trachéotomisé : oxygénothérapie intratrachéale grâce à un matériel adapté.

▸ Oxygénothérapie à domicile

Vérifier la bonne compréhension du patient concernant l'oxygénothérapie. Au besoin réajuster les connaissances.

Rassurer le patient sur l'utilisation au quotidien, en l'occurrence que la déambulation est possible, et que le soin est pris en charge par les organismes de sécurité sociale.

Bien expliquer au patient l'importance des contrôles.

S'assurer qu'il peut prévenir le médecin en cas de problème (numéro de téléphone, adresse, etc., à portée).

▸ Utilisation de l'oxygène médical

L'oxygène (O_2) avive la flamme et donc la combustion des matières inflammables. Le risque de brûlures, d'explosion et d'incendie est réel.

Il est interdit :

- de fumer dans la chambre ;
- d'utiliser des corps gras (vaseline…) sur tout le trajet de l'oxygène ou à proximité ;
- d'user des bombes aérosols sur l'appareillage ou à proximité.

Précautions impératives en cas d'utilisation d'oxygène en bouteille :

- ne jamais coucher une bouteille à oxygène ;
- ne jamais mettre en contact un corps gras avec l'oxygène ; quelques milligrammes de graisse suffisent pour provoquer une déflagration ; ne pas manipuler les obus avec des crèmes de soins, ne pas graisser les robinets, les embouts ni les manomètres ;
- ne jamais manipuler une bouteille en la prenant par le robinet (risque de brûlures) ;
- toujours vérifier qu'il n'y a pas de source de chaleur environnante.

Aérer la chambre du malade tous les jours et proscrire toute fuite d'oxygène.

Refermer la prise d'oxygène après toute oxygénothérapie : une concentration d'oxygène trop élevée dans une pièce est nocive pour le patient et dangereuse pour tous.

Diagnostic Prévalent

Syndrome de détresse respiratoire aiguë de l'adulte

- Dégagement inefficace des voies respiratoires
- Perturbation des échanges gazeux
- Risque de déficit du volume liquidien
- Risque de diminution du débit cardiaque
- Anxiété [préciser le degré] ou peur

Fiche 19
Insuffisance respiratoire chronique

Défaillance progressive et prolongée de l'hématose.

Diagnostic

Analyse des gaz du sang : déficit en oxygène du sang artériel (hypoxémie) associé ou non à une augmentation du gaz carbonique (hypercapnie).
Définition biologique de l'insuffisance respiratoire chronique grave :
- PaO_2 < 55 mmHg, au repos, en air ambiant, en état stable, vérifiée à 15 jours d'intervalle ;
- **ou** PaO_2 < 60 mmHg, associée à une hypoxie nocturne, une polyglobulie importante et des signes de retentissement cardiaque droit.

Conséquences de l'hypoxie tissulaire

Répercussions cardiaques.
Hypertension artérielle pulmonaire.
Restriction du lit vasculaire pulmonaire et revascularisation des artérioles pulmonaires. Évolution : cœur pulmonaire chronique, hypertrophie puis dilatation des cavités cardiaques droites.

Étiologies

Insuffisance respiratoires chroniques **obstructives** : broncho-pneumopathies chroniques obstructives (BPCO).
Insuffisance respiratoires chroniques **restrictives** (diminution d'au moins 20 % des volumes pulmonaires) :
- atteintes de la cage thoracique et maladies neuromusculaires où le poumon est initialement sain mais la compliance thoraco-pulmonaire diminuée ;

- fibroses pulmonaires diffuses où l'altération du parenchyme pulmonaire et l'épaississement de la barrière alvéolo-capillaire sont responsables d'un trouble de la diffusion.

Insuffisance respiratoires chroniques **par maladies cardiovasculaires pulmonaires :** conséquence d'embolies pulmonaires multiples, dyspnée majeure avec spirométrie normale et très rapidement un cœur pulmonaire chronique dit « post-embolique ».

Traitement

Éviter les facteurs aggravants

Suppression du tabac, de l'empoussièrement professionnel, des infections.
Prise en charge diététique en cas d'obésité ou de cachexie.
Vaccination antigrippale pré-hivernale.
Vaccination antipneumococcique tous les 5 ans.
Immunostimulants.

Kinésithérapie respiratoire

Drainage bronchique.
Rééducation respiratoire.
Réentraînement à l'exercice dans le but d'améliorer l'endurance et les possibilités maximales d'effort.

Traitements médicamenteux

Bronchodilatateurs :
- théophylline : augmente la fraction d'éjection des ventricules droit et gauche, accroît la force de contraction et réduit la fatigue du diaphragme ;
- anticholinergiques ;
- sympathomimétiques.

Anti-inflammatoires :
- corticoïdes : efficaces dans la maladie asthmatique, mais controversés dans la bronchite chronique ;
- N-acétylcystéine : a une activité mucolytique et assure une protection contre les oxydants.

Mucomodificateurs bronchiques : leur efficacité est contestée.
Almitrine : elle améliore le rapport ventilation/perfusion.
Alpha-1 antitrypsine : elle s'utilise en perfusion lors d'un déficit important.

Oxygénothérapie de longue durée (OLD)

Réservée aux insuffisances respiratoires chroniques graves.
Contrôle de l'hématose 3 mois après l'appareillage, puis des gaz du sang tous les ans.
Faible débit et 18 heures/jour.

Ventilation assistée à domicile (VAD)

Mise en place chez le sujet restrictif

Elle est envisagée lorsqu'il persiste une hypercapnie importante, une dyspnée invalidante et une insuffisance cardiaque droite. La ventilation par masque nasal est utilisée en première intention. La trachéotomie n'est discutée qu'en cas d'échec.

Mise en place chez le sujet obstructif

L'oxygénothérapie de longue durée est envisagée en première intention et la ventilation assistée à domicile n'est discutée qu'en cas d'échec (multiplication des décompensations respiratoires).

Ventilation assistée à domicile par trachéotomie

Elle se fait surtout chez les patients ayant un trouble restrictif. Elle permet une ventilation prolongée et une lutte contre l'encombrement bronchique. L'éducation préalable du malade et de sa famille est fondamentale.

Rôle infirmier :

- tout mettre en œuvre pour aider le malade à résoudre les problèmes matériels, médicaux et psychologiques en relation avec sa maladie à l'issue de l'hospitalisation ;
- l'adhésion, l'éducation du patient et de son entourage débutées à l'hôpital doivent être entretenues à domicile par tous les acteurs de la prise en charge : médecin traitant, infirmière, kinésithérapeute, pharmacien, assistante sociale, services de soins ou d'hospitalisation à domicile (SAD, HAD), services d'assistance respiratoire à domicile (SARD).

Technique de soins infirmiers

Gazométrie artérielle

Mesure la quantité d'oxygène et de gaz carbonique dans le sang artériel.
Évalue l'efficacité de la respiration.

Ponction artérielle

Ponction de l'artère radiale :
- au niveau du poignet ;
- compression sur le point de ponction : 5 minutes ; augmenté si patient sous anticoagulant.

Ponction de l'artère humérale : au-dessus et en dedans du pli du coude ; généralement plus traumatique.

Ponction de l'artère fémorale : au pli de l'aine ; risques infectieux.

Appareils de mesure :
- manuels, semi-automatiques ou automatiques ;
- entretien et étalonnage régulier impératifs ;
- permettent d'obtenir :
  - le pH,
  - la pression partielle d'oxygène (PaO_2),
  - la pression partielle de gaz carbonique ($PaCO_2$),
  - le taux de bicarbonates (HCO^-_3),
  - la saturation en oxygène (SaO_2),
  - la carboxyhémoglobine (HbCO).

Prélèvement de sang capillaire

Prélèvement par piqûre avec une lancette au bout du doigt ou au lobe de l'oreille préalablement massé ou enduit de pommade révulsive (artérialisation du sang capillaire).
Sang recueilli par capillarité dans un micro-tube.
Moins contraignant pour le patient, mais moins fiable que la ponction artérielle. Elle est surtout intéressante chez le nourrisson et l'enfant.
N'est pas utilisable lorsque le débit sanguin cutané est insuffisant : choc, hypotension, insuffisance cardiaque, vasoconstriction périphérique due au froid.
Ne mesure que le pH, la PaO_2 et la $PaCO_2$.

Oxymétrie de pouls

Méthode basée sur la différence d'absorption de la lumière en fonction de l'oxygénation de l'hémoglobine : l'oxyhémoglobine absorbe le rouge, l'hémoglobine réduite, l'infrarouge.
Capteur placé au niveau d'une phalange ou du lobe de l'oreille.
Autorise un enregistrement continu.

Appareils disponibles :
- portables, utilisables en ambulatoire ;

- couplés à une alarme, ce qui améliore la surveillance ;
- avec enregistrement simultané de la fréquence cardiaque ou encore des mouvements respiratoires ;
- les données peuvent être stockées sur 8 à 48 heures. Une imprimante couplée à un logiciel, permet analyses et une restitution sur papier.

Indications :

- surveillance continue en service d'anesthésie ou de soins intensifs ;
- enregistrement nocturne pour dépister un syndrome d'apnées du sommeil ou une insuffisance respiratoire (désaturation nocturne prolongée dans les broncho-pneumopathies chroniques obstructives) ;
- au cours d'un exercice pour démasquer une désaturation à l'effort (insuffisance respiratoire débutante) ;
- dans le cadre de la surveillance d'une oxygénothérapie.

Limites :

- défaut de fiabilité en cas de choc, de vasoconstriction périphérique ou de pigmentation de la peau ;
- précision diminuée pour des SaO_2 < 80 %. La SaO_2 ne remplace pas la ponction artérielle. Elle n'apporte aucun renseignement sur le pH et la $PaCO_2$ qui restent indispensables pour apprécier le degré d'altération de l'hématose.

Valeurs normales des gaz du sang

pH : 7,40 ± 2.

PaO_2 :

- adulte jeune : 90 ± 5 mmHg ;
- sujet âgé : 80 ± 5 mmHg.

$PaCO_2$: 40 ± 2 mmHg.

HCO_3^- : 24 mmHg.

SaO_2 : > 97 %.

Hb : 15 g/dL.

HBCO : < 1 %.

Seule la gazométrie sanguine permet d'authentifier la présence d'une insuffisance respiratoire.

Rôle infirmier

Rôle délégué, sur prescription médicale, avec présence d'un médecin dans l'établissement de soin. En pneumologie, le site de choix est l'artère radiale.

Matériel :

- kit pour prélèvement artériel comprenant une seringue de 1 mL avec pastille d'anticoagulant, une aiguille hypodermique de 5/10 x 16 mm avec un anticoagulant et un bouchon pour seringue ;
- plateau propre ;
- compresses stériles ;
- antiseptique ;
- sparadrap.
- conteneur à aiguilles usagées.

Technique :

- préparation du site de prélèvement ;
  - expliquer le but et le déroulement du soin au malade,
  - poignet placé en hyperextension,
  - à l'aide de l'index et du majeur, repérer les pulsations artérielles sur la face interne du poignet du patient,
  - désinfecter la zone de ponction ;
- ponction :
  - placer le piston de la seringue à 1 mL,
  - piquer tangentiellement à la peau, de façon franche : le sang artériel remplit la seringue par saccades sous l'effet de la pression artérielle,
  - une fois le volume de sang voulu recueilli, retirer l'aiguille, désinfecter et comprimer le point de ponction,
  - chasser immédiatement toute bulle d'air de la seringue afin d'obtenir un échantillon fiable,
  - en cas d'échec de la ponction, retirer légèrement l'aiguille ; si rien n'est aspiré, ôter l'aiguille ;
- compression :
  - comprimer pendant au moins 5 minutes le site de ponction avec une compresse sèche de préférence (risque d'hématome),
  - acheminer rapidement le prélèvement au laboratoire, sinon le conserver dans de la glace,
  - vérifier que l'étiquette nominative du patient est associée au prélèvement,
  - si besoin, indiquer la quantité d'oxygène reçu par le patient.

Technique de soins infirmiers

Soins de trachéotomie à long terme

Patients trachéotomisés depuis 2 mois ou plus, ne justifiant nullement l'asepsie mais imposant le respect des règles d'hygiène et de propreté.

Soins de canule

Avant, pendant et après chacun de ces soins : surveiller l'état du patient (coloration des téguments, rythme et la fréquence respiratoire, toute sensation anormale comme gêne respiratoire, douleur, angoisse…), recueillir ses craintes, ses réflexions, son ressenti du soin.

Être capable de s'accorder un temps de discussion avec la personne afin de répondre au mieux à ses attentes.

Pansement trachéal :

- rythme : réfection quotidienne ou biquotidienne ; si surinfection : pluriquotidienne ;

- matériel :
  - nécessaire à aspiration endotrachéale,
  - matériel pour le lavage des mains,
  - miroir,
  - gants en vinyle non stériles,
  - sparadrap,
  - compresses stériles,
  - 1 flacon de 100 ml de sérum physiologique changé 2 fois/semaine,
  - une compresse aluminée,
  - médications éventuelles prescrites (pommades, bâton de nitrate, etc.) ;
- déroulement :
  - après la toilette ; avertir le patient du soin en expliquant succinctement les étapes,
  - se laver les mains, préparer le matériel sur une table préalablement décontaminée, donner le miroir au malade afin qu'il suive le soin,
  - procéder à une aspiration seulement si nécessaire, mains gantées ; éviter toute mobilisation intempestive de la canule (risque traumatique et inconfort du malade),
  - mains gantées, ôter la compresse aluminée souillée, se laver les mains, remettre une paire de gants puis nettoyer avec délicatesse, à l'aide des compresses et du sérum physiologique, la périphérie de la trachéotomie puis le pourtour de l'orifice trachéal ; renouveler ce temps jusqu'à ce que la compresse reste propre ; sécher rigoureusement de la périphérie vers le centre, pour éviter les risques de macération, d'altération cutanée et d'infection ;
  - observer le pourtour de l'orifice trachéal : noter sa couleur, sa cicatrisation, la présence de granulome et signaler toute anomalie au médecin,
  - appliquer les pommades prescrites (antibactériennes, trophiques) ou le nitrate d'argent en cas de granulome,
  - placer la compresse aluminée, intercalée entre l'orifice trachéal et la canule. La face ouatée absorbante est placée vers l'extérieur, la face métallisée hypoallergénique est placée contre la peau ; unir les deux ailettes avec du sparadrap afin d'augmenter la surface d'absorption de la compresse,
  - aspirer le malade si besoin, enlever les gants, ranger le matériel propre et décontaminer la table support par pulvérisation d'une solution détergente.

Changement de canule :

- rythme : hebdomadaire ; en cas de surinfection, bi ou trihebdomadaire ; le premier changement de canule nécessite la présence obligatoire d'un médecin (décret du 15 mars 1993) ;
- matériel :
  - un jeu complet de canule (canule, mandrin, lien de canule, parfois chemise interne),
  - nécessaire à la réfection du pansement trachéal,
  - compresses stériles,
  - une seringue de 10 ml,
  - un tube de gel anesthésique,

- un miroir,
- un récipient pour la canule souillée,
- nécessaire au lavage des mains ;
- déroulement :
  - avertir le patient en expliquant le geste ; préparer le matériel,
  - vérifier la canule (type, diamètre, repère à positionner pour les canules souples, en laissant libre le fil du ballonnet),
  - vérifier l'étanchéité du ballonnet lorsqu'il existe : le gonfler afin de vérifier qu'il n'est ni percé ni poreux ; vérifier l'efficacité du témoin de ballonnet (concordant avec le ballonnet) ; s'assurer de l'intégrité générale de la canule,
  - enduire le corps de la canule d'une noisette de gel anesthésique,
  - préparer le lien de canule,
  - réaliser une aspiration endotrachéale,
  - d'une main, ôter la canule en la tirant vers l'avant et le bas et la déposer dans le récipient de décontamination ; immédiatement après, recanuler de l'autre main,
  - si besoin, enlever l'excédent de sécrétions avec une compresse et du sérum physiologique avant de recanuler (malgré l'aspiration) : ce temps doit être très rapide,
  - fixer la canule autour du cou à l'aide du lien,
  - réaliser une aspiration si nécessaire ; terminer par le pansement.

Entretien de canule :

- à chaque changement, la canule doit être démontée et nettoyée à l'eau du robinet avec un écouvillonnage minutieux de toutes ses parties ;
- gonfler le ballonnet s'il existe, afin d'éliminer toutes les sécrétions fixées dessus, le dégonfler ensuite ;
- faire tremper l'ensemble propre dans une solution détergente pendant le temps nécessaire (selon le produit utilisé) ;
- rincer abondamment à l'eau courante puis sécher soigneusement avec des compresses propres ;
- conserver la canule dans une boîte propre, bien sèche et décontaminée régulièrement.

Recommandations :

- ne pas hésiter à jeter la canule dès qu'un seul élément est défectueux : la sécurité du patient en dépend ;
- noter, avant tout nettoyage, la perméabilité de la canule (la présence d'un bouchon muqueux dans la lumière de la canule par exemple).

Branchement de la ventilation assistée

Avant le branchement, toujours vérifier les constantes réglées sur la machine.
Gonfler le ballonnet de canule seulement lorsque le malade est ventilé. Un ballonnet gonflé sans ventilation crée des risques d'étouffement

Matériel :

- système d'aspiration endotrachéal fonctionnel, sonde d'aspiration n° 14, eau de rinçage, solution antiseptique, poche d'aspiration à usage unique non pleine, gants, mouchoirs ;

- nécessaire au lavage simple des mains ;
- seringue de 10 mL ;
- appareil pour ventilation assistée fonctionnel, avec humidificateur, oxygène connecté à la machine et tuyauterie propre.

Technique :

- avertir le patient du branchement : temps thérapeutique plus ou moins bien accepté et toléré par le malade ; adopter une attitude et des paroles rassurantes, avoir des gestes précis et calmes ;
- mettre en marche l'appareil, vérifier la concordance des constantes ventilatoires prescrites et celles réglées sur l'appareil : débit d'air ou volume courant suivant la machine, FiO_2 en % ou débit d'oxygène, fréquence ventilatoire (cycles/minute), rapport I/E ;
- procéder à l'aspiration endotrachéale ;
- enlever l'oxygène intratrachéal s'il existe ;
- brancher le malade à la machine ; adapter le raccord annelé de l'appareil à la canule ;
- gonfler le ballonnet de canule très lentement avec de l'air, jusqu'à ce que la pression d'insufflation contrôlée sur la machine atteigne 20-30 mbar. Le témoin du ballonnet est alors redondant sous le doigt ;
- contrôler et surveiller :
  - la coloration des téguments (ni pâleur ni cyanose, teint rosé),
  - la pression d'insufflation : ni hypopression, ni hyperpression ; si besoin, en rechercher la cause : une hyperpression peut venir d'une canule obstruée, une hypopression peut être causée par un ballonnet sous-gonflé avec fuites d'air,
  - la synchronisation de la ventilation du patient avec la machine,
  - le comportement (agitation),
  - le témoin du ballonnet, gonflé comme initialement ; si celui-ci est dégonflé, la cause doit être recherchée, ne pas hésiter à changer la canule (ballonnet percé ou poreux) ;
- rassurer le malade : rester près de lui, vérifier avant de quitter la chambre qu'il est bien adapté à la machine, que le teint est rosé, qu'il n'existe aucune gêne de quelque nature que ce soit ; organiser son environnement de telle sorte que tout soit à sa portée (sonnette d'appel, lumière, veilleuse, télécommande du téléviseur, boisson, verre, lecture) ; lui rappeler qu'il ne doit pas hésiter à sonner si besoin.

Débranchement de la ventilation assistée

Ne jamais stopper la ventilation assistée tant que le malade est branché.
Ne jamais ôter la ventilation sans avoir dégonflé le ballonnet car risques d'étouffement.

Matériel :

- système d'aspiration endotrachéal fonctionnel, sonde d'aspiration n° 14, eau de rinçage, solution antiseptique, poche d'aspiration à usage unique non pleine, gants, mouchoirs ;
- nécessaire au lavage simple des mains ;
- seringue de 10 mL ;
- matériel d'oxygénothérapie fonctionnelle (eau dans le barboteur, valve de phonation propre).

Technique :

- avertir le patient du soin à réaliser ; le débranchement de la ventilation assistée est ressenti comme difficile pour le patient car il doit retrouver son propre rythme respiratoire, « son propre souffle », dit-il souvent ;
- dans le cadre d'une oxygénothérapie diurne, régler le débit d'oxygène intratrachéal suivant la prescription ; connecter l'oxygène à la valve de phonation sur le site prévu à cet effet ;
- dégonfler le ballonnet progressivement, jusqu'à ce que le témoin soit totalement sous vide ; un réflexe de toux, plus ou moins marqué, accompagne généralement ce temps ;
- débrancher la machine : ôter le raccord annelé de la canule ;
- procéder à une aspiration endotrachéale ;
- administrer l'oxygène prescrit en fixant la valve de phonation ;
- stopper la machine ;
- pour donner plus d'air au patient, ouvrir le clapet de phonation lors du débranchement ; 5 à 10 minutes plus tard, le refermer pour qu'il parle ;
- stopper la machine ;
- rester proche du patient aussi longtemps que nécessaire.

Éducation

Du patient :

- le former à réintégrer son milieu, à progresser avec son handicap afin de recouvrer l'autonomie ;
- la convalescence correspond au temps hospitalier d'apprentissage des soins de trachéotomie par le patient ;
- la personne trachéotomisée vit une période de remaniement psychologique : deuil de son image corporelle antérieure, doit se recréer une nouvelle identité ; anxieuse, angoissée, potentiellement dépressive ;
- être à son écoute, afin de mieux comprendre son état d'esprit et être capable de reconnaître les éléments favorisant l'éducation ;
- veiller à ne jamais mener deux apprentissages à la fois ; s'assurer de l'acquisition du premier pour envisager le second ; veiller à l'image renvoyée au patient ;
- le sujet trachéotomisé est très réceptif aux messages psychosociaux : le soutenir dans sa réhabilitation en se montrant agréable, positif, aidant, stimulant ; le féliciter, le valoriser ;
- ne pas chercher d'emblée la perfection, mais respecter et cheminer au rythme d'apprentissage du patient.

De la famille :

- intégrée à la démarche pédagogique :
  - lui demander d'encourager le sujet trachéotomisé,
  - éduquer un membre proche du malade, le conjoint par exemple, pour suppléer aux soins dans certaines circonstances ;
- l'éducation des proches est débutée dès la fin d'apprentissage du patient pour ne pas créer d'interférence entre les deux acteurs ;
- le patient reste la priorité : débuter l'éducation du proche en même temps que celle du patient provoque des malentendus, des désengagements de la personne soignée.

Méthode d'apprentissage (dans l'ordre) :

- technique d'aspiration : enseignée en priorité en raison de son caractère vital (libération des voies aériennes) et de sa répétitivité au cours de la journée (aspirations parfois toutes les heures). L'objectif pédagogique est de ne jamais faire aspirer en introduisant la sonde. De même, le patient devra pouvoir apprécier la qualité et la quantité des aspirations ;
- pansement hygiénique : lors du pansement, le patient doit pouvoir évaluer la qualité du pourtour trachéal et y reconnaître la présence d'un granulome, par exemple ;
- changement de canule : ce geste est appris en dernier car c'est un soin difficile, parfois mal toléré. Il est enseigné seulement lorsque les deux autres gestes sont acquis. Il inclut aussi la vérification de la perméabilité de la canule et le nettoyage de la canule souillée ;
- branchement et débranchement de la ventilation assistée : cette technique doit être maîtrisée lorsque la trachéotomie est solidarisée à une ventilation assistée. Les objectifs visent à faire comprendre au patient qu'il ne doit jamais stopper la ventilation assistée tant qu'il n'est pas débranché, qu'il doit dégonfler le ballonnet avant le débranchement de la machine, et qu'il doit gonfler le ballonnet après le branchement de la ventilation assistée.

Suivi :

- technique : fiche technique et fiche d'évaluation, pour apprécier les lacunes de la personne éduquée et, au terme de l'éducation, si le soin acquis demeure de qualité ;
- du patient : grâce à une fiche de trachéotomie renseignant sur :
  - le degré d'autonomie du malade concernant son changement de canule, son pansement, ses aspirations,
  - la canule : type, repère, jour de changement,
  - le pansement trachéal : fréquence, qualité du pourtour,
  - les aspirations endotrachéales : quantité, qualité.

Technique de soins infirmiers

Aspiration bronchique

Consiste à évacuer, à l'aide d'une sonde et d'un système d'aspiration, les sécrétions qui encombrent l'arbre trachéo-bronchique. Ce soin doit être :

- rapide, car il obstrue les voies respiratoires et gêne le patient ;
- réalisé stérilement ;
- complété par une aspiration buccale et/ou nasale.

Matériel

Sonde souple à aspiration, de diamètre suffisant, à usage unique, à bout ouvert ou biseauté.

Compresses stériles.
Gants stériles.
Système d'aspiration comprenant manomètre à vide, tuyau relié à un bocal d'aspiration ou à une poche à usage unique.
Pince stop-vide ou pince à clamper.

Technique du soin

Préparer le matériel et le disposer sur une table, près du patient.
Brancher tout le système d'aspiration.
Se laver les mains.
Ouvrir, sans les toucher, les gants, la sonde d'aspiration, les compresses.
Mettre les gants stériles.
Brancher la sonde avec le système d'aspiration.
Débrancher le respirateur si le patient est ventilé artificiellement.
D'une main, faire avec des compresses une boucle avec la sonde, de l'autre main ouvrir le bouchon de la sonde d'intubation ou de trachéotomie, s'il n'y a pas de respirateur.
Introduire la sonde clampée, le plus loin possible mais sans forcer.
Ouvrir la pince stop-vide ou la pince à clamper et aspirer en remontant vers l'extérieur, avec un mouvement circulaire.
Clamper la sonde lorsqu'elle est totalement ressortie.
Rebrancher le respirateur s'il y a lieu.
Débrancher la sonde d'aspiration du système d'aspiration.
Jeter la sonde d'aspiration dans un sac septique.
Nettoyer le système d'aspiration.
Se laver les mains.

Diagnostic Prévalent

Insuffisance respiratoire chronique

- Perturbation des échanges gazeux
- Dégagement inefficace des voies respiratoires
- Intolérance à l'activité
- Déficit nutritionnel
- Risque d'infection

Fiche 20
Maladies respiratoires de l'enfant

Bronchiolite

Définition

C'est une inflammation aiguë des bronchioles. Son origine est virale. Elle survient chez le nourrisson et peut évoluer vers une détresse respiratoire. Compte tenu de sa gravité, elle fait désormais l'objet d'une surveillance épidémiologique particulière, qui fait appel à des réseaux spécialisés (Erbus, Bronchoservice). Les bronchiolites à répétition doivent faire suspecter une maladie asthmatique.

Traitement

- **Premier traitement de la bronchiolite : la kinésithérapie.** La désobstruction des voies aériennes et le désencombrement par accélération du flux expiratoire permettent des résultats thérapeutiques rapides. Quelques séances suffisent à retrouver un bon état respiratoire.
- **Mesures symptomatiques** pour lutter contre l'encombrement des voies respiratoires aériennes (nez) et bronchique.
- Indispensables lors d'un premier épisode de bronchiolite non compliqué : **antipyrétiques** (type aspirine ou paracétamol). Utilisés pour faire baisser la température, lorsqu'elle est trop élevée.
- Exceptionnellement antibiotiques en cas de surinfection bactérienne mais pas sur les virus responsables des bronchiolites.

Coqueluche

Définition

Maladie infectieuse due au *Bordetella pertussis* (réaction de Bordet-Gengou). Elle est en recrudescence (1 500 cas par an) du fait d'une couverture vaccinale insuffisante (85 % en moyenne), notamment dans le sud de la France.

Traitement

Traitement antibiotique dans les trois premières semaines d'évolution de la maladie. Ne modifie pas la symptomatologie mais présente un double intérêt :
- éviter la contamination de l'entourage (l'expectoration n'étant plus contaminante après 6 jours de traitement) ;
- diminuer les risques de surinfections chez le sujet atteint ;

Traitement des surinfections pulmonaires par de la pénicilline ou du cotrimoxazole.

Mesures symptomatiques :
- oxygénothérapie en cas de cyanose et humidification de l'air sont d'une grande utilité pendant les périodes de quintes ;
- aspirations buccales régulières pour dégager les mucosités glaireuses ;
- bouche-à-bouche en cas d'arrêt respiratoire lors d'un accès d'asphyxie.

Conseils :
- poursuivre l'alimentation coûte que coûte malgré les vomissements. Il faut fractionner les repas, rajouter des compléments nutritifs, lutter à tout prix contre la dénutrition et la déshydratation ;
- éloigner les nourrissons et les nouveau-nés de toutes les personnes suspectées de coqueluche.

Le seul mode de prévention de la coqueluche est la vaccination.

Fiche 21
Mucoviscidose

La mucoviscidose est une des **maladies génétiques les plus fréquentes et les plus graves** dans la race blanche (caucasien). Elle est transmise selon le mode autosomique récessif. Le chromosome 7 code une protéine responsable du transport du chlore. Pour que la maladie s'exprime, il est nécessaire que chacun des chromosomes de la paire soit porteur de l'anomalie (homozygote). Les deux parents sont donc des porteurs sains (hétérozygotes).

Physiopathologie

Les troubles hydroélectrolytiques conduisent à une diminution de la fluidité des sécrétions avec atteinte des canaux pancréatiques, de l'intestin, des glandes sudorales, de l'appareil génital et des bronches.
La déshydratation des sécrétions entrave l'activité du système mucociliaire. Elle favorise l'installation des surinfections, l'hypertrophie des glandes, la multiplication des cellules à mucus. Cela aboutit à des dilatations des bronches, des lésions emphysémateuses et une fibrose interstitielle.

Atteinte respiratoire

Toux avec bronchorrhée souvent discrète au début.
Apparition d'une dyspnée.
Hippocratisme digital fréquent.

Atteinte rhino-sinusienne

Polypose nasale.
Surdité de transmission.
Sinusite chronique.

Atteinte intestinale

Malabsorption, ralentissement du transit.
Iléus méconial (occlusion néonatale).
Prolapsus rectal.

Atteinte pancréatique

Stéatorrhée.
Alternance diarrhée/constipation.
Symptômes influencés par l'ingestion de lipides.
Diabète plus tardif, touche l'adolescent ou l'adulte.

Atteinte hépatobiliaire

Lithiase biliaire.
Hépatomégalie.
Cirrhose.

Difficultés nutritionnelles

Carences secondaires à la pathologie digestive.
Maigreur, fonte musculaire, œdèmes en relation avec l'hypoprotidémie.
Ostéoporose.
Retard statural et pubertaire.

Problèmes psychologiques et sociaux

Anxiété face à la maladie et la mort.
Incertitude sur l'avenir familial et professionnel.

Clinique

Les manifestations respiratoires constituent la gravité de la maladie et dominent le pronostic vital :

- imagerie thoracique : bronchectasies et distension pulmonaire ;
- épreuves respiratoires fonctionnelles : trouble ventilatoire obstructif et hyperréactivité bronchique ;
- gazométrie sanguine : diminution de la SaO_2 ;

- examen bactériologique de l'expectoration avec numération des germes : fondamental ; il recherche essentiellement le *Pseudomonas aeruginosa* (pyocyanique) qui développe des colonies muqueuses dont l'éradication est difficile, jamais définitive. Son apparition se situe vers 8-10 ans. Sa précocité est un facteur de mauvais pronostic.

Évolution

Elle se fait par poussées, aggravant l'état antérieur, aboutissant dans des délais variables à une insuffisance respiratoire chronique. Des complications peuvent survenir (pneumothorax, pneumomédiastin, hémoptysie, abcès pulmonaire).

Diagnostic positif

Il repose sur le test de la sueur. Il est fiable et spécifique quel que soit l'âge. Il consiste à recueillir au moins 100 mg de sueur après stimulation à la pilocarpine. Le test est positif lorsque la concentration en chlore dépasse 60 mmol/L. Il faut deux tests sudoraux positifs pour confirmer le diagnostic.
La biologie moléculaire permet de plus une recherche des mutations génétiques dans les familles à risque (dépistage des sujets hétérozygotes, diagnostic anténatal).

Prise en charge thérapeutique

Traitement de l'atteinte respiratoire

La **kinésithérapie est quotidienne**. Elle associe drainage bronchique, rééducation des muscles respiratoires et réentraînement à l'effort. Une activité physique régulière est conseillée.
À côté du traitement de l'insuffisance respiratoire, en cas de complication, il est prescrit une **antibiothérapie, préventive ou curative**, adaptée au germe et à l'antibiogramme, à laquelle sont adjoints mucolytiques et bronchodilatateurs.
Les **aérosols de désoxyribonucléase** diminuent la viscosité des sécrétions bronchiques.
La **transplantation** pulmonaire ou cardio-pulmonaire peut être proposée en présence d'une insuffisance respiratoire chronique très évoluée. La thérapie génique est en cours d'essais.

Fluidifiants bronchiques sous forme injectable ou à usage local :

- **action :** stimulent les cellules sécrétrices de mucus et permettent une production qualitative et quantitative normale de mucus ; rétablissent la viscosité et l'élasticité du mucus, nécessaires à la mobilisation et à l'expectoration des sécrétions pathologiques ; augmentent les mouvements ciliaires de l'épuration ;
- **indications :** hypersécrétion bronchique au cours des affections pulmonaires, notamment la mucoviscidose, et prévention de l'encombrement bronchique postopératoire ;
- **contre-indications :** crise d'asthme, état de mal asthmatique, et généralement grossesse, allaitement ;
- **effets indésirables :**
  - formes à usage local : liquéfaction brutale des sécrétions bronchiques et inondation broncho-alvéolaire chez le sujet incapable d'expectorer, risque de bronchospasme chez l'asthmatique,
  - formes injectables : céphalées, somnolence, vertiges et inondation broncho-alvéolaire ;
- **surveillance infirmière :** avant la mise en place du traitement, vérifier que le patient est bien capable d'expectorer ; prévoir le matériel nécessaire à une aspiration bronchique en urgence ;
- **utilisation pratique :**
  - bromhexine : utilisée en aérosol ou en injection intramusculaire ou intraveineuse lente, peut être diluée dans de l'eau distillée mais ne doit jamais être mélangée avec une solution alcaline, des corticoïdes ou une ampicilline en raison du risque de précipitation,
  - mesna et acétylcystéine administrés en aérosol ou en instillations trachéales : provoquent une altération du caoutchouc et de certains métaux des appareils à aérosol ; utiliser du matériel en verre, en plastique, en aluminium ou en acier inoxydable,
  - au moment de la préparation, vérifier le diluant et la concentration de la dilution.

Traitement à visée digestive et nutritionnelle

Extraits pancréatiques, supplémentation vitaminique (A, D, E), alimentation hypercalorique.

Transplantations pulmonaires

Critères de sélection du receveur

Insuffisance respiratoire terminale ne répondant plus aux traitements classiques avec une espérance de vie inférieure à 18 mois.
Absence d'anomalie irréversible de la fonction rénale ou hépatique.
Excellent état nutritionnel.
Bonne motivation du candidat à un acte chirurgical lourd et à un suivi médical postopératoire continu.
Âge selon le type de transplantation.
Absence d'état septique, de coronaropathie, d'une dysfonction ventriculaire gauche.
Absence de maladie cancéreuse, systémique ou psychiatrique.

Différents types de greffes

Transplantation cardio-pulmonaire : pratiquée par sternotomie, sous circulation extracorporelle, la transplantation cardio-pulmonaire comporte un premier temps pour l'explantation du cœur et des poumons du receveur et un second pour l'implantation du bloc cœur-poumons du donneur. Il s'agit d'une intervention lourde, longue et comportant des risques hémorragiques importants. Elle est surtout proposée aux sujets de moins de 50 ans, porteurs d'une hypertension artérielle pulmonaire primitive sévère.
Transplantation unipulmonaire : c'est une intervention plus simple et assez brève. Elle est réalisée par thoracotomie postéro-latérale. Après exérèse d'un des deux poumons, on implante le greffon. Cette technique est accessible aux sujets de plus de 60 ans. Le recours à la circulation extracorporelle dépend de l'indication.
Transplantation bipulmonaire monobloc : elle est réalisée sous circulation extracorporelle. Il s'agit d'une technique dite d'implantation en bloc (bloc bipoumons du donneur dans le thorax du receveur). C'est une intervention lourde, comportant des complications hémorragiques.
Transplantation bipulmonaire séquentielle : c'est une technique utilisant successivement une transplantation unipulmonaire d'un côté puis de l'autre. Le recours à la circulation extracorporelle est limité aux hypertensions artérielles pulmonaires. L'implantation se fait soit par deux thoracotomies latérales, soit par une thoracotomie antérieure transverse.

Indications

Les choix présentés dans le tableau sont donnés à titre indicatif car le type de transplantation retenu diffère selon la situation clinique.

Tableau : Indications des transplantations pulmonaires

Pathologie	Indication
Fibrose pulmonaire évoluée	Transplantation unipulmonaire
Fibrose pulmonaire avec bronchectasies bilatérales	Transplantation bipulmonaire
BPCO et emphysème	Transplantation unipulmonaire
Hypertension artérielle pulmonaire primitive ou secondaire	Transplantation uni, bi ou cardio-pulmonaire

Traitement anti-rejet

La prévention du rejet de greffe s'appuie sur la sélection du couple donneur-receveur et sur l'utilisation d'immunosuppresseurs. Ils associent selon les protocoles ciclosporine, corticoïdes, azathioprine, sérum antilymphocytaire et anticorps monoclonaux. Les traitements peuvent être responsables de complications (hématologiques, rénales…). Veiller à suivre scrupuleusement les critères de surveillance définis dans ces protocoles.

Complications

Complications postopératoires :

- l'hémorragie est de moins en moins fréquente mais nécessite une surveillance régulière des constantes ;
- l'œdème pulmonaire d'implantation. Il est précoce et peut retarder l'extubation ;
- le rejet aigu peut apparaître à tout moment après la greffe.

Après la phase postopératoire, surveiller essentiellement les risques de **complications infectieuses** très fréquentes et qui menacent le transplanté pulmonaire à moyen et long termes.

Quant au **rejet chronique**, il est d'installation tardive après la transplantation. Il se manifeste par une altération progressive de la fonction respiratoire et correspond à une bronchiolite oblitérante. Il touche 30 à 40 % des transplantés. Dans ce cas, la retransplantation est la seule issue possible.

Technique de soins infirmiers

Test de la sueur

Permet de doser le chlore dans un échantillon de sueur.
Valeur normale : Cl < 60 mEq/L.
La méthode de référence (Gibson et Cook) comporte trois étapes.

Stimulation des glandes sudoripares

Réalisée par ionophorèse, sous pilocarpine (molécule responsable de la stimulation des glandes sudoripares).
Sur une peau saine et chez une personne sans défaillance nutritionnelle ou d'hydratation, ne prenant pas de minéralocorticoïdes.
Matériel :

- ampèremètre à deux électrodes (anode et cathode) ;
- compresses contenant une solution de pilocarpine à l'anode et une solution d'acide sulfurique à la cathode.

Nettoyer la face antérieure de l'avant-bras, puis fixer les électrodes munies des compresses respectives. La pilocarpine est transférée grâce à un courant de 4 mA, pendant 5 minutes.

Recueil de la sueur

Laver à l'eau distillée puis sécher soigneusement la zone stimulée.
Appliquer un papier-filtre spécial, pesé au 0,1 mg près, et l'obturer d'un film plastique.
Après 30 minutes, le papier-filtre est ôté avec des pinces et pesé très précisément (au 0,1 mg près).

Dosage du chlore

Cette troisième étape n'est réalisée que si le filtre imbibé de sueur pèse au moins 150 mg.
Tremper le filtre dans 5 mL d'eau distillée, pendant 5 minutes.
Doser le taux de chlore grâce à un indicateur coloré (diphénylcarbazone) qui vire au violet.
Un taux supérieur à 60 mmol/L est considéré positif. Un second test positif est cependant nécessaire pour confirmer le diagnostic.

Précautions

La réalisation de cet examen nécessite une parfaite maîtrise de la technique. Elle a souvent lieu dans un laboratoire spécialisé.
Veiller à ce que la pesée soit précise, et que les réactifs soient de qualité. Toute contamination chlorée est à proscrire. En l'occurrence, aucun contact avec les mains de l'opérateur ne doit avoir lieu. L'utilisation de pinces est impérative, de même il ne doit pas y avoir d'emploi de désinfectants chlorés, type eau de Javel.
Veiller à la parfaite hygiène du matériel employé.

Technique de soins infirmiers

Aérosolthérapie

Permet la projection dans les voies aériennes d'une suspension de particules solides ou liquides dans un gaz ou un mélange gazeux.
Rôle propre infirmier et rôle délégué si le produit à mettre en aérosol est un médicament (antibiotique, fluidifiant, bêta-2 mimétique, anticholinergique, anti-inflammatoire, cromoglycate, etc.).

Objectifs et matériel disponible

Humidifie les voies aériennes et fluidifie les sécrétions.
Maintient les propriétés du surfactant alvéolaire.
Présentations :
- forme industrielle : dosages précis et préréglés ;
- nébuliseur : préparation réalisée par l'infirmière ;
- aérosol ultrasonique : possède des propriétés de concentration et de taille des particules.

Matériel

Nébuliseur à générateur pneumatique :
- source d'air (prise murale) ;
- manomètre à bille, fixé sur la source d'air ;
- kit jetable comprenant : nébuliseur jetable, tubulure reliant le nébuliseur au manomètre d'air, masque naso-buccal fixé sur le nébuliseur ;
- solution médicamenteuse (bronchodilatateur, anti-inflammatoire, corticoïde, etc.) ;
- crachoir ;
- boîte de mouchoirs.

Nébuliseur à générateur ultrasonique : seuls le matériel et le temps d'utilisation diffèrent. La quantité de particules produites est très supérieure à celle des nébuliseurs pneumatiques. La surveillance infirmière n'en est que renforcée. La durée est aussi beaucoup plus courte. Elle ne dure en moyenne que 5 minutes.

Technique

À distance des repas ou de prélèvements.

Préparation :
- vérifier que le matériel d'aérosolthérapie est propre et fonctionnel ;
- assembler manomètre, tubulure, nébuliseur et masque naso-buccal ;
- se référer à la prescription médicale et vérifier les médicaments nécessaires, le mode d'administration, la date, le nombre de séances, leur durée, etc. ;
- expliquer le soin au patient en précisant bien son but, ses étapes, sa durée, sa fréquence ; lui rappeler qu'il doit inspirer lentement et profondément par le nez et expirer par la bouche pour une meilleure efficacité du traitement ;
- installer le sujet en position demi-assise ou assise ;

- le faire se moucher ou cracher ;
- si patient trachéotomisé, procéder à une aspiration endotrachéale après s'être lavé les mains ;
- prendre le pouls (risque de tachycardie) et la pression artérielle juste avant le soin.

Phase préliminaire :

- l'aérosol durant de 15 à 20 minutes, demander au patient s'il souhaite aller aux toilettes ;
- se laver les mains puis injecter la solution médicamenteuse dans le nébuliseur ; éviter de mélanger deux médicaments sauf prescription médicale, seuls quelques mélanges sont compatibles comme un bêta-2 mimétique et un atropinique de synthèse ; en cas de doute, se renseigner auprès de la pharmacie centrale ;
- veiller au bon ordre d'administration des aérosols prescrits (aérosol de bronchodilatateur puis, en second, aérosol de corticoïde par exemple) ;
- installer le masque naso-buccal. Pour une personne trachéotomisée, un masque spécial est placé devant l'orifice de canule ;
- ouvrir le manomètre d'air à un débit de 6-7 L/min et noter l'heure à laquelle la séance a commencé.

Pendant l'aérosol :

- s'assurer du déroulement normal de l'aérosolthérapie ;
- vérifier l'émanation du nuage médicamenteux ;
- surveiller la fréquence cardiaque.

À la fin de la séance :

- fermer le manomètre d'air ;
- ôter le masque, puis stimuler ou aider le patient à expectorer ;
- laisser mouchoirs et crachoirs à portée de main : ils seront jetés dans des sacs spécifiques ;
- aspirer le patient s'il s'agit d'un sujet trachéotomisé ;
- mesurer le pouls et la pression artérielle ;
- s'informer auprès du patient du déroulement du soin (acceptation, tolérance médicamenteuse) et rechercher une tachycardie ou des signes de nausées ;
- changer le matériel dès que nécessaire, sinon le nettoyer à froid entre chaque aérosol, le séchage se faisant à l'air ambiant ;
- se laver les mains et noter dans le dossier le soin dispensé et les éventuelles anomalies apparues lors de l'aérosolthérapie.

Diagnostic Prévalent

Mucoviscidose (fibrose kystique)

- Dégagement inefficace des voies respiratoires
- Risque d'infection
- Déficit nutritionnel
- Manque de connaissances [besoin d'apprentissage] sur la physiopathologie de la maladie, le traitement médical et les ressources communautaires existantes
- Stratégies d'adaptation familiale inefficaces (soutien compromis)

Fiche 22
Parasitoses et mycoses pulmonaires

Rares en France, elles sont devenues plus fréquentes depuis l'apparition du sida et l'accroissement des voyages internationaux.
L'orientation diagnostique repose sur le tableau radioclinique et les données géographiques.

Parasitoses pulmonaires

Les manifestations pulmonaires sont secondaires à l'action directe des parasites (larves, œufs ou adultes) ou aux expressions immunologiques qu'ils induisent et à l'effet cytotoxique des éosinophiles.
Les principales parasitoses pulmonaires sont : l'amibiase, la toxoplasmose, le paludisme, la leishmaniose, l'ascaridiose, l'anguillulose, la bilharziose et l'hydatidose.

Mycoses pulmonaires

Leur incidence augmente du fait des situations d'immunodépression (sida, hémopathies, chimiothérapies, etc.). L'aspergillose et la pneumocystose sont les plus fréquentes des mycoses (voir tableau ci-contre).

Tableau : Principales mycoses pulmonaires

Mycoses	Clinique	Diagnostic	Traitement
Aspergillose intracavitaire Aspergillome	Hémoptysies récidivantes Images en « grelots »	Sérologie	Chirurgie d'exérèse
Aspergillose pulmonaire invasive	Anomalies radiologiques nodulaires ou infiltrantes	Biopsie transbronchique	Amphotéricine B
Aspergillose bronchopulmonaire allergique	Asthme ancien hypersécrétant Épisode infectieux Infiltrats	Éosinophilie IgE spécifiques Sérologie	Corticoïdes
Pneumocystose	Toux, altération de l'état général, lésions cutanées Syndrome interstitiel	Lavage alvéolaire	Cotrimoxazole Pentamidine
Cryptococcose	Toux, hémoptysie Image pseudotumorale ± Atteintes neuroméningées	Lavage alvéolaire LCR	Fluconazole
Candidose	Atteintes cutanées, digestives, génitales	Aspiration bronchique Sérologie	Amphotéricine B
Histoplasmose	Nodules ou infiltrats + adénopathies	IDR (histoplasmine) Sérologie Biopsie transbronchique	Amphotéricine B

Fiche 23
Pneumoconioses

Elles sont dues à **l'inhalation prolongée de poussières en suspension dans l'atmosphère**. Il peut s'agir :

- de silice (silicose) ;
- d'amiante ;
- de schiste (schistose des ardoisiers) ;
- de métaux ;
- de plastiques ;
- de talc ;
- de fibres de verre ;
- etc.

On distingue les pneumoconioses de surcharge par accumulation de poussières et les pneumoconioses fibrogènes (silicose, asbestose). Ces dernières sont plus graves car elles évoluent longtemps après la fin de l'exposition.

Même occasionnelle, l'inhalation de fibres d'amiante peut provoquer **une asbestose ou un mésothéliome pleural** dont les conséquences n'apparaissent que 20 à 30 ans plus tard.

Fiche 24
Pneumopathies bactériennes

Atteinte infectieuse d'origine bactérienne, touchant les bronchioles, les alvéoles et l'interstitium.
On dissocie les pneumopathies communautaires extrahospitalières (« de ville ») et les pneumopathies nosocomiales développées à l'hôpital.

Pneumopathie bactérienne communautaire

Diagnostic

Clinique

Mode de début brutal ou progressif, fièvre, toux, expectoration purulente et/ou rouillée, point de côté, bruits surajoutés à l'auscultation pulmonaire (foyer de crépitants ± souffle tubaire, râles bronchiques).

Biologique

Hyperleucocytose à polynucléaires neutrophiles ou leuconeutropénie.
Sérologies de germes intracellulaires (nécessitent deux prélèvements à 15 jours d'intervalle).
Recherche d'antigènes bactériens solubles, d'anomalies de l'ionogramme (hyponatrémie) et du bilan hépatique (cytolyse, cholestase).

Radiologique

Opacités alvéolaires systématisées ou non, uni- ou bilatérales

Bactériologique

L'examen cytobactériologique des crachats (peu fiable sauf pour la tuberculose et la légionellose) et plus particulièrement les prélèvements par fibroscopie bronchique (brossage protégé, lavage broncho-alvéolaire) permettent d'identifier le germe en cause.

Facteurs de gravité

Sujet âgé, insuffisant respiratoire chronique, immunodéprimé ou confus.
Polypnée (rythme respiratoire supérieur à 30/min), chute tensionnelle, tachycardie, cyanose ou hypoxémie sévère.
Pneumopathie extensive bilatérale sur le cliché du thorax.

Étiologie

Pneumocoque : 60 % des pneumopathies bactériennes.
Autres : mycoplasme, Legionella, Chlamydia, staphylocoque doré, Klebsiella, entérobactéries, *Haemophilus influenzae*, pyocyanique, anaérobies ou Rickettsia.

Traitement

Antibiothérapie de première intention, mise en route selon l'agent infectieux en cause. Elle est, par la suite, adaptée aux données microbiologiques et à l'antibiogramme. Les pénicillines, les macrolides et les fluoroquinolones restent les plus actifs.
Vaccination antipneumococcique réalisée tous les 5 ans chez les sujets à risques (sujets âgés, splénectomisés, immunodéprimés, malades chroniques).
Immunomodulateurs indiqués en prévention des infections respiratoires récidivantes chez les patients fragiles.
Règles hygiéno-diététiques : arrêt du tabac, éradication des infections dentaires et/ou sinusiennes.

Pneumopathies nosocomiales

Acquises en milieu hospitalier et évoquées après trois jours d'hospitalisation.
Graves, elles occupent le deuxième rang des infections contractées à l'hôpital, après les infections urinaires.
Les germes responsables sont différents de ceux isolés au cours des pneumopathies communautaires.

Diagnostic Prévalent

- **Bronchopneumopathie**
- Dégagement inefficace des voies respiratoires
- Perturbation des échanges gazeux
- Risque d'infection (contagion)

Fiche 25
Pneumopathies virales

Très fréquentes, particulièrement chez l'enfant.
Surviennent dans un contexte épidémique, en automne, en hiver et au début du printemps.
C'est à partir de la porte d'entrée rhinopharyngée que les virus vont pouvoir diffuser pour atteindre le tissu broncho-pulmonaire. Certains virus empruntent la voie hématogène pour atteindre le poumon.

Diagnostic

Clinique

Mode de début progressif : l'atteinte pulmonaire fait suite à une infection des voies aériennes supérieures avec signes rhinopharyngés, fièvre, frissons, adynamie, arthralgies, myalgies.
Secondairement s'installe une toux sèche, quinteuse, pénible, douloureuse. L'auscultation pulmonaire est pauvre. Ces modes cliniques sont les plus rencontrés.
À l'opposé, il existe des formes frustes sous-estimées et des formes extensives sévères que l'on rencontre chez l'enfant, le sujet âgé et les porteurs de maladie chronique (insuffisant respiratoire chronique, insuffisant cardiaque, diabétique, etc.).

Biologique

Leuconeutropénie, lymphocytose et vitesse de sédimentation augmentée.
Virologie : but épidémiologique quand le virus est isolé à partir de prélèvements nasaux, pharyngés, sanguins et de selles ou quand une séroconversion est obtenue (recueil de deux sérums à 15 jours d'intervalle).

Radiologique

La radiographie pulmonaire peut être normale ou montrer des opacités hilifuges bilatérales.

Étiologie

Myxovirus influenzae A, B et C (virus de la grippe).
Myxovirus para-influenzae.
Virus syncytial respiratoire, fréquent chez le jeune enfant.
Adénovirus.
Virus de la rougeole.
Cytomégalovirus.

Traitement

Traitement symptomatique : antiviraux, antipyrétiques, antitussifs, vitamine C.
Antibiothérapie si surinfection bactérienne.

Prévention

Vaccination antigrippale :

- systématique pour les populations à risque : sujets de plus de 70 ans, patients atteints de maladies chroniques graves ;
- effectuée au début de l'automne.

Diagnostic Prévalent

- **Grippe (influenza)**
- Douleur [malaises]
- Risque de déficit de volume liquidien
- Hyperthermie

Fiche 26
Syndrome d'apnées du sommeil

Apnée : arrêt respiratoire de plus de 10 secondes, associé en général à une SaO_2 diminuée.
Hypopnée : diminution du débit respiratoire de 50 %.
Ces événements apnéiques conduisent à des micro-éveils nocturnes perturbant le sommeil, à l'origine d'une hypersomnolence diurne avec des conséquences parfois graves (exercice professionnel, conduite automobile).

Physiopathologie

Le plus souvent, les événements apnéiques sont en relation avec une **obstruction des voies aériennes supérieures**. Il s'agit d'un syndrome d'apnée obstructif. Plus rarement, les apnées sont d'origine centrale.

Conséquences

Au début de l'apnée, il existe une bradycardie progressive et une pression artérielle abaissée. À la reprise ventilatoire, on constate une tachycardie et un pic d'hypertension artérielle. Ainsi, le syndrome d'apnée est à l'origine d'une HTA. Il augmente le risque de troubles du rythme cardiaque, d'infarctus du myocarde et d'accident vasculaire cérébral.
Le temps de sommeil total est diminué avec une durée du sommeil lent et profond diminuée. Le sommeil paradoxal est aussi diminué et les périodes de micro-éveils augmentent.

Diagnostic

Le diagnostic se pose devant :
- des pauses respiratoires nocturnes ;
- des ronflements ;
- un endormissement diurne facile ;

- une nycturie ;
- une asthénie.

Le diagnostic de certitude repose sur la polysomnographie, c'est-à-dire l'enregistrement respiratoire et neurologique au cours du sommeil.

Prise en charge thérapeutique

Le traitement le plus efficace, lorsqu'il est bien supporté, est la **pression positive continue par masque nasal**. Cette attelle pneumatique empêche le collapsus des voies aériennes supérieures. La pression efficace est réglée sur les données d'un second enregistrement polysomnographique. Une utilisation d'au moins 3 heures par nuit est nécessaire.

L'amélioration est évaluée sur la disparition des apnées, du ronflement, des désaturations, de la somnolence diurne et de l'hypertension artérielle. La surveillance est assurée par un enregistrement polygraphique annuel. Les complications locales doivent être rapidement repérées (érosions cutanées, rhinorrhée) pour faciliter la compliance au traitement.

Le traitement nécessite aussi la **suppression de l'alcool**, la mise en place d'un **régime hypocalorique**, le **traitement d'un déficit hormonal** en cas de besoin et l'**éviction des benzodiazépines**.

Recommandations pour la prise en charge de la pression positive continue (JO du 8 octobre 1996) :

- après analyse polysomnographique montrant un index d'apnées + hypopnées ≥ 30/heure ;
- associée à une somnolence diurne ;
- et à au moins trois symptômes suivants : ronflements, céphalées matinales, vigilance réduite, impuissance, hypertension artérielle, nycturie.

Technique de soins infirmiers

Polysomnographie

À l'état physiologique, le sommeil oscille entre deux périodes principales organisées en quatre ou cinq cycles :

- le sommeil lent, dit « calme », qui représente 80 % de la durée totale du sommeil ; il se caractérise par une baisse du tonus musculaire, une diminution de la fréquence cardiaque, une réduction de la ventilation ; le sommeil lent dure environ 60 à 90 minutes ;
- le sommeil paradoxal, dit « actif », représente les autres 20 % ; il se caractérise par la suppression du tonus musculaire, des mouvements oculaires rapides, une respiration irrégulière conduisant à des accès d'hypoventilation et d'apnée qui augmentent avec l'âge ; le sommeil paradoxal s'allonge et devient plus fréquent en fin de nuit.

L'enregistrement polysomnographique diagnostique le syndrome d'apnées du sommeil ou les aggravations des pathologies respiratoires chroniques. L'appareillage est imposant et complexe. L'enregistrement n'est réalisable que dans des laboratoires équipés à cet effet, dans une structure adaptée avec du personnel spécifiquement formé à cette technique.

Des examens de dépistage avec un matériel plus léger peuvent être proposés en ambulatoire afin de sélectionner les candidats à l'enregistrement, l'exploration de référence.

Matériel

Le sujet est placé dans une pièce, séparée d'une autre par une glace sans tain. La première correspond à la chambre du patient, la seconde à l'espace informatique où figure l'ordinateur.

Des capteurs, des sangles, un appareil de pression positive continue et un masque nasal sont indispensables et à la portée du soignant.

L'entretien du matériel est un acte infirmier.

Il existe un enregistrement diagnostique et un thérapeutique.

Enregistrement diagnostique

Se fait pendant une nuit entière, et éventuellement une deuxième nuit pour la mise en place du traitement par pression positive, si le diagnostic est confirmé.

Accueillir le patient convoqué pour la fin de l'après-midi.

Lui expliquer le but et les étapes de l'examen, lui laisser le temps de se familiariser avec la chambre. Cette dernière sera la plus agréable possible. Il faut éviter d'y stocker le matériel technique pour favoriser l'endormissement.

Installer le malade. S'assurer qu'il n'a pas pris de médicaments hypnotiques ou stimulants depuis 15 jours, qu'il n'a pas eu de modification de son rythme de vie récemment, qu'il n'a pas été privé de sommeil la nuit précédente, qu'il n'a pas fait la sieste l'après-midi précédent l'enregistrement.

Après le dîner, placer les capteurs et les sangles. Préciser au patient leur caractère contraignant mais non invasif ni douloureux :
- 9 capteurs répartis sur la face et le crâne ;
- 1 capteur naso-buccal (flux aérien) ;
- 1 sangle thoracique ;
- 1 sangle abdominale ;
- 2 capteurs à électrocardiogramme ;
- 1 capteur de saturation d'oxygène.

À ce stade, le malade est tenu de rester alité en décubitus dorsal ou latéral.

Figure : Installation des capteurs

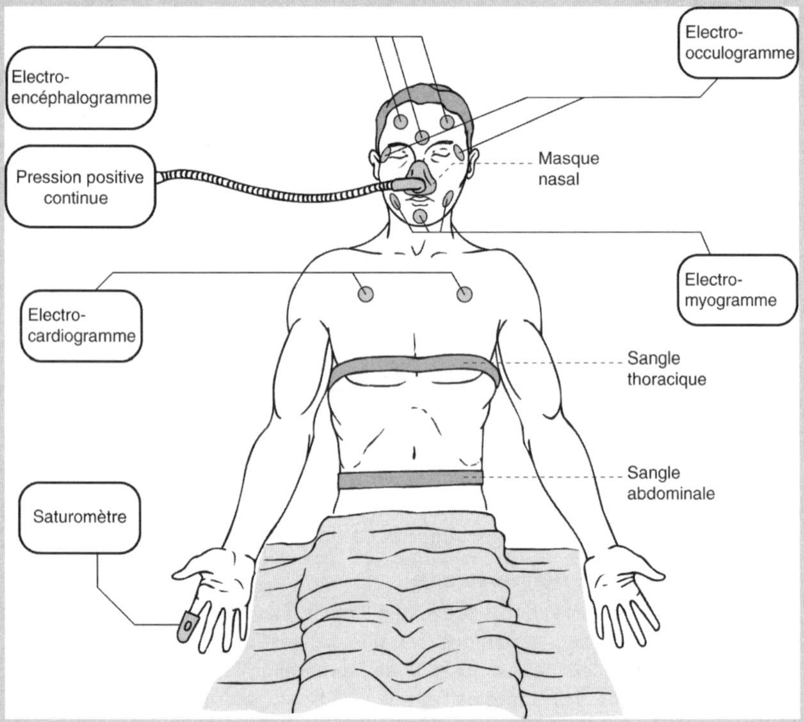

Pendant tout l'enregistrement, c'est-à-dire toute la nuit, la surveillance s'effectue grâce à un miroir sans tain, pour éviter de pénétrer dans la chambre du patient, et à un transfert d'écran car tout problème technique doit être immédiatement corrigé (déplacement d'un capteur, décollement d'une électrode, etc.).

S'assurer de la bonne programmation de l'ordinateur (amplitude adéquate des courbes obtenues). L'enregistrement minimal dure 8 heures.

Surveiller et noter tout ronflement, tout éveil (par exemple pour uriner), tout sommeil,

l'heure d'endormissement, l'heure du réveil ou d'éventuelles anomalies de capteurs.
Le lendemain matin de l'examen, débrancher les capteurs du patient et lui demander s'il a bien dormi et si l'appareillage l'a gêné.
Les données informatiques sont exclusivement analysées par le médecin. Si l'index d'apnées et d'événements non apnéiques est supérieur ou égal à 30, le diagnostic de syndrome d'apnées du sommeil est retenu. Dans ce cas, il faut procéder à un enregistrement thérapeutique la nuit suivante.

Signes recherchés

Apnée : interruption des flux naso-buccaux pendant au moins 10 secondes :
- si les mouvements thoraco-abdominaux sont conservés, il s'agit d'une apnée obstructive en relation avec la fermeture des voies aériennes pharyngées ;
- si les mouvements thoraco-abdominaux sont absents, il s'agit d'une apnée centrale en relation avec un déficit de la commande ventilatoire centrale ;
- si le déficit est initialement central, puis obstructif, il s'agit d'une apnée mixte.

Hypopnée : diminution des flux naso-buccaux d'au moins 50 %.
Index d'apnée : inférieur à 5 chez le sujet normal, c'est le nombre d'apnées par heure.
Index d'apnée-hypopnée : inférieur à 10 chez le sujet normal, il correspond au nombre d'évènements respiratoires par heure de sommeil.
Outre les événements respiratoires, il convient d'analyser également la saturation en oxygène et la qualité du sommeil

Enregistrement thérapeutique

L'installation est la même qu'en phase diagnostique, mais elle se complète d'une pression positive continue, et le capteur naso-buccal est remplacé par un masque nasal, parfaitement adapté, le plus confortable et petit possible afin de limiter les fuites.
Lorsque l'enregistrement est réalisé sous pression positive, augmenter progressivement la pression selon un protocole préétabli, jusqu'à la disparition ou réduction significative des apnées.

Suivi

Si l'appareillage est nécessaire, la pression la plus basse permettant la disparition des apnées et ronflements est retenue.
Éduquer le patient à la manipulation de l'appareil, à l'utilisation du masque et à son entretien quotidien (nettoyage à l'eau tiède et au savon). Le relais à domicile est ensuite assuré par les associations d'aide aux insuffisants respiratoires ou par les prestataires de service.
Demander, sur prescription médicale, un entretien diététique avec régime hypocalorique si une obésité s'associe au syndrome d'apnées du sommeil. Un rendez-vous pour contrôle sous pression positive continue est prévu (6 mois à 1 an). Enfin, l'arrêt du tabac et de l'alcool est conseillé.

Fiche 27
Troubles respiratoires restrictifs

Les troubles ventilatoires restrictifs correspondent à une diminution d'au moins 20 % de la capacité pulmonaire totale (CPT). La rigidité accrue du poumon et de la paroi thoracique conduit à un mode ventilatoire associant petit volume courant et fréquence respiratoire élevée, ce qui nuit à l'efficacité des échanges gazeux. Il s'accompagne d'une diminution harmonieuse de tous les volumes pulmonaires (CV, VR) et du VEMS. Cependant, le coefficient de Tiffeneau (VEMS/CV) reste normal.
Les maladies qui entraînent un défaut d'expansion pulmonaire sont dues soit aux atteintes de la cage thoracique et aux maladies neuromusculaires avec un parenchyme pulmonaire sain, soit aux pneumopathies interstitielles chroniques avec altération du parenchyme pulmonaire.

Atteintes de la cage thoracique et maladies neuromusculaires

Physiopathologie

Un trouble ventilatoire léger (< 20 %) n'a pas de traduction clinique. Lorsque la capacité pulmonaire totale est diminuée de 50 %, la limitation ventilatoire évolue vers l'hypoventilation alvéolaire globale avec hypoxie et hypercapnie.

Étiologies

Atteintes de la cage thoracique

Scoliose et cypho-scoliose.
Spondylarthrite ankylosante.
Obésité.
Séquelles pleurales : calcifications, pachypleurite.
Volumineuses hernies diaphragmatiques.

Affections neuromusculaires

Paraplégie.
Myopathie, myasthénie.
Sclérose latérale amyotrophique (SLA).
Sclérose en plaques (SEP).
Poliomyélite.
Paralysie diaphragmatique unilatérale, qui a peu de conséquences fonctionnelles (diminution modérée de la CPT).

Évolution

L'évolution dépend de la maladie causale. Sur le plan respiratoire, le déficit est longtemps bien toléré mais, avec l'âge, l'évolution se fait inexorablement vers l'insuffisance respiratoire chronique grave.

Traitement

Modification des habitudes et de l'hygiène de vie

Éducation pour la santé.
Arrêt du tabac.
Lutte contre l'obésité.

Traitement étiologique

Correction d'une scoliose.
Décortication pleurale. Traitement de l'insuffisance respiratoire
Kinésithérapie.
Oxygène nasal de longue durée.
Ventilation assistée à domicile par masque nasal ou trachéotomie.

Pneumopathies interstitielles chroniques

Ce sont des infiltrations inflammatoires du tissu interstitiel pulmonaire qui aboutissent à une fibrose interstitielle diffuse. L'épaississement de la barrière alvéolaire capillaire entraîne :

- un trouble ventilatoire restrictif et un trouble de la diffusion ;
- une hypoxie avec hypocapnie par hyperventilation réactionnelle. Au stade initial, le déficit ne se manifeste qu'à l'effort.

Étiologies

Elles sont très nombreuses.

Diagnostic

Examen clinique

Dyspnée d'effort.
Toux sèche.
Amaigrissement.
Hippocratisme digital.
Crépitants à l'auscultation pulmonaire.

Examens paracliniques

Radiographie du thorax : travées fibreuses, en « rayon de miel ».
Scanner thoracique : explore le parenchyme pulmonaire et le médiastin.
Fibroscopie bronchique avec lavage alvéolaire et biopsies : lymphocytes en cas d'alvéolite allergique, ou polynucléaires neutrophiles en cas de fibrose interstitielle diffuse.

Traitement

Éviction de l'agent causal (médicament, foin, oiseaux), corticothérapie, parfois immunosuppresseurs, kinésithérapie et oxygène longue durée si $PaO_2 \leq 55$ mmHg.

Fiche 28
Tuberculose

Épidémiologie

Maladie à déclaration obligatoire depuis 1964.
On assiste à sa **recrudescence**, en lien notamment avec le développement de la précarité sociale, de l'infection à VIH et des multirésistances antibiotiques.
La tuberculose à bacilles multirésistants est une forme de la maladie contre laquelle les antibiotiques classiques (isoniazide et rifampicine) s'avèrent impuissants.
Ces pharmacorésistances sont dues à des traitements incomplets (doses et durée insuffisantes).
L'OMS a mis au point une **stratégie thérapeutique : les DOTS**. Ce sont des traitements de brève durée sous surveillance directe.
Populations dans lesquelles le risque d'infection tuberculeuse est plus élevé :

- personnes infectées par le VIH ;
- toxicomanes ;
- migrants nés dans un pays où l'incidence de la tuberculose est élevée. Le taux d'incidence est six fois plus important dans la population étrangère résidant en France que dans la population générale ;
- personnes en situation de grande précarité sociale ;
- personnes dont les conditions d'hébergement sont mauvaises (taudis, squats, prisons, etc.) ;
- jeunes adultes et personnes âgées de plus de 65 ans, de sexe masculin, notamment s'ils vivent en zone très urbanisée.

Pathogénie

Maladie infectieuse à tropisme respiratoire privilégié due au bacille de Koch (BK). La pénétration se fait habituellement par inhalation à partir de **gouttelettes de salive** provenant d'un malade bacillifère. Le premier contact avec le BK se traduit par un chancre d'inoculation. L'immunité cellulaire apparaît à partir du 15e jour.

Le **granulome** est constitué de cellules épithélioïdes et géantes, entourées d'une couronne lymphocytaire, centré par une nécrose caséeuse.
En l'absence de traitement, l'évolution se fait :
- vers la cicatrisation fibreuse avec possibles calcifications ;
- vers la tuberculose maladie.

Bactériologiquement, dans 99 % des cas, il s'agit de *Mycobacterium tuberculosis*, dans 1 % des cas de *Mycobacterium bovis* et dans moins de 1 % de *Mycobacterium africanum*. Le bacille est acido-alcoolorésistant (BAAR). Il ne se multiplie que toutes les 20 heures. L'administration des antibiotiques ne s'envisage donc qu'une fois par jour.
La tuberculose est un **problème de santé publique** et le dépistage doit d'abord être orienté vers les groupes à haut risque :
- dysfonctionnement de l'immunité (enfants, sida, cancers, corticothérapie, âge > 65 ans, éthylo-tabagisme, malnutrition, diabète, insuffisance rénale) ;
- risque de contacts élevés (groupes socio-économiques défavorisés, logements insalubres, foyers surpeuplés, collectivités carcérales, communautés de drogues, foyers de personnes âgées, migrants).

Vaccination par le BCG

Le BCG (bacille de Calmette et Guérin) est un bacille vivant atténué mettant en route une immunité du type cellulaire avec implication des lymphocytes T et des macrophages. Cette immunité met deux mois à se développer pour atteindre son seuil d'efficacité. Elle protége à 50 % de la tuberculose primaire, à 80 % d'une forme sévère (tuberculose disséminée ou méningée).

Techniques

Vaccination intradermique

C'est la méthode de référence et la plus efficace. Après nettoyage de la peau, l'injection, strictement intradermique, de 0,10 mL s'effectue à la face supéro-externe du bras gauche. On doit obtenir une papule en « peau d'orange ».

Méthode par multipunctures (bague)

Elle est utilisée uniquement chez l'enfant de moins de trois ans. Après nettoyage à l'éther, on effectue 2 ou 3 impacts sur la face supéro-externe du bras gauche. Il faut attendre 5 minutes, puis appliquer une compresse de gaze sèche recouverte d'un pansement occlusif maintenu en place pendant 24 heures.

Résultats

Au bout de trois semaines, des papules rouges apparaissent aux points d'impact avec parfois des microphlyctènes qui persistent trois mois. La cicatrisation est lente mais constante. Il suffit de la recouvrir d'un pansement sec en évitant tous désinfectants ou topiques locaux.
Le contrôle par test cutané tuberculinique peut être envisagé trois mois après la vaccination.
En l'absence de virage tuberculinique post-vaccinal, une nouvelle vaccination doit être proposée. Si, malgré cette seconde vaccination, le virage n'est pas obtenu, le BCG ne sera pas renouvelé. En l'absence de contact avec le BK, l'efficacité du BCG s'estompe au bout de 10 ans.

Contre-indications

Elles sont très peu nombreuses :
- sujet VIH-positif ;
- maladie infectieuse évolutive, dermatose aiguë, traitements immunodépresseurs, grossesse, prématurité.

Primo-infection tuberculeuse

C'est le premier contact infectant avec le BK. Il se traduit par un virage tuberculinique, c'est-à-dire le passage récent de l'état d'anergie à l'état d'allergie tuberculinique. Le terme de récent implique une durée inférieure à 1 ou 2 ans. En dehors d'une vaccination par le BCG, le virage tuberculinique correspond à une primo-infection tuberculeuse.

Diagnostic

La primo-infection est confirmée par test cutané tuberculinique.
L'intradermoréaction (IDR) à 10 unités de tuberculine est le seul test quantitatif. On injecte en intradermique stricte 0,1 mL de tuberculine à la face antérieure de l'avant-bras à distance d'une veine. À la 72e heure, on mesure par palpation le diamètre de l'induration.

Les autres tests sont surtout utilisés chez l'enfant de moins de 3 ans. Ils ne sont pas quantitatifs :

- le timbre tuberculinique pour les nourrissons et petits enfants est laissé en place 48 heures ; la lecture se fait 48 heures après l'enlèvement ;
- la bague tuberculinique, dont la lecture se fait à la 72e heure, comme pour l'IDR.

Chez le nourrisson, les tests tuberculiniques sont négatifs jusqu'à six mois. La primo-infection est rarement latente, souvent grave.

Tableau : Résultats de l'IDR

Induration	Signification
> 6 mm > 10 mm > 20 mm	Positivité (après vaccination par le BCG) Primo-infection (en l'absence de vaccination) Primo-infection récente
Faux positifs : – infection par une mycobactérie atypique – vaccination antérieure par le BCG – défaut technique (injection sous-cutanée) – effet booster (augmentation de l'induration lorsqu'une nouvelle IDR est effectuée 1 à 2 semaines après la première) **Faux négatifs :** – âge > 70 ans – miliaire tuberculeuse – traitement immunodépresseur, sarcoïdose, sida – infection virale – phase préallergique (test réalisé moins de 8 semaines après la contamination)	

Éléments cliniques

On ne constate souvent qu'une **petite atteinte de l'état général** (asthénie, difficultés scolaires, anorexie). Mais parfois la symptomatologie peut être plus bruyante (érythème noueux, fièvre élevée, kératoconjonctivite phlycténulaire, diarrhée).

La forme la plus fréquente est **totalement asymptomatique**. C'est la primo-infection tuberculeuse latente. Le diagnostic repose sur l'apparition d'une allergie tuberculinique. Habituellement, on assiste à un état de « guérison apparente ». Cependant, des bacilles dormants persistent dans les macrophages et peuvent se réactiver à l'occasion d'une immunodépression conduisant à la tuberculose-maladie.

Bilan

Radiographie du thorax

Elle est normale le plus souvent. Elle peut montrer un complexe primaire, c'est-à-dire un chancre d'inoculation avec adénopathie médiastinale unilatérale, avec parfois troubles de ventilation (atélectasie).

Recherche de BK

L'analyse des expectorations ou des tubages gastriques à jeun 3 jours de suite est positive dans 25 % des formes latentes.

Bilan biologique préthérapeutique

Numération-formule sanguine généralement normale.
Protéine C-réactive modérément augmentée.
Transaminases, -GT.
Uricémie, créatininémie.
Sérologie VIH après accord du patient.

Traitement

Primo-infection tuberculeuse latente

On propose une monothérapie par isoniazide (Rimifon®) à la dose de 5 mg/kg/jour pour une durée de six mois (chimioprophylaxie). Le risque propre d'hépatotoxicité est faible. Le traitement est systématique chez l'enfant, discuté chez l'adulte.

Indications de la chimioprophylaxie :

- indications fortes :
  - enfants,
  - contact étroit avec un tuberculeux bacillifère ;
- autres situations :
  - origine d'un pays de forte endémie tuberculeuse,
  - vie en situation de précarité,
  - immunodépression, corticothérapie,
  - alcoolisme, toxicomanie IV,
  - diabète, silicose, malnutrition,
  - insuffisance rénale avancée,
  - IDR $\geq$ 20 mm ou phlycténulaire.

Primo-infection patente

Le virage des réactions tuberculiniques s'accompagne de signes cliniques et/ou radiologiques. Le traitement est celui de la tuberculose commune, c'est-à-dire une polychimiothérapie pendant six mois.

Tuberculose maladie

Tuberculose pulmonaire commune

Le plus souvent, elle est en relation avec une réactivation endogène à distance d'une primo-infection non traitée, à l'occasion d'une baisse des défenses immunitaires. Plus rarement, il s'agit d'une ré-infestation massive.

Tableau clinique

Altération de l'état général avec asthénie, anorexie, amaigrissement.
Fièvre traînante, souvent avec décalage thermique vespéral.
Sueurs nocturnes.
Douleur thoracique, hémoptysie, toux avec expectorations résistant aux antibiotiques usuels.
Parfois découverte sur une radiographie systématique dans le cadre de la médecine du travail ou d'un contrôle dans l'entourage d'une tuberculose connue.

Examens complémentaires

Radiographie du thorax : souvent évocatrice avec nodules, infiltrats, cavernes siégeant dans les segments apical et dorsal du poumon, avec parfois des lésions séquellaires (images fibrorétractiles, calcifications).
IDR : habituellement positive.
Recherche de BK sur les expectorations matinales recueillies trois jours de suite, ou après tubages gastriques en l'absence d'expectoration. Ces explorations sont éventuellement précédées d'une fibroscopie avec lavage broncho-alvéolaire. On effectue :

- un examen direct (coloration de Ziehl-Neelsen) qui permet de retrouver des bacilles acido-alcoolorésistants ;
- et une culture systématique pour identifier la souche responsable et réaliser un antibiogramme. Elle nécessite un délai minimum de quatre semaines. Des techniques de culture plus rapides sont actuellement disponibles.

Conduite à tenir

Soit le diagnostic de certitude est obtenu avec preuve bactériologique, soit il existe une forte présomption dans un contexte épidémiologique précis et des images radiologiques évocatrices.
On recherche alors des signes de dissémination : méningite, ganglions périphériques, atteinte urogénitale, osseuse. Puis il faut :

- déclarer la maladie ;
- demander une prise en charge à 100 % ;
- rechercher une sérologie VIH après accord du patient ;
- lancer une enquête, convoquer les sujets contacts ;
- faire un bilan préthérapeutique.

La prise en charge du patient nécessite une explication claire concernant sa maladie et le risque de contagion, l'obligation d'isoler le malade pendant 2 à 3 semaines en chambre seule avec port d'un masque pour les soignants et les visiteurs, et impose un traitement bien conduit.

Traitement

Antibiotiques antituberculeux associés.
En raison des propriétés mutagènes du bacille de Koch, la monothérapie est proscrite (sauf pour la prophylaxie). Seule l'association de plusieurs médicaments peut rendre négligeable la possibilité de résistance des bactéries et venir à bout de la maladie en agissant à la fois sur les bacilles extracellulaires et intracellulaires. Les antibiotiques dits antituberculeux doivent être administrés à doses suffisantes, en une seule fois par jour pour atteindre un pic sérique élevé et efficace. En fonction de terrains particuliers (grossesse, diabète, insuffisance rénale, alcoolisme, immunodépression) ou de résistances bactériennes, les médicaments, les associations, posologies et durée du traitement peuvent varier.
Les quatre antituberculeux essentiels sont la rifampicine, l'isoniazide, le pyrazinamide et l'éthambutol. Ils sont pris généralement par voie orale, à jeun (une heure avant le petit-déjeuner). Le **schéma thérapeutique standard** associe plusieurs de ces drogues pendant six mois et se déroule **en deux étapes** :

- pendant les deux premiers mois, une trithérapie (rifampicine, isoniazide, pyrazinamide) ou une quadrithérapie (avec en plus l'éthambutol) ;
- pendant les quatre mois suivants, une bithérapie (rifampicine, isoniazide).

Rifampicine :

- **action :** effet bactéricide sur le bacille de Koch mais aussi sur d'autres germes (mycobactérie de la lèpre, etc.) ;
- **effets indésirables :**
  - coloration orangée des urines, des selles, des larmes (d'où une possible coloration des lentilles de contact),
  - gastralgies, nausées,
  - réaction immunoallergique : fièvre, prurit voire thrombopénie ou insuffisance rénale grave,
  - potentialisation de la toxicité des autres antituberculeux associés,
  - modification du métabolisme des médicaments pris de façon chronique (antivitamine K, digitaliques, quinidine, antidiabétiques oraux, œstroprogestatifs et progestatifs, etc.),
  - en cas de traitement intermittent, accidents immunologiques parfois graves ; la prise puis l'arrêt de la rifampicine induisent la production d'anticorps et peuvent provoquer lors de la reprise de nombreuses manifestations (thrombopénie, leucopénie, anémie hémolytique, etc.) ;
- **surveillance infirmière :** examen clinique initial, puis chaque semaine le premier mois et ensuite une fois par mois ; adaptation de la posologie des médicaments pris de façon chronique par le patient (antidiabétiques oraux, anti-vitamine K, etc.) et surveillance de leur efficacité ; chez la femme, les œstroprogestatifs et progestatifs n'étant plus efficaces, on proposera un autre mode de contraception (préservatif, stérilet) ; en cas de traitement discontinu, la rifampicine peut être à nouveau prescrite après un bilan immunologique à la recherche d'anticorps anti-rifampicine ;
- **utilisation pratique :** gélules de 300 mg, sirop pédiatrique (100 mg/mesurette) ; le matin à jeun, en une seule prise quotidienne.

Isoniazide :

- **action :** bactéricide ; agit électivement sur le bacille de Koch ;
- **effets indésirables :**
  - hépatite grave ; toxicité hépatique plus forte en cas d'association avec d'autres antituberculeux (rifampicine, pyrazinamide) et avec les anesthésiques halogénés,
  - gastralgies, nausées, vomissements,
  - troubles neurologiques : neuropathies périphériques avec paresthésies distales surtout chez l'éthylique et le dénutri, troubles psychiques (hyperactivité, euphorie, insomnie, irritabilité),
  - réactions d'hypersensibilité : fièvre, prurit, acné, etc.,
  - autres réactions : arthralgie, myalgie, périarthrite scapulo-humérale, lupus ;

- **surveillance infirmière :** examens clinique et neurologique initialement, puis chaque semaine le premier mois, et ensuite une fois par mois ; les transaminases sont dosées au même rythme ; une hépatotoxicité peut apparaître lorsque le taux de transaminases est supérieur à trois fois la normale ; il nécessite l'arrêt de l'isoniazide ;
- **utilisation pratique :** comprimés de 50 mg et de 150 mg ; le matin à jeun en une seule prise quotidienne.

Pyrazinamide :

- **action :** effet bactéricide sur le bacille de Koch ;
- **contre-indications :** grossesse, insuffisance hépatique ou rénale, et hyperuricémie ;
- **effets indésirables :**
  - réaction allergique : fièvre, prurit,
  - gastralgies, nausées, vomissements,
  - élévation de l'uricémie (généralement sans conséquence),
  - toxicité hépatique en rapport avec une posologie élevée ou une association avec l'isoniazide et la rifampicine ;
- **surveillance infirmière :** examen clinique initial, puis chaque semaine le premier mois, et ensuite une fois par mois ; bilan hépatique et rénal avec uricémie avant la mise en route du traitement ; le dosage de l'uricémie n'est généralement pas nécessaire au cours du traitement mais il permet parfois de dépister une mauvaise observance (uricémie normale) ; le dosage des transaminases se pratique au même rythme que le bilan clinique ; le taux de transaminases toléré est de trois fois la normale. une contraception est recommandée chez la femme, la grossesse étant une contre-indication formelle ;
- **utilisation pratique :** comprimés de 500 mg ; le matin à jeun en une seule prise quotidienne.

Éthambutol :

- **action :** bactériostatique sur le bacille de Koch et *Mycobacterium bovis* ;
- **contre-indications :** hypersensibilité connue à l'éthambutol, névrite optique ;
- **effets indésirables :** névrite optique rétrobulbaire pas toujours réversible (une altération de la vision des couleurs et du champ visuel pouvant aller jusqu'à une cécité partielle) ; exceptionnellement troubles digestifs, réactions cutanées ;
- **surveillance infirmière :** examen clinique initial, puis chaque semaine le premier mois, puis une fois par mois ; un examen ophtalmologique vérifie l'acuité et le champ visuel, la vision des couleurs et l'état du fond d'œil ; ce bilan ophtalmologique est systématique les deux premiers mois et répété si besoin les mois suivants ; bilan rénal initial (créatininémie) et en cours de traitement selon les circonstances ;

- **utilisation pratique :** comprimés de 250 mg, 400 mg, 500 mg ; le matin à jeun en une seule prise quotidienne.

Associations fixes d'antituberculeux :

- Rifater® (120 mg de rifampicine, 50 mg d'isoniazide et 300 mg de pyrazinamide par comprimé) ;
- Rifinah® (300 mg de rifampicine et 150 mg d'isoniazide par comprimé) ;
- Dexambutol®-INH (400 mg d'éthambutol et 150 mg d'isoniazide par comprimé).

Autres antituberculeux :

- streptomycine (famille des aminosides), historiquement le premier antituberculeux efficace, n'est plus utilisée en première intention. Cet antibiotique n'est pas actif sur les bactéries intracellulaires et ses effets secondaires sont graves (surdité, insuffisance rénale). Lorsqu'un traitement standard n'est pas possible, il complète la thérapeutique. Il est administré par voie intramusculaire ou intraveineuse. Il est contre-indiqué pendant la grossesse ;
- autres aminosides et apparentés actifs sur le bacille de Koch (kanamycine, amikacine, capréomycine) ;
- rifabutine (famille des rifamycines) : médicament de réserve ; effets indésirables hépatologiques et hématologiques ;
- molécules récentes de la famille des quinolones : ofloxacine, sparfloxacine ; semblent performantes en cas de bacilles résistants aux médicaments standard ; en traitement prolongé, elles semblent entraîner certains effets indésirables : tendinites, photosensibilisation.

Conseils infirmiers :

- le traitement antituberculeux exige une **discipline importante de la part du malade**. Pendant au moins six mois, chaque matin, avant de se lever, le patient doit avaler 6 à 8 comprimés et ne jamais oublier cette obligation. Un traitement intermittent peut se révéler inefficace, dangereux (accidents immunologiques avec la rifampicine) et favoriser des résistances aux médicaments. Le rôle infirmier est primordial pour que le patient perçoive la gravité de sa maladie (d'expression prolongée mais bien souvent asymptomatique) et la nécessité de suivre son traitement de façon rigoureuse pour sa propre santé et celle de son entourage ;
- prendre le temps d'expliquer et de réexpliquer aussi souvent que nécessaire l'**administration des médicaments** ; trouver dans l'entourage du malade (parent, conjoint), et avec l'accord de celui-ci, un allié dans la bonne conduite du traitement ; l'utilisation d'un semainier peut être d'un précieux recours : il permet de préparer les médicaments à l'avance et évite les risques d'erreur de comptage du matin pour un patient à peine éveillé ;

- conseiller à un patient sous traitement antituberculeux de :
  - ne jamais l'interrompre,
  - le renouveler suffisamment à l'avance de façon à ne jamais être en rupture de stock ;
- si, pour une raison ou pour une autre (boîte terminée, lassitude), le patient arrête la prise de l'un des médicaments, mieux vaut alors qu'il cesse de prendre l'ensemble des antituberculeux de façon à ne pas favoriser le développement de souches bactériennes résistantes.

Miliaire tuberculeuse

Correspond à une diffusion hématogène du BK.
Définie par son aspect radiologique.

Tableau clinique

Altération importante de l'état général.
Fièvre, sueurs nocturnes, toux, dyspnée, parfois cyanose.

Radiographie du thorax

Images interstitielles, micronodulaires, disséminées dans les deux champs pulmonaires, réalisant des opacités « en grain de mil ».

Tests tuberculiniques

Parfois négatifs.

Diagnostic bactériologique

La recherche de BK est souvent négative. Habituellement, le diagnostic est obtenu par l'histologie. Il s'agit d'un granulome épithélioïde et gigantocellulaire avec nécrose caséeuse sur les biopsies hépatiques ou transbronchiques.

Bilan d'extension

Fond d'œil à la recherche de tubercules de Bouchut.
Ponction lombaire à la recherche d'une méningite.
Échographie cardiaque (péricardite).
Échographie abdominale (foie, rate, ascite).
Examen cytobactériologique des urines.

Traitement

Il suit les mêmes modalités thérapeutiques que celles de la tuberculose pulmonaire commune.

Pleurésie tuberculeuse

Épanchement pleural survenant dans un contexte fébrile.
Le liquide de ponction est de type exsudatif (protides > 30 g/L), lymphocytaire.
La recherche de bacilles acido-alcoolorésistants est habituellement négative à l'examen direct. Les cultures sont positives dans 50 % des cas.
Le diagnostic est histologique et se fait sur les biopsies de plèvre.

Manifestations extrathoraciques

La tuberculose peut atteindre d'autres organes :
- méningite, péritonite, péricardites tuberculeuses ;
- tuberculose hématopoïétique, ganglionnaire, urogénitale, ostéo-articulaire.

Mycobactéries atypiques

Ce sont des mycobactéries non tuberculeuses à l'origine d'infections opportunistes. Elles sont souvent rencontrées au cours du sida. Elles résistent habituellement aux antibiotiques antituberculeux classiques et sont parfois sensibles aux aminosides, fluoroquinolones, nouveaux macrolides. Le traitement est souvent difficile, le pronostic parfois péjoratif.

Législation

Dans le cadre de la lutte contre la tuberculose, le Code de la santé publique définit des règles concernant la prophylaxie et le traitement des malades dans des établissements spécialisés.

Prophylaxie

L'article L. 215 du Code de la santé publique dresse la liste des personnes soumises à l'obligation de vaccination par le vaccin antituberculeux BCG, parmi lesquelles il convient de citer : les enfants du premier âge et du deuxième âge placés en collectivité, les enfants fréquentant les établissements scolaires, les personnels des

entreprises industrielles et commerciales ou encore les personnels des établissements hospitaliers publics ou privés.
En cas de refus de se soumettre à l'obligation de vaccination, des sanctions pénales sont prévues.
Des dispensaires antituberculeux sont destinés, dans le cadre du département, à assurer la prophylaxie individuelle, familiale et collective de la tuberculose.

Traitement

Les malades atteints de tuberculose sont traités dans des établissements spécialisés, à savoir des centres départementaux de phtisiologie ou des établissements de cure et de prophylaxie.

Prévention du personnel soignant

Vaccination obligatoire du personnel des établissements publics ou privés de prévention ou de soins.
À la charge des employeurs.
Refus de vaccination :
- sanction disciplinaire allant jusqu'au licenciement pour le secteur privé, ou la révocation pour le secteur public ;
- en cas d'accident du travail ou de maladie professionnelle directement liés à l'absence de vaccination obligatoire : privation des prestations spécifiques de sécurité sociale (accident du travail ou maladie professionnelle).

Technique de soins infirmiers

Tests tuberculiniques

Intradermoréaction

Technique de référence à l'hôpital.
Méthode la plus sensible et la plus précise, qui permet de vérifier l'état immunitaire d'une personne vis-à-vis du bacille tuberculeux.
Donne une appréciation quantitative de la réponse de l'organisme à la tuberculine.
Rôle délégué sur prescription.

Matériel :
- flacon de tuberculine purifiée lyophilisée ;
- ampoule de solvant correspondant (1 mL) ;

- aiguille intradermique à biseau court ;
- seringue de 1 mL graduée en centièmes de millilitres ;
- flacon d'éther ;
- paquet de compresses stériles.

Technique :

- procéder à la dilution de la tuberculine avec son solvant ; ne prendre que 0,1 mL, soit 10 UI de solution de tuberculine dans la seringue, correspondant à la quantité à injecter en intradermique ;
- site d'injection : face antéro-externe de l'avant-bras ;
- désinfecter à l'éther ;
- tendre la peau horizontalement (entre deux doigts), puis piquer superficiellement et en parallèle à la surface cutanée : le biseau de l'aiguille doit se voir par transparence sous la peau ;
- injecter la solution jusqu'à obtenir une papule à type de « peau d'orange » ; à ce stade, le patient peut signaler une sensation de picotements ;
- retirer l'aiguille, repérer le site de l'intradermoréaction à l'aide d'un stylo indélébile ;
- noter la réalisation de l'intradermoréaction et planifier le jour de sa lecture.

Lecture :

- 72 heures après l'injection (ni avant, ni après) ;
- seule compte l'induration, qui doit être estimée par effleurage de la pulpe du doigt ; l'érythème ne doit pas être lu car il ne signifie pas une positivité ;
- mesurer les deux diamètres (horizontal et vertical) de l'induration, exprimés en millimètres, à l'aide d'une réglette graduée transparente ;
- les noter sur la feuille de température et de transmissions infirmières puis signaler les résultats au médecin.

Critères d'interprétation :

seul le médecin est habilité à interpréter le résultat. La positivité est admise quand l'induration est supérieure ou égale à 6 mm si la personne a été vaccinée par le BCG. Une induration supérieure à 8 mm signe une primo-infection en l'absence de vaccination et une intradermoréaction phlycténulaire signe une tuberculose évolutive en l'absence d'erreur technique. L'interprétation médicale est consignée dans les transmissions infirmières.

Intradermoréaction par bague

Nettoyer la face antérieure de l'avant-bras ou du deltoïde à l'alcool ou à l'éther.
Saisir l'applicateur, retirer le capuchon protecteur.
Prendre l'avant-bras ou le deltoïde en tendant la peau et appuyer fermement les pointes de la bague : une application correcte doit faire apparaître leurs empreintes, recouvertes de tuberculine.
Laisse sécher trois à quatre minutes avant que le patient se rhabille. La bague est détruite après usage.
La lecture se fait suivant le même mode que l'IDR.

Technique de soins infirmiers

Isolement respiratoire

Isolement du patient

Isolement des patients atteints d'infections respiratoires (abcès pulmonaire, grippe, méningite, tuberculose) ou des sujets trachéotomisés qui vise à prévenir la transmission de germes par voie aérienne (bacilles multirésistants).
Prévenir le personnel, le patient, et sa famille.
Veiller à faire respecter les consignes strictes d'isolement par le personnel soignant, expliquer au patient pourquoi l'isolement est nécessaire et limiter les sorties hors de la chambre.
Participer à l'éducation des visiteurs et limiter le plus possible les visites tant que la négativation des examens n'a pas été obtenue.
Veiller à ce qu'aucun objet ne transite dans la chambre, en particulier de la nourriture, lors des visites.

Mesures générales

Chambre :
- sujet isolé ;
- porte fermée, avec pancarte ;
- aération fréquente.

Habillage :
- surblouse ;
- bonnet au lit du malade ;
- gants au lit du malade.

Matériel (appareil à TA, etc.) : à demeure dans la chambre.
Sécrétions, pansements :
- crachoir à usage unique ;
- à mettre dans un sachet à déchets contaminés.

Vaisselle :
- à usage unique ;
- trempage dans une solution diluée à l'eau de Javel.

Port du masque

Masque spécifique : il peut retenir des particules inférieures à 1 micron, taille des plus petits bacilles tuberculeux. Ces masques sont délivrés par la pharmacie centrale, lors des demandes d'isolement :
- il doit être porté par toute personne entrant dans la chambre ;
- il doit être porté par le patient lors des visites (soignants ou proches) ;
- il doit être jeté après usage.

Technique de soins infirmiers

Recueil des crachats

Par expectoration

Prévenir le patient la veille de l'examen en lui expliquant brièvement le déroulement du soin.

Le jour de l'examen et juste avant, rappeler au patient que l'objectif est d'obtenir un crachat et non de la salive.

Le recueil s'effectue de préférence à jeun et le matin.

Installer le patient en position assise et mettre à sa disposition une boîte de mouchoirs.

Lui faire rincer soigneusement la bouche à l'eau distillée.

Lui demander de procéder à 1 ou 2 expirations forcées, facilitant l'effort de toux et l'obtention d'un échantillon de qualité.

Pour un malade présentant des difficultés d'expectoration, une brève séance de clapping (mobilisation des sécrétions bronchiques par des percussions du tronc avec la paume de la main) ou une séance de kinésithérapie de drainage précéderont le soin.

Le recueil de crachats se fait dans un récipient stérile, transparent, refermé dès le terme de l'examen et sur lequel figure l'identification du malade. Il faut renouveler le soin si l'échantillon est uniquement salivaire.

Acheminer le prélèvement le plus rapidement possible vers le laboratoire : l'analyse cytobactériologique du crachat doit être effectuée dans l'heure suivante.

Lors d'une recherche de bacille de Koch, deux conditions supplémentaires sont nécessaires pour réaliser un soin de qualité :

- le prélèvement s'effectue dès le réveil ;
- il est renouvelé pendant au moins trois jours consécutifs en raison de l'émission discontinue de mycobactéries.

Signalons que cet échantillon peut être conservé quelques heures à + 4° avant tout traitement par le laboratoire (recherche de BK).

Par aspiration trachéale

Chez une personne trachéotomisée, un malade intubé ou au décours d'une fibroscopie bronchique.

Inclure un système clos stérile au réseau aspiratif et réaliser la technique du « flacon-piège ». Si les sécrétions sont trop épaisses ou collantes, injecter 3 mL de chlorure de sodium isotonique puis aspirer de nouveau.

Examen cytobactériologique des crachats (ECBC)

Un risque patent de contamination du crachat est possible lors de son passage dans l'oropharynx et dans la bouche (sauf en cas de recueil par aspiration). Il peut même être uniquement salivaire. Dans ce cas, il ne revêt alors aucun intérêt. Pour être significatif, la numération du germe doit se situer au-dessus de 10^7.

Technique de soins infirmiers

Tubage gastrique

Consiste à prélever dans l'estomac des sécrétions bronchiques dégluties pendant le sommeil.
Méthode de prélèvement invasive réservée au contexte de tuberculose (mycobactéries) chez les patients ne crachant pas.
Peut être à visée diagnostique mais aussi permettre la surveillance du malade sous traitement antituberculeux ou après guérison.

Préparation du patient

La veille, expliquer au patient le déroulement de l'examen afin d'obtenir sa totale coopération : acte le plus souvent ressenti comme désagréable.
Le jour de l'examen, réexpliquer si nécessaire le déroulement du tubage.
Lui demander une détente maximale et le rassurer.
Patient à jeun depuis 12 heures.
Examen réalisé dans la demi-heure qui suit le réveil.
Pendant trois jours consécutifs.

Matériel :

- sonde gastrique de diamètre 16 ;
- seringue de 60 mL ;
- gel anesthésique ;
- compresses ;
- réniforme ;
- protection à usage unique pour le malade ;
- bouteille d'eau stérile ;
- flacon de recueil stérile étiqueté au nom du malade ;
- stéthoscope ;
- gants en vinyle de protection ;
- masque de protection.

Déroulement

Mise en place de la sonde :

- malade en position assise, protégé par une serviette à usage unique, un réniforme à sa portée ;
- se laver les mains ; enfiler une paire de gants et mettre un masque ;
- lubrifier la sonde gastrique avec du gel anesthésiant ;
- faire pénétrer la sonde le plus délicatement possible dans la narine ; accompagner ses gestes de paroles calmes, rassurantes et aidantes ;
- demander au patient de déglutir plusieurs fois afin de faciliter le passage de la sonde dans l'œsophage ; une toux doit immédiatement faire penser à une pénétration trachéale, dans ce cas, retirer légèrement la sonde et renouveler l'opération ;

- vérifier que la sonde est bien en place dans l'estomac : injecter 40 mL d'air avec la seringue et ausculter le bruit de l'air entendu au creux épigastrique.

Aspiration gastrique :

- une fois la sonde bien en place, aspirer à l'aide de la seringue le liquide gastrique ;
- si aucune sécrétion n'est recueillie, injecter 5 mL d'eau stérile et aspirer une seconde fois ;
- le prélèvement terminé, la sonde est retirée délicatement.

Phase finale : le prélèvement est placé dans un tube à essai stérile ; identifié au nom du malade et rapidement apporté au laboratoire avec une prescription médicale détaillée. Le patient peut ensuite s'alimenter (petit-déjeuner).

Diagnostic Prévalent

Tuberculose (pulmonaire)

- Risque d'infection (dissémination ou réactivation)
- Dégagement inefficace des voies respiratoires
- Risque de perturbation des échanges gazeux
- Intolérance à l'activité
- Déficit nutritionnel
- Risque de non-observance

Fiche 29
Tumeurs de la plèvre

Se développent à partir du mésothélium de revêtement, de la couche pseudo-épithéliale sus-jacente et du tissu conjonctif de soutien.

Tumeurs bénignes

Mésothéliomes bénins : développés à partir de la couche pseudo-épithéliale.
Tumeurs du tissu conjonctif (fibromes pleuraux).

Tumeurs malignes

Tumeurs malignes secondaires

Signes révélateurs : épanchement pleural souvent hématique, indolore et d'installation progressive.
Diagnostic : confirmé par ponction-biopsie pleurale ou par thoracoscopie.
Bilan à la recherche d'une tumeur primitive : les tumeurs qui métastasent le plus souvent à la plèvre sont les tumeurs intrathoraciques et pariéto-thoraciques (tumeurs thymiques, carcinome bronchique, cancer du rein) et les pleurésies métastatiques compliquant l'évolution des hémopathies.

Mésothéliomes malins de la plèvre

Étiologie : ils sont en rapport étroit avec l'environnement. La responsabilité de l'amiante et d'autres composés fibreux est désormais clairement démontrée. Ces tumeurs sont rares. L'âge moyen des patients atteints est de 60 ans, avec une prédominance masculine. L'exposition professionnelle ou environnementale à l'amiante est la plus souvent ancienne. Elle est retrouvée dans 70 à 80 % des cas.
Signes cliniques : pleurésie dans plus de 90 % des cas. Les symptômes au moment du diagnostic associent : toux, douleur et altération de l'état général.

Ponction pleurale : liquide sérofibrineux ou séro-hématique, pouvant contenir des cellules malignes mésothéliales. L'élévation du taux d'acide hyaluronique aide au diagnostic.
Thoracoscopie : examen essentiel, apporte la preuve histologique dans 98 % des cas.
Pronostic global : il reste péjoratif avec une médiane de survie de l'ordre de 15 mois après le diagnostic.
Traitement : très décevant ; il est variable et comporte selon le stade de la maladie : immuno-chimiothérapie intrapleurale, radiothérapie, chirurgie.

Technique de soins infirmiers

Biopsie pleurale

Prélèvement de plèvre à l'aide d'un trocart dont l'extrémité permet la récupération de petits fragments (aiguille de Castelain ou trocart d'Abrams). Pour qu'elle soit réalisable sans risque de lésion du poumon, il faut que la cavité pleurale contienne suffisamment de liquide pleural.

Préparation du patient

S'informer d'une éventuelle prise d'anticoagulants et le signaler au médecin le cas échéant.
Installer le malade en salle aseptique, assis au bord d'une table d'examen.

Matériel

Plateau stérile avec compresses, cupule, pinces de Kocher, champ de table stérile.
Compresses stériles.
Champ percé stérile.
Gants stériles, casaque stérile et masque pour l'opérateur.
Povidone iodée dermique et lidocaïne à 1 %.
Seringues de 10 ml.
Aiguilles intramusculaires.
Aiguille de Castelain.
Bistouri stérile à usage unique (pointu).
Adhésif tissé.
Flacons stériles contenant un fixateur (type liquide de Bouin).
Collecteur à aiguilles usagées.
Sérum physiologique isotonique.
Protection non stérile pour le malade.

Déroulement

Lavage antiseptique des mains, habillage stérile des opérateurs (casaque, masque, gants).

Organiser le matériel à la portée du médecin qui réalise la biopsie comme suit :
- asepsie large de la peau ;
- prise des repères ;
- pose du champ stérile percé sur la zone de biopsie ;
- anesthésie locale ;
- incision de la peau au bistouri sur environ 5 mm ;
- introduction du trocart de Castelain jusqu'à la plèvre afin de réaliser les biopsies.

Placer les fragments pleuraux dans les flacons contenant le liquide de Bouin pour les fixer rapidement. Les adresser au laboratoire pour étude anatomopathologique.
Le médecin applique de la povidone iodée dermique sur la plaie puis la recouvre de quelques compresses et d'un adhésif. Une suture est inutile.
Seule l'aiguille de Castelain sera décontaminée puis stérilisée. Le reste du matériel est à usage unique et donc jeté.

Suivi infirmier

Installer le patient au lit.
Demander une radiographie pulmonaire de face pour déceler un pneumothorax.
Prendre le pouls et la pression artérielle.
Surveiller le rythme respiratoire, la coloration des téguments et rechercher toute douleur, tout saignement et les signaler au médecin.
Le pansement est laissé en place 48 heures.
L'examen et l'état du patient sont consignés dans les transmissions infirmières.

Incidents et accidents

Ponction blanche.
Hémothorax.
Pneumothorax.
Malaise vagal.
Choc à l'anesthésique.
Œdème aigu du poumon.
Embolie gazeuse avec risque de mort subite.

Technique de soins infirmiers

Thoracoscopie

Technique de visualisation des organes thoraciques par voie endoscopique. Il s'agit d'un examen où l'asepsie est rigoureuse. Une thoracoscopie s'accompagne toujours de la pose d'un drain pleural.
Indications : pleurésies, pneumothorax ou tumeurs pulmonaires.

Complications (rares) : infections, hémorragies, brèches broncho-pleurales avec bullage prolongé.

Phase pré-thoracoscopie

Vérifier les traitements en cours et en particulier la prise d'un traitement anticoagulant oral.

La veille de l'examen : s'assurer de la présence dans le dossier d'un bilan biologique complet comprenant numération-formule sanguine, plaquettes, coagulation, groupe, Rhésus, bilan VIH, hépatite B et C, radiographie pulmonaire et électrocardiogramme.

Le jour de l'examen :

- sujet à jeun depuis minuit ;
- ôter prothèses dentaires et bijoux ;
- préparer le malade : douche, puis désinfection large de l'hémithorax à la povidone iodée après rasage si nécessaire ;
- pose une perfusion, côté opposé à la thoracoscopie ;
- faire revêtir au patient une casaque de bloc ; l'oxygéner si nécessaire ;
- délivrer la prémédication suivant la prescription médicale ; le malade est tenu ensuite de rester alité ; le conduire en salle d'endoscopie à l'heure convenue.

En salle endoscopique stérile

Matériel :

- matériel de visualisation :
  - thoracoscope rigide, à lumière froide qui explore la cavité pleurale et permet la prise de photographies et l'enregistrement de vidéos, muni de pinces pour les biopsies,
  - trocarts de 5 et 7 mm de diamètre,
  - endoscopes à vision directe et à vision oblique,
  - pince porte-optique pour biopsies sous contrôle de la vue par une seule porte d'entrée,
  - pince coagulante pour biopsies par une deuxième porte d'entrée ;
- autre matériel :
  - champs stériles et fixe-champs,
  - casaques, masques, gants stériles pour médecin et aide,
  - grand plateau stérile avec compresses, cupules, pinces,
  - nécessaire à anesthésie locale,
  - nécessaire à neuroleptanalgésie,
  - nécessaire à aspiration (même matériel que pour la ponction pleurale),
  - pulvérisateur de talc (talquage si indication médicale),
  - bistouri électrique,
  - lumière froide,
  - drains pleuraux à double lumière de différents diamètres,
  - accessoires relatifs au drain : valve anti-retour, fosset stérile pour obturer le drain pleural, matériel de suture ;

- salle équipée d'un scope, d'un saturomètre, d'un appareil de mesure automatique de la pression artérielle, d'un scialytique, d'un négatoscope, d'une vidéo, d'un dispositif au-dessus de la table d'examen pour maintenir le bras du malade en abduction.

Installation du patient : couché sur le côté sain, calé en avant et en arrière, à plat, un oreiller sous la tête. Son bras (du côté de l'exploration) est levé à angle droit et l'avant-bras repose dans une gouttière fixée par un arceau. L'installation est soignée et scrupuleuse car le confort du patient contribue au bon déroulement de l'examen. De plus, une bonne protection des appuis est essentielle.

Déroulement :

- le malade arrive en salle après avoir eu une pneumoséreuse (évacuation du liquide pleural et insufflation d'au moins 600 mL d'air de façon à décoller le poumon de la paroi). Il a été informé des modalités de l'exploration. Sa peau en regard de l'intervention est largement rasée, désinfectée ;
- l'opérateur se prépare et s'habille comme en salle de chirurgie. Les systèmes de surveillance sont placés sur le patient ;
- l'intervention se fait sous anesthésie locale associée ou non à une neuroleptanalgésie, ou sous anesthésie générale avec intubation ;
- un trocart est introduit dans le 5e, 6e ou 7e espace intercostal, sur la ligne axillaire pour l'optique à vision directe. Puis le second trocart est mis en place ;
- après évacuation du liquide restant, la cavité pleurale est examinée progressivement, les adhérences sont effondrées, les aspects pathologiques sont repérés et prélevés ;
- en fin d'examen, on introduit un drain de gros calibre et l'aspiration permet un retour du poumon à la paroi. Son positionnement est vérifié par contrôle radiologique.

Surveillance pendant la thoracoscopie : vérifier essentiellement la saturation, la fréquence cardiaque, la pression artérielle, la fréquence respiratoire. Au terme de l'examen, prévoir une radiographie pulmonaire de face au lit.

Phase post-thoracoscopie

Surveiller les constantes hémodynamiques, la fréquence et le rythme respiratoire, la température, la coloration des téguments, l'état de conscience, la diurèse, le pansement.
Veille à la bonne installation du patient (décubitus dorsal ou latéral).
Mettre en place une valise de drainage pleural et brancher le drain en aspiration selon la dépression prescrite.
S'assurer de sa perméabilité.
Noter tous les jours la quantité de liquide pleural évacué. Lorsqu'elle est inférieure à 100 mL, le drain peut être retiré.
Détecter et signaler toute douleur au médecin. Participer à son traitement.

Partie 3

Spécificité du module

Fiche 30
Sevrage tabagique

Tabac : principal agent cancérigène ; premier facteur de risque de mortalité et de morbidité ; véritable problème majeur de santé publique.
Plus des deux tiers des fumeurs souhaitent arrêter de fumer, mais la plupart échouent ou récidivent rapidement en raison d'une double dépendance au tabac, chimique et psychologique. Ces deux aspects sont étroitement intriqués.

Dépendance chimique

Au cours des siècles, le tabac a été tour à tour mâché, prisé puis fumé. Le seul facteur commun à ces différentes formes, c'est la nicotine. Chaque inhalation provoque une arrivée très rapide de nicotine dans les alvéoles pulmonaires, avec pour conséquences un pic nicotinique dans le sang et une fixation de celle-ci en moins de 7 secondes sur les récepteurs cérébraux où elle exerce ses effets psychoaffectifs. Pour utiliser une terminologie moderne, ce « shoot » de nicotine est l'élément responsable de l'induction très précoce à la dépendance pharmacologique. Certains marqueurs biologiques comme le test de la carboxyhémoglobine, le dosage plasmatique et urinaire de la nicotine ou le dosage des thiocyanates évaluent cette dépendance. Mais l'outil le plus simple et le plus utilisé est le test de dépendance à la nicotine. Le test, mis au point en 1978 par Karl Olov Fagerström (Suède) est la méthode d'évaluation clinique de référence utilisée dans la prise en charge des fumeurs souhaitant le sevrage.

Tableau 1 : Test de dépendance à la nicotine

Questions	Réponses	Points
1. Quand fumez-vous votre première cigarette après votre réveil ?	• Dans les 5 premières minutes • Entre 6 et 30 minutes • Entre 31 et 60 minutes • Après 60 minutes	3 2 1 0
2. Trouvez-vous gênant de ne pas fumer dans les endroits interdits (cinéma, avion, salles d'attente, église, bibliothèque…) ?	• Oui • Non	1 0
3. Quelle est la cigarette à laquelle il vous serait le plus dur de renoncer ?	• La première • Une autre	1 0
4. Combien de cigarettes fumez-vous par jour ?	• 10 ou moins • 11 à 20 • 21 à 30 • 31 ou plus	0 1 2 3
5. Fumez-vous de façon plus rapprochée dans la première heure après le réveil que pendant le reste de la journée ?	• Oui • Non	1 0
6. Fumez-vous si vous êtes malade et alité la majeure partie du jour ?	• Oui • Non	1 0
		Total :

Interprétation des résultats du test :

- 0 à 2 : pas de dépendance ;
- 3 à 4 : dépendance faible ;
- 5 à 6 : dépendance moyenne ;
- 7 à 8 : dépendance forte ;
- 9 à 10 : dépendance très forte.

Dépendance psychologique

Il existe une dépendance psychologique et gestuelle, en rapport avec le profil psychologique du fumeur et les comportements acquis. En fait, dépendance pharmacologique et psychologique sont étroitement liées. Le « besoin » de nicotine a obligatoirement un retentissement comportemental venant s'ajouter aux phénomènes purement psychologiques.

La dépendance comportementale psychologique est constante. Elle est liée aux rites, aux habitudes qui progressivement créent de véritables réflexes conditionnés.

Elle est entretenue par les propriétés psychoactives de la nicotine qui induisent un renforcement positif sous la forme d'actions euphorisantes, psychostimulantes, parfois anxiolytiques voire antidépressives. Cette dépendance peut être évaluée par le test d'évaluation des habitudes tabagiques qui quantifie les différentes relations entre le fumeur et son comportement : le test de Horn (tableau 2).

Tableau 2 : Évaluation des habitudes tabagiques (test de Horn)

a	Je fume pour me donner un coup de fouet	5	4	3	2	1
b	Je prends plaisir à fumer et tenir ma cigarette	5	4	3	2	1
c	Tirer sur ma cigarette est relaxant	5	4	3	2	1
d	J'allume une cigarette quand je suis soucieux	5	4	3	2	1
e	Quand je n'ai plus de cigarette, je cours en acheter	5	4	3	2	1
f	Je fume avec automatisme	5	4	3	2	1
g	Je fume pour me donner du courage	5	4	3	2	1
h	Le plaisir, c'est d'abord manipuler ma cigarette	5	4	3	2	1
i	Il y a quantité de plaisir dans l'acte de fumer	5	4	3	2	1
j	Je fume quand je suis mal à l'aise	5	4	3	2	1
k	Je ne suis pas dans le coup quand je ne fume pas	5	4	3	2	1
l	J'allume une cigarette alors qu'une autre brûle dans le cendrier	5	4	3	2	1
m	Je fume pour en imposer aux autres	5	4	3	2	1
n	J'ai du plaisir à regarder les volutes de fumée	5	4	3	2	1
o	Je fume même si je suis détendu	5	4	3	2	1
p	Je fume pour oublier quand j'ai le cafard	5	4	3	2	1
q	J'ai toujours besoin de manipuler quelque chose	5	4	3	2	1
r	J'oublie la cigarette qui est dans ma bouche	5	4	3	2	1
5 : toujours. 4 : souvent. 3 : moyennement. 2 : parfois. 1 : jamais						
Stimulation : a + g + m = Plaisir du geste : b + h + n = Relaxation : c + i + o = Anxiété-soutien : d + j + p = Habitude acquise : f + l + r =						

Phase de motivation

Comme pour toute toxicomanie, l'élément indispensable est la motivation du fumeur, sans laquelle rien n'est possible. Avant cette étape, le sujet vit en harmonie avec son tabagisme et il ne se pose pas la question de la nocivité de son comportement. C'est le stade de consonance.

La décision d'arrêter, fruit d'une lente maturation, prend parfois des années. Tous les soignants doivent aider à ce processus de maturation. Lorsque la motivation d'arrêter apparaît, le rôle infirmier est de la renforcer le plus possible. C'est le stade de dissonance.

Dans l'apprentissage à devenir non-fumeur, donner des conseils de bon sens car chaque individu possède des raisons personnelles et sérieuses de continuer à fumer. La complexité du phénomène de dépendance tabagique montre qu'il n'existe pas de méthode miracle ou universelle. Les moyens thérapeutiques proposés constituent une aide au sevrage et doivent s'adapter à chaque situation.

Méthodes de sevrage

Évaluation tabagique

Lorsque le patient fumeur a pris en toute liberté la décision d'arrêter le tabac, la première des étapes pour le thérapeute qui le prend en charge est d'évaluer le degré de dépendance afin de fournir une aide technique adaptée (*cf. tableau 1*). Le médecin doit aussi rechercher les éléments de compensation.

Méthodes médicamenteuses

Depuis 1970, l'idée d'un traitement substitutif nicotinique a fait son chemin. Plusieurs voies d'apport sont aujourd'hui possibles : aérosol, spray nasal, gomme à mâcher, système transdermique. Ces médicaments sont délivrés sur prescription.

Expliquer au patient l'intérêt de ces aides au sevrage car ils préviennent le syndrome de manque.

Informer le patient que ces traitements nécessitent l'arrêt complet du tabac dès le début du traitement et que la substitution nicotinique majore les chances d'arrêt du tabagisme.

Médicaments disponibles :

- gomme à mâcher à la nicotine : existe en deux dosages (2 et 4 mg) ; la gomme doit être mâchée lentement sans déglutir, durant 30 minutes ; le traitement dure 2 à 3 mois pour éviter les récidives ;
- timbre à la nicotine : existe en trois tailles différentes (10, 20 et 30 cm^2), délivrant respectivement 7, 14 et 21 mg de nicotine par 24 heures. La prescription est fonction du test de Fagerström. La durée du traitement est aussi de 2 à 3 mois

Méthodes non médicamenteuses

Soutien psychothérapeutique

Une relation psychothérapeutique reste, pour beaucoup de patients fumeurs, la première et la meilleure façon de s'arrêter. Ce soutien, qui peut être individuel ou collectif, cherche à faire prendre conscience au sujet des dangers du tabac, à renforcer son désir de ne plus fumer, à l'aider à trouver une meilleure hygiène de vie.

Autres méthodes

Il s'agit de méthodes comportementales, de dynamique de groupe, de psychothérapie, de techniques d'autoprise en charge, d'auriculothérapie, d'acupuncture, d'hypnose, et de conseils hygiéno-diététiques pour éviter la prise de poids, etc.

Composition, mise en pages : Cipanga

Achevé d'imprimer en mars 2006
par l'imprimerie Walleyn Graphics, 8000 Bruges
N° d'édition : 06007
Dépôt légal : mars 2006

Imprimé en Belgique

Les

Aide-Mémoire

du Diplôme d'Etat d'Infirmier

Collection dirigée par le Pr Yvan TOUITOU

SOINS INFIRMIERS

TOME 1 - Concepts et théories
Démarche de soins et soins généraux

Elisabeth WINOCK

Cadre de Santé

Josiane CAVIGNEAUX

Cadre de Santé - Formateur

Avec la collaboration de
D. BECUWE, B. STOEUX, cadres de santé formateurs,
B. TESTART, cadre supérieur de santé

IFSI du CHRU de Lille

Editions Vernazobres-Grego
99 bd de l'Hôpital, 75013 Paris
tel. : 01 44 24 13 61
www.vernazobres-grego.com

VG

ISBN : 2-84136-800-6